뱃속에서부터 우리아이 영재 만들기
출산율 증가

태교기억법

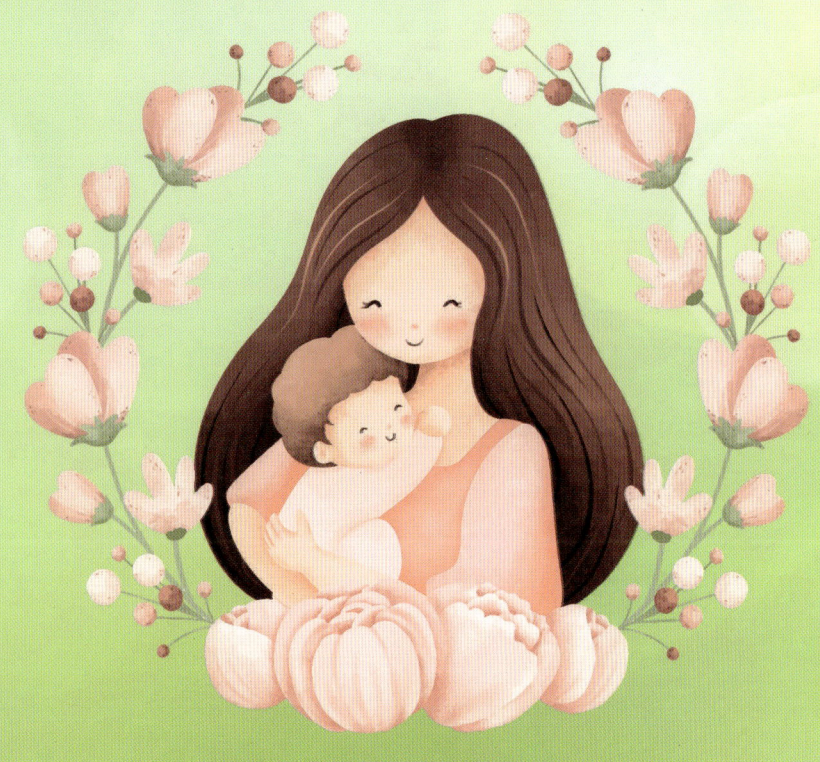

신동원 한규량 이명애 백지원

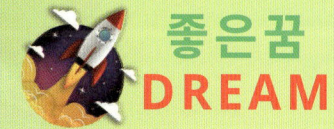

목 차

1. 태교의 시작은 언제부터 일까요. ·· **9**
2. 태교, 아이와 소통하는 마법의 시간 ·· **23**
3. 태교는 과학입니다. ·· **27**

4. 사랑스런 태교 이야기··· **33**
   4-1 태교 사랑을 심다 ·· 59
   4-2 시기별 태교 하모니 ·· 89

5. 사랑으로 꽃피는 엄마의 몸과 마음 ··· **71**
   5-1   엄마와 아기, 건강한 시작의 동행 ···································· 71
   5-2   엄마의 마음, 아기에게 전해지는 평온의 선물 ········· 85

6. 엄마와 아기의 동행을 빛내 줄 테마별 태교 ························ **93**
   6-1 음식, 엄마와 아기의 건강, 한 그릇에 담다 ············· 93
   6-2 음악, 아기와 함께 듣는 힐링의 멜로디·················· 100
   6-3 명화속의 영감을 아기와 함께································· 103

7. 우리아이 영재만들기 방구석 태교여행 ································· **135**
   7-1 50번대 기억을 위한 4개 지역 여행하기 ················ 142
   7-2 내비게이션 기억법으로 열어가는 영재의 길············ 182

대한민국 출산율 상승을 위한 새로운 제안
우리 아이 뱃속에서부터 영재로 만들어 주는

태 교 기 억 법

신동원, 한규량, 이명애, 백지원

이 책과 당사의 다른 콘텐츠인 내비게이션 기억법, 30분에 잡아주는 영어의 틀(영어는 퀴즈다), 치매예방 두뇌놀이, 마케팅 자동화, 창업학교 등이 창업시장의 대안이 되기를 기대합니다.

또한 장차 태어날 우리 아이를 영재로 만들어 주는 역할과 심각한 저출산 상태인 우리나라의 출산율을 끌어 올리는데 작은 기여라도 하게 되기를 기대합니다.

좋은꿈 DREAM

프롤로그

임신중 우리의 몸과 마음은 새로운 생명을 향해 빠르게 변화합니다. 아이를 위해 많은 것을 준비하며, 무한한 기대와 꿈을 꾸게 됩니다. 10개월이란 시간을 어떻게 보내느냐에 따라 우리아이는 엄청난 차이가 나게 됩니다.

우리의 뇌는 태어나기 전부터 수많은 정보를 습득하고, 그 정보들을 기억하며 성장하게 됩니다. 그 기억들은 아이의 미래. 성격, 지능, 창의력을 결정짓는 중요한 열쇠가 됩니다.

아이를 어떻게 하면 더 좋은 것, 더 경쟁력 있는 것, 더 큰 세상을 보여 줄 수 있을까요?

우리는 내비게이션 기억법을 통해 전국에 있는 명소를 방구석 여행을 하면서 산모는 물론 아기의 두뇌를 똑똑하게 만드는 방법을 제시합니다. 아이와 함께 집안에서 즐겁고 재미있게 게임처럼 놀이처럼 여행하는 특별한 태교가 될 것입니다.

내비게이션 기억법은 전국에 유명한 장소들을 토대로 함으로써 우리나라의 아름다운 지리, 역사. 문화, 그리고 문학의 살아있는 스토리를 담고 있습니다. 임산부는 이 기억법을 통해 아이와 함께 즐거운 여행을 하게 됩니다.

내비게이션 기억법으로 여행을 즐기게 되면 엄마는 물론 아이의 두뇌와 마음에 새로운 지평을 열어주게 됩니다. 태교시기부터 우리 아이 영재 만들기가 시작하게 되는 것입니다.

그렇게 소중한 우리 아이는 엄마와 함께 뱃속에서부터 영재여행을 시작하게 됩니다. 전국의 유명한 장소들을 가상으로 여행하면서 그 장소의 역사와 문화를 배우고 문학의 깊은 의미를 체험하게 됩니다.

이러한 경험은 아이의 미래를 위한 특별한 준비 과정이자 영재 만들기의 기초가 됩니다. 태교 기억법은 단순히 지식 습득이 아닙니다. 아이와 엄마의 깊은 소통과 연결의 시간입니다. 아이는 엄마·아빠의 목소리와 감정, 그리고 내비게이션 기억법 장소의 특별한 분위기를 느끼며 성장하게 됩니다.

태교기억법은 기억의 힘을 극대화하기 위한 놀이 콘텐츠입니다. 우리 아이의 두뇌를 더욱 활성화시켜, 창조적인 사고와 뛰어난 학습 능력을 키워줍니다.

태교기억법은 임산부와 아이를 위한 특별한 선물입니다. 임산부들이 이 책으로 아이와 함께 게임하듯이 여행하듯이 즐겁게 놀이를 하다 보면 우리 아이는 이미 뱃속에서부터 영재로서의 충분한 소양을 가지고 탄생하게 될 것입니다.

지금, 이 순간, 당신의 아이는 당신의 선택을 기다리고 있습니다.
모든 임산부와 아기들의 건강과 순산을 응원합니다.

이 책이 저출산의 늪에 빠져 있는 대한민국의 출산율을 올리는데 작은 기여라도 하게 되기를 기대합니다.

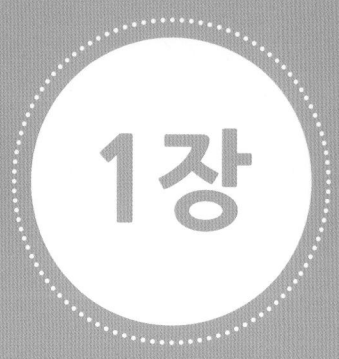

1장

태교의 시작은 언제부터일까요

1장. 태교의 시작은 언제부터일까요

고대 문화의 시작

태교의 개념은 고대 중국, 인도, 그리스 등 다양한 문화에서 찾을 수 있습니다. 이러한 문화에서는 임신 중인 여성이 특별한 관심과 보호를 받았으며, 그 과정에서 다양한 태교방법이 발전했습니다.

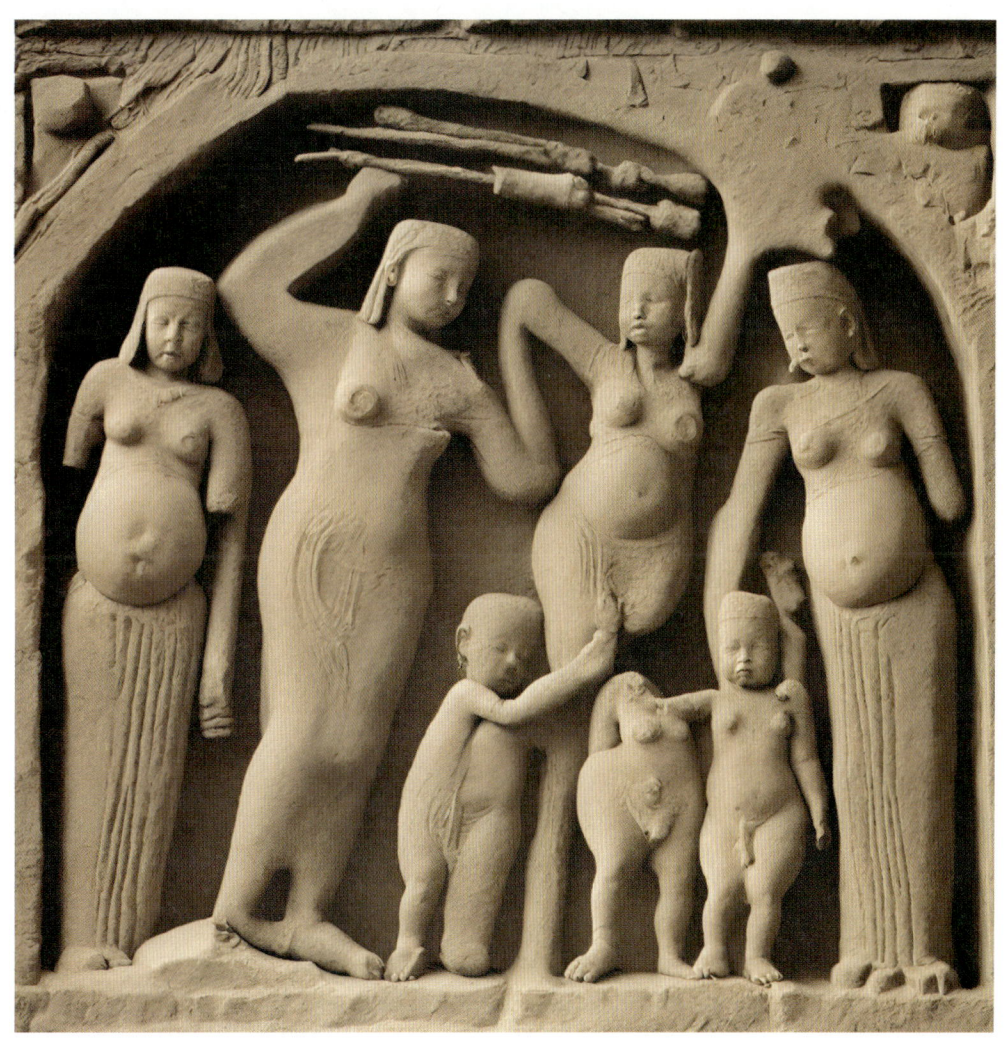

종교와 신화

여러 종교와 신화에서도 태교의 중요성이 강조되었습니다. 임산부가 좋은 생각을 하고 선한 일을 하는 것이 태아에게 좋다고 믿어져 왔습니다.

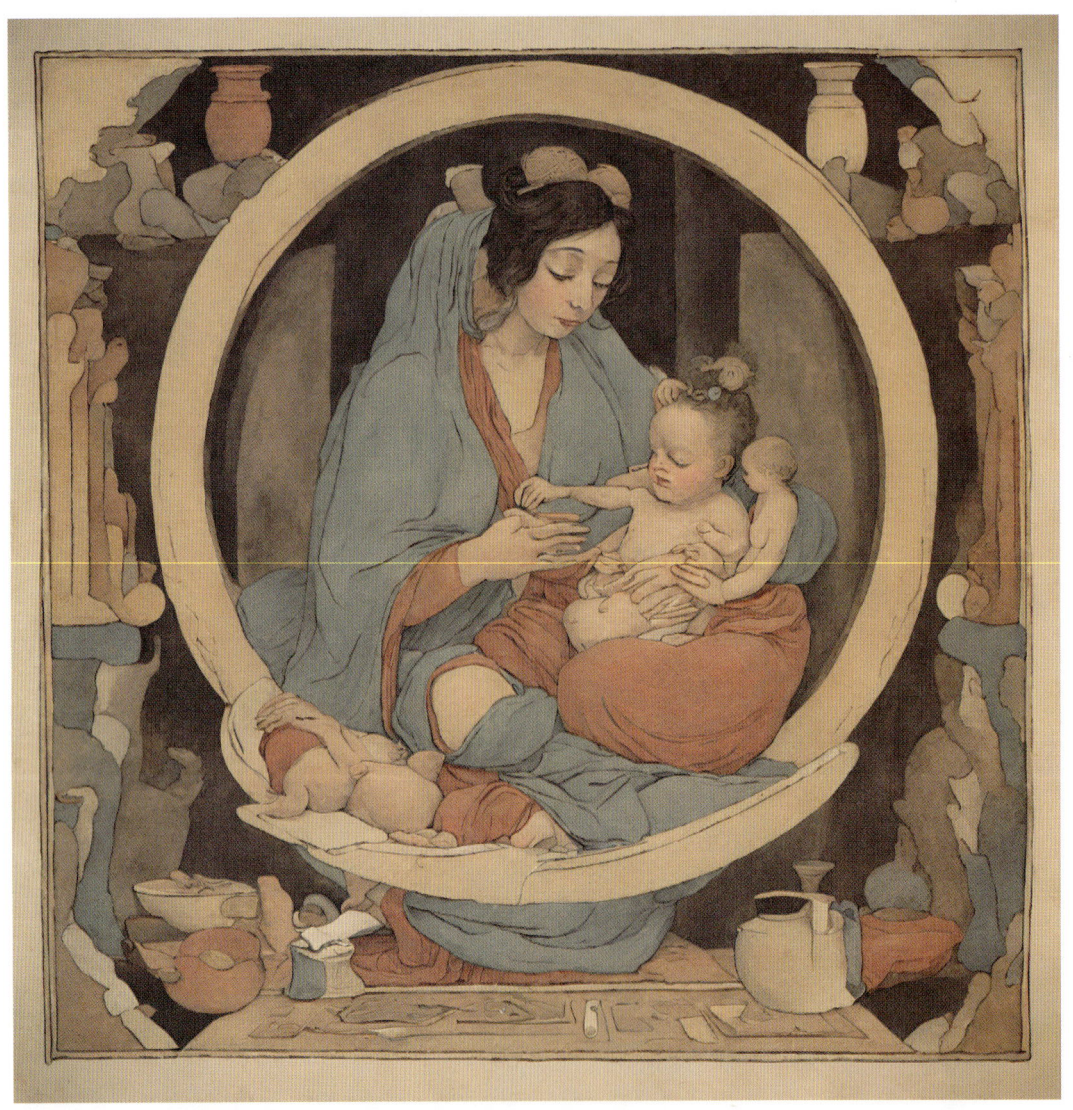

과학적 연구의 등장

20세기에 들어서면서 태교에 대한 과학적 연구가 진행되기 시작했습니다. 이로 인해 태아의 두뇌 발달과 임산부의 건강 상태, 그리고 그들 사이의 상호 작용에 대한 이해가 깊어졌습니다.

현대 태교 프로그램

현대에는 다양한 태교 프로그램과 서비스가 개발되고 있습니다. 음악, 요가, 명상 등 다양한 방법이 연구되고 적용되며, 이는 과학적 근거와 전통적인 방법이 결합된 형태로 나타나고 있습니다.

글로벌화와 다양성

태교는 전 세계적으로 널리 알려져 있으며, 다양한 문화와 전통은 물론 의학적이고 과학적인 해석으로 주목을 받고 있습니다. 이로 인해 태교는 더욱 다양하고 포괄적인 형태로 발전하고 있습니다.

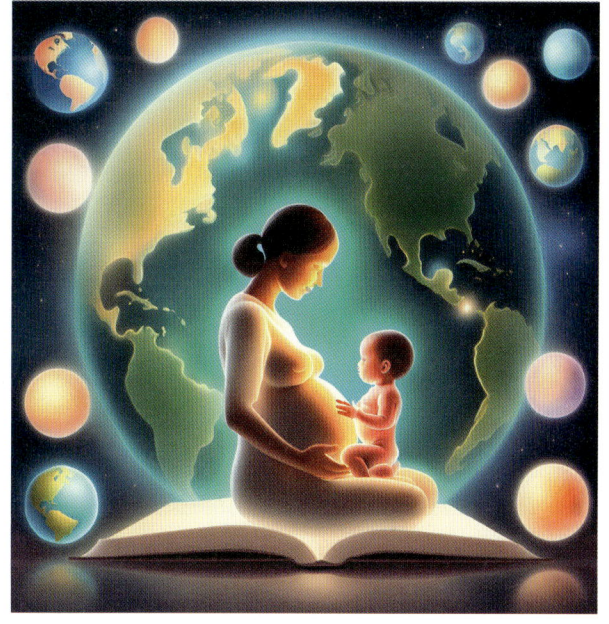

이러한 역사적 배경과 현재의 발전을 통해, 태교는 시간과 문화를 넘어서 계속해서 중요하게 다루어지고 있는 주제임을 알 수 있습니다.

우리나라의 태교는 어떻게 전해져 왔을까요?

우리나라의 태교는 삼국시대에 중국으로부터 불교 문화와 함께 전해져 왔으며 조선시대에는 유교 문화의 영향을 받아 부모의 도덕적 윤리 및 안정적인 정서를 강조하였다. 태교 서적, 의학 서적, 여성 교육 교양도서 등의 문헌, 사찰의 탑비, 구전 등을 통해 지금까지 전해지고 있습니다.

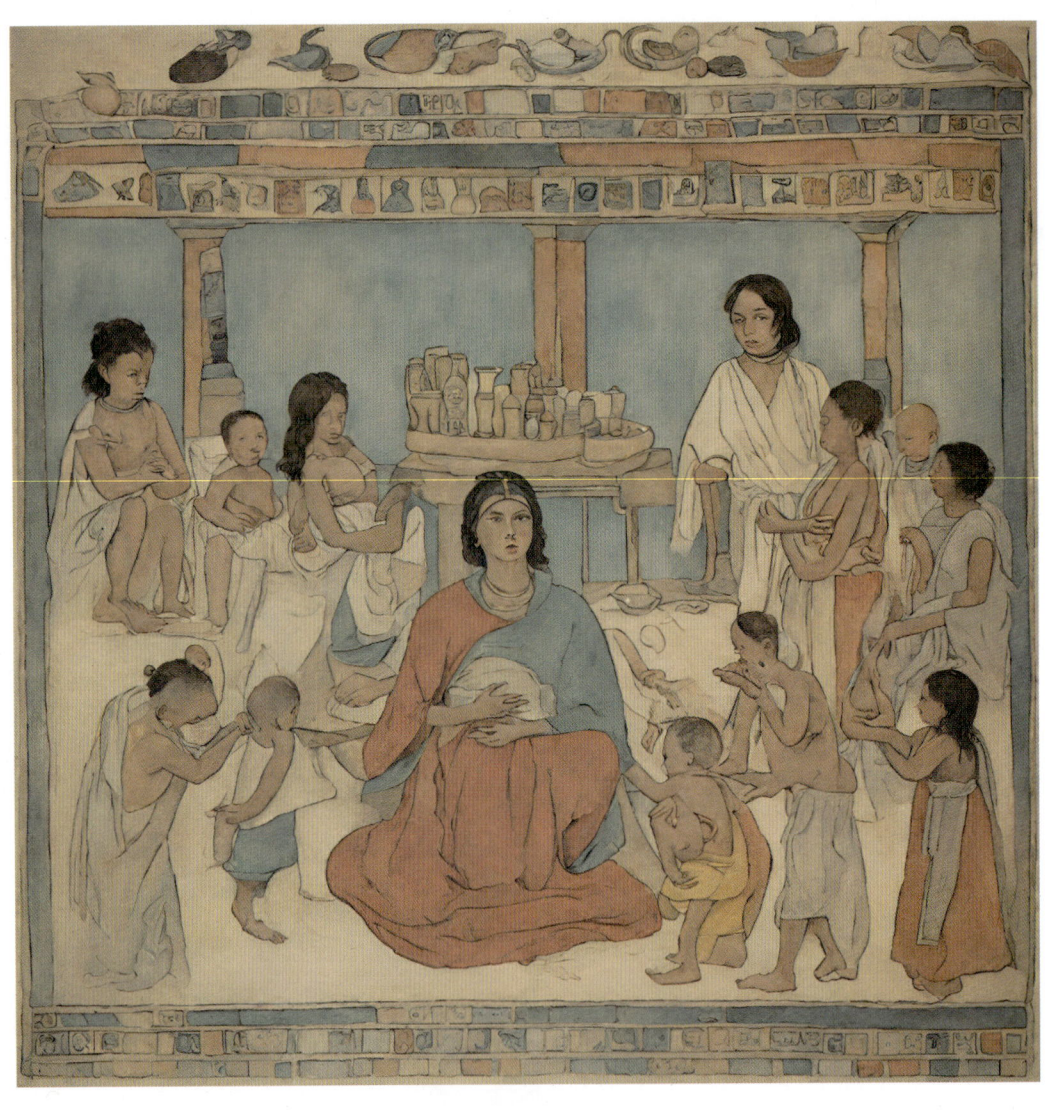

동양의 태교

태교의 시초는 지금부터 약 3천 년 전인 BC 1000년을 전후한 주나라 시대의 황제내경 이후 사기, 열녀전 등에서 찾을 수 있습니다.

* 황제내경/황제(기원전 2698~3599년)

황제내경』은 기원전 2600년 무렵에 활동했던 황제의 가르침을 대략 기원전 200년 무렵에 다양한 작가들에 의해 집대성된 고대 문헌입니다. 이 책은 전설의 황제와 그의 신하이며 천하의 명의인 기백과의 대화를 기록한 것입니다. 중국 주나라 당시 문왕과 같은 성군이 탄생했던 것은 문왕의 엄마인 태임의 태교 덕이었다는 고증을 태교의 시작으로 제시하면서 태교의 중요성이 알려지게 되었습니다.

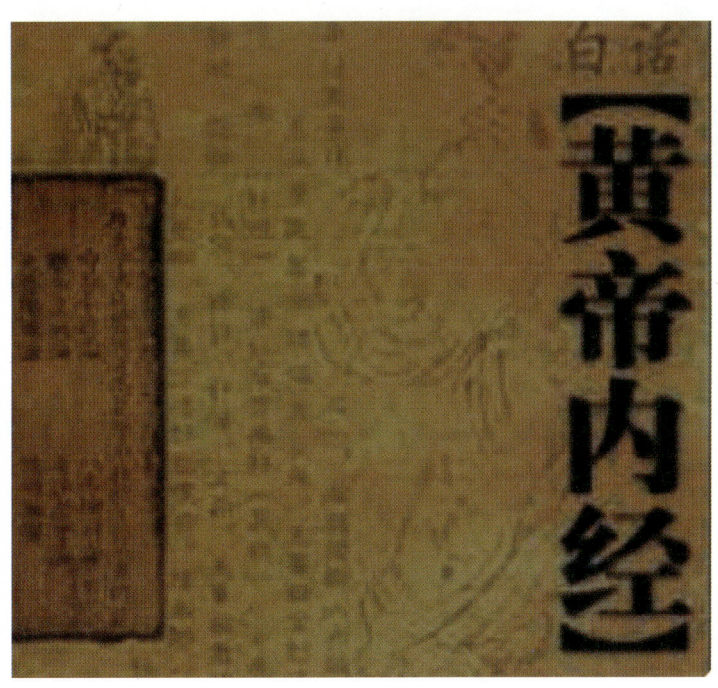

▶ 황제내경

* 사마천 사기(BC 91년경 완성)

상고 시대의 황제부터(요임금 BC 22세기) 한무제 태초 연간(BC 2세기 말)의 중국과 그 주변 민족의 역사를 포괄하여 저술한 책입니다.
중국 역대 대표 역사서 중 가장 오래된 역사서이자 유일한 통사(通史) 입니다. 전 세계 역사에서 가장 중요한 저작물 중 하나이자 중국 24사의 으뜸으로 평가받고 있고 또한 역사서 서술의 대표적 방식 중 하나인 기전체라는 양식을 최초로 만든 역사서이기도 합니다.

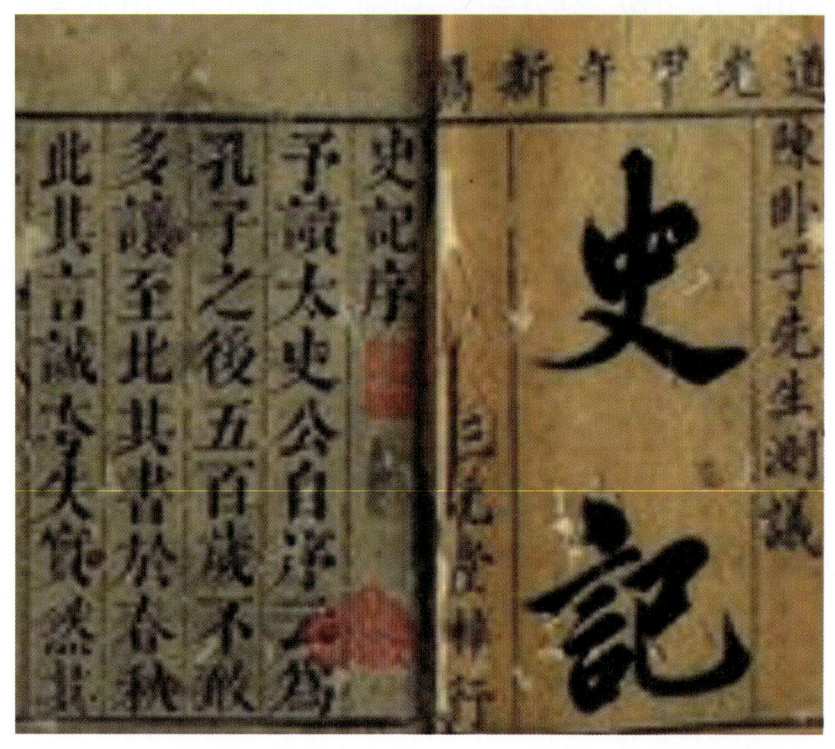

▶ 사기

* 사마천은 한무제의 노여움을 사서 투옥되고 심지어 궁형에 처해지는 상황에서도 옥중에서 고대 위인들의 삶을 떠올리면서 굴욕을 무릅쓰고 역사편찬을 완수하겠다는 결의로 집필을 계속하였고 BC 97년 출옥한 뒤에도 집필에 몰두, BC 91년경에 완성을 했다고 합니다. 이것은 사마천이 시련을 극복하고 승화시켜 불멸의 작품을 탄생시킴으로써 인류의 모델이 되었습니다.

열녀전(列女傳)

중국 전한 시기의 사람인 유향이 편찬한 책으로, 여성의 활약한 기록을 모아서 엮은 역사서입니다. 여성의 모범이 될만한 인물에 대하여 서술하고 있어서, 여성에게 가르치는 훈육서의 성격이 강합니다.

*여기서 말하는 열녀는 유교에서 말하는 열녀(烈女)들의 전기가 아니라, 역사 속 당시를 살았던 여러 여자들의 전기라는 뜻이라고 합니다.

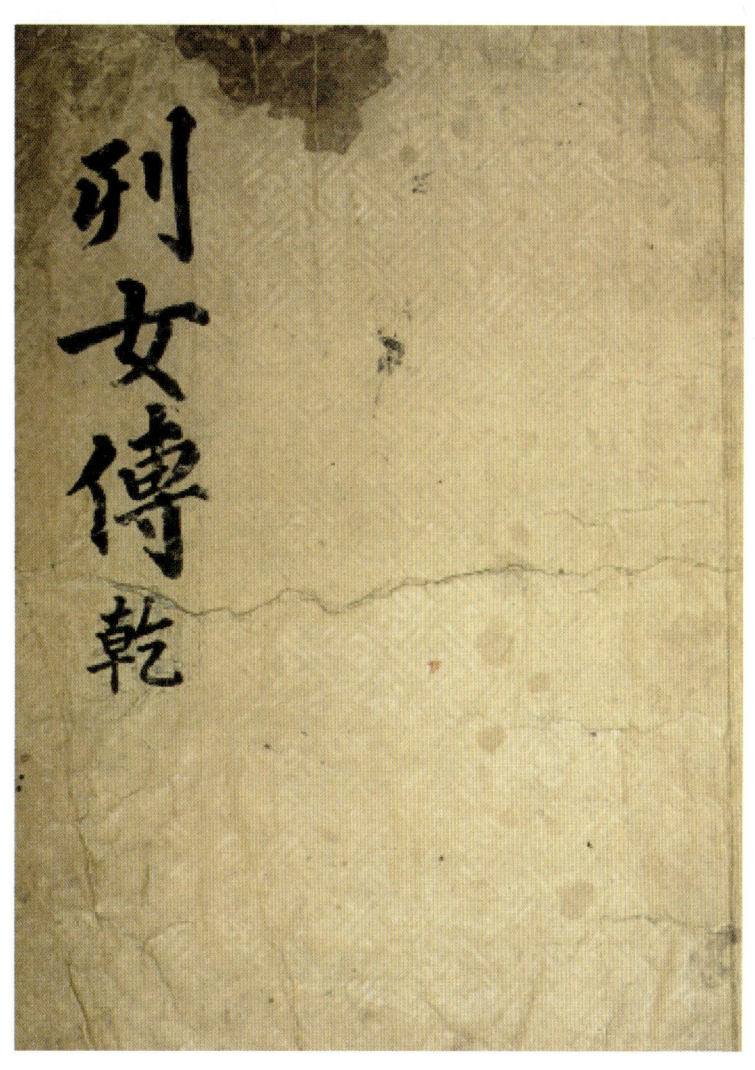

▶ 열녀전

우리나라의 태교

세계 최초로 태교에 관해 집대성한 서적은 조선조 정조 말년인 1800년에 사주당 이씨가 쓴 〈태교신기〉로 사주당 이씨와 그의 아들인 한글학자 유희에 의해 만들어졌으며, 중국의 영향을 받은 태교와 우리 고유의 태교에 대한 내용을 담고 있습니다. 이 책은 무엇보다도 여성 자신이 임신과 출산을 경험하고 쓴 책이라는 데에 의의가 있습니다.

사주당은 "여러 책을 상고해 보아도 그 법이 상세하지 않아서", 또 "내가 임신한 중에 시험해 본 것"이 있어서 책을 엮었다고 하고 있습니다. 자신이 4명의 자녀를 키워본 실질적인 경험이 바탕이 된 것입니다.

이 책에서는 "스승이 십 년을 잘 가르쳐도 어미가 열 달을 뱃속에서 잘 가르침만 못하고, 어미가 열 달을 뱃속에서 가르침이 아비가 하룻밤 부부 교합할 때 정심(正心)함만 못하다"라고 기록되어 있습니다.

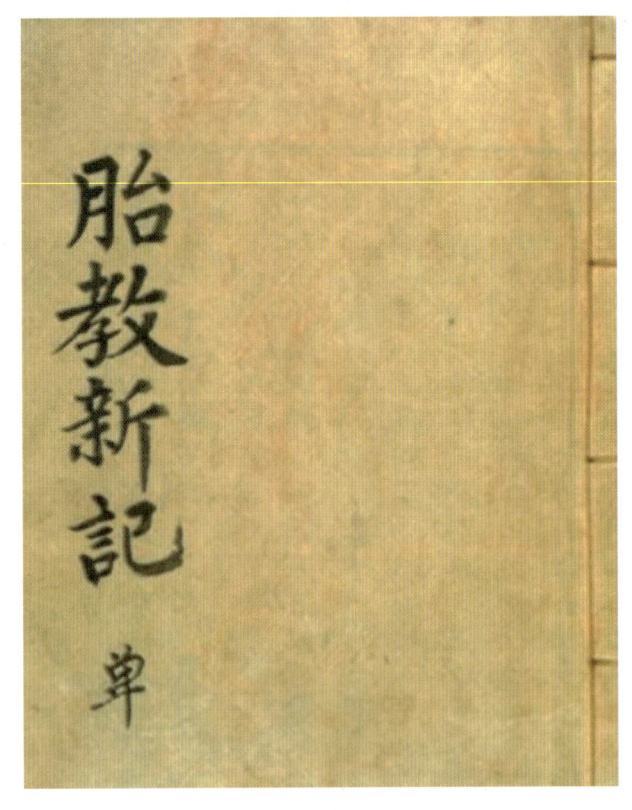
▶ 태교신기

이는 이미 200년 전에 수정시 건강한 정자와 난자가 만나야 함을 중요시 하였습니다. 결국 태교는 임신을 하기전부터 중요한 일이라는 것을 이미 알고 있었던 것입니다.

기타 태교 관련 역사서

해평 윤씨가 지은 ≪규범 閨範≫에는 태교의 필요성에 대하여 다음과 같이 말하고 있습니다. "자식을 가르친다는 것은 자손을 가르쳐 깨우친다는 것이다. 사람이 태어날 때는 모태(母胎)에서 10개월 동안 있기 때문에 그 용모·성품이 어머니와 비슷하니 성인(聖人)이 태교를 말하는 것은 진실로 이 때문인 것이다."

정몽주의 어머니인 이씨 부인의 ≪태중훈문 胎中訓文≫에도, "선철(先哲)의 지나간 행적을 더듬고 그에 관한 책을 독서하며, 나도 그와 같은 위인을 낳았으면 좋겠다는 마음으로 보통 인간이 행하기 힘든 행동을 해야 한다."고 하였습니다.

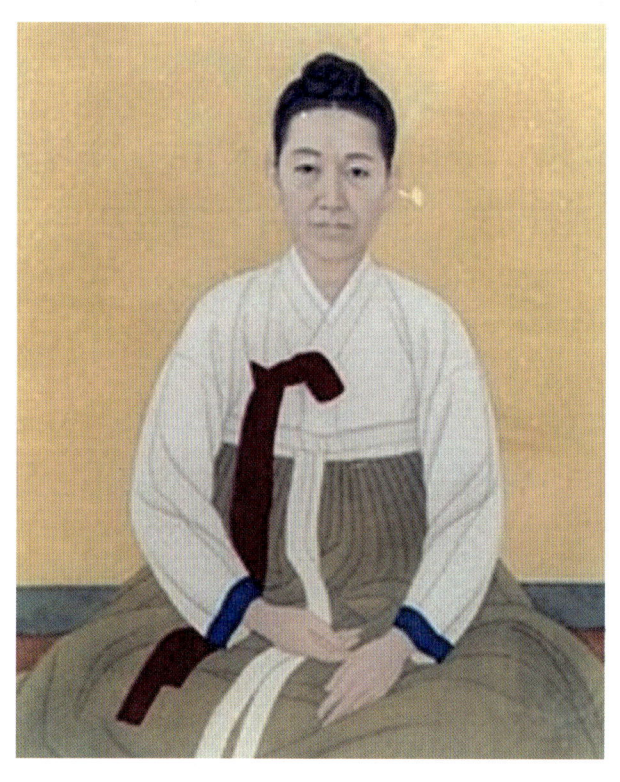

▶ 신사임당

이이(李珥)의 어머니 사임당 신씨(師任堂 申氏)도 7남매를 배었을 동안 몸을 극히 조심하였다고 합니다. 즉, 어머니의 몸가짐이 좋아야 뱃속에 든 아이도 고르게 자란다는 옛 어른들의 말씀에 따라, 바르지 못한 소리를 듣지 않고 나쁜 말을 하지 않았으며, 좋지 않은 것을 보지 않았다고 전합니다.

서양의 태교

서양에서는 동양에서처럼 체계적인 것은 아니지만 ≪구약성서 舊約聖書≫나 히포크라테스의 기록 등에 언급돼 있으며, 이것이 과학적으로 연구대상이 된 것은 19세기 이후의 일입니다.

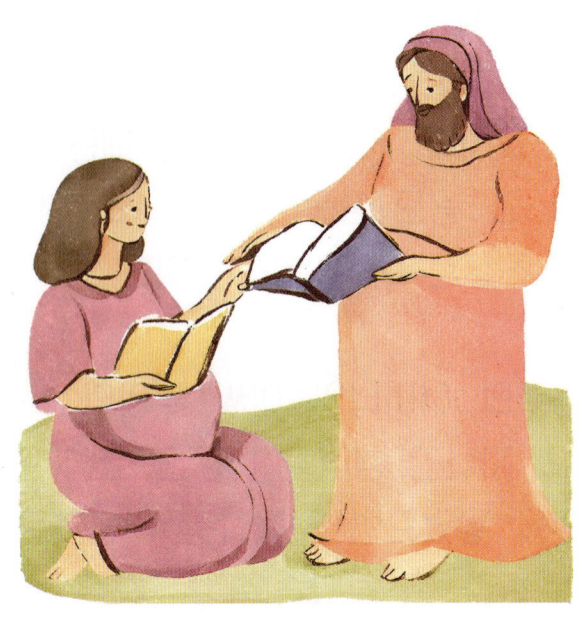

특히 서양에서는 의학적 연구를 통하여 임신 중 어머니의 심리적·정서적 상태가 태아에게 중요한 영향을 끼친다는 사실을 과학적으로 규명, 많은 관심을 모으기도 하였습니다.

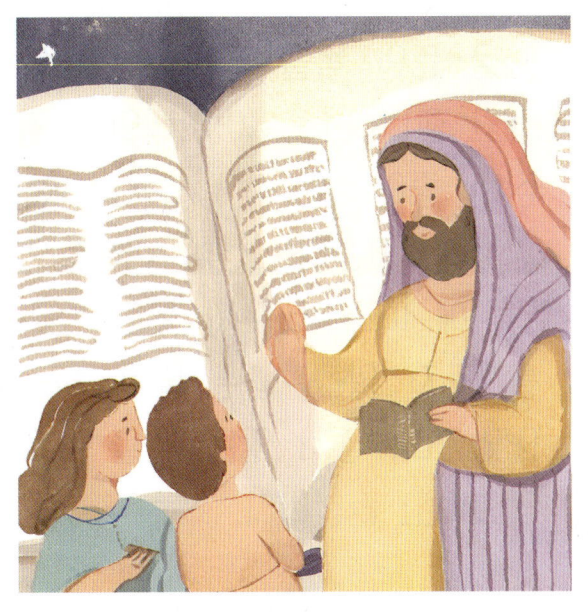

1997년 미국 피츠버그대와 카네기멜런대 합동연구팀은 "유전자는 사람의 지능지수를 결정하는 데 48%의 역할 정도이고 태내환경이 52%를 차지한다"고 발표한 바도 있고 이후에도 많은 연구를 통하여 태교의 과학성이 입증되고 있습니다.

2023.10월 뉴질랜드 AUT대학 연구진은 2000년부터 오클랜드 남부 지역 병원에서 태어난 남태평양 섬나라계 아이 1,400 여명을 추적 관찰한 결과 임신 중 엄마의 영양 섭취가 자녀의 학력에 큰 영향을 미친다는 결과를 발표하기도 하였습니다.

연구진에 따르면, 연구를 처음 시작할 때 인터뷰에서 임신 중 충분히 먹지 못했다고 밝힌 엄마들이 낳은 자녀 649명을 17년이 지난 뒤 추적 조사했고 이들의 학력이 다른 아이들에 비해 크게 저조하다는 사실을 도출했습니다.

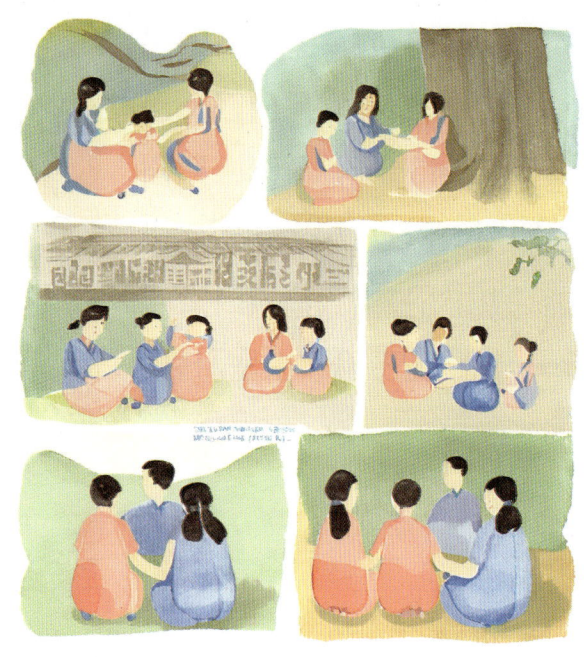

특히 연구대상자의 10%의 경우 뉴질랜드의 대학 입시를 위한 학력평가 제도인 'NCEA'의 기초단계인 1단계도 통과하지 못했고 또 이들 중 31%만이 최고단계인 3단계를 통과했으며 대학 진학에 성공한 경우는 고작 22%였습니다.

연구진인 엘-샤던 타우톨로 박사는 "음식물을 안정적으로 섭취하지 못하는 가정에서 태어난 아이들은 음식물을 안정적으로 섭취하는 가정에서 태어난 아이들보다 학력이 떨어져 대학에 진학하는 데에도 어려움이 컸다"라며 "학교 성적에 영향을 미치는 것은 여러 가지가 있을 수 있지만, 임신 중 안정적이지 않은 음식물 섭취가 나중에 아이들의 학력과 강력한 통계적 연관성이 있는 것은 분명하다"고 밝혔습니다.

연구진은 또 임신 중 제대로 영양을 섭취하지 못한 엄마들이 낳은 아이들은 14세가 됐을 때 다른 아이들보다 살이 더 찌는 등 신체 발달에도 나쁜 영향이 초래됐다고 밝혔습니다.

타우톨로 박사는 이번 연구에 대해 "이런 종류의 연구는 세계에서도 처음이다. 아이들을 2년에 한 번씩 인터뷰하면서 오랜 기간 추적 관찰해 왔다"고 밝혔습니다.
(한국경제 023.10.6.보도자료)

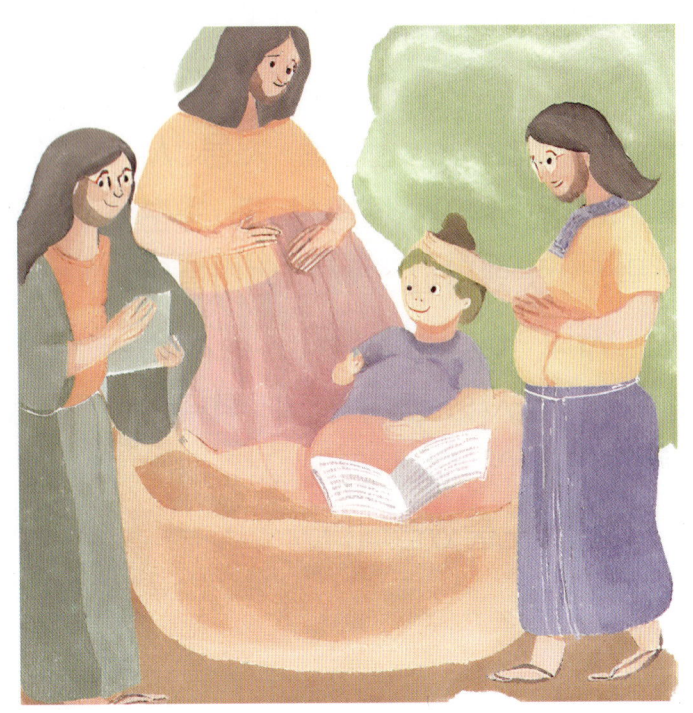

태교의 방법론을 보면 서양에서는 주로 산모의 육체적인 건강을 강조하여 육체적으로 건강한 태아를 자라게 하는데 주의를 기울이는 반면, 동양에서는 주로 임산부의 정서적인 부문을 통하여 태아가 건강한 아이로 자랄 수 있도록 교육을 하는 경향이 있습니다.

따라서 동양태교는 눈에 보이지 않는 내면적인 결과를 추구하고, 서양태교는 주로 동적인 눈에 보이는 결과를 추구한다고 할 수 있습니다. 최근의 동서양을 융합한 연구들에 의하면 건강하고 똑똑한 태아교육이라는 근본적인 바탕에 깔려 있는 본질은 같다고 볼 수 있습니다.

2장

태교, 아이와 소통하는 마법의 시간

2장 태교, 아이와 소통하는 마법의 시간

태교는 태내교육 혹은 태중교육의 약자로 태아를 한 인격체로 인정하고 존중하며 정신과 육체가 양분될 수 없는 하나의 과정으로 인식하는 데서 시작됩니다.

태교는 임산부의 행동이 태아에게 심리적, 정서적, 신체적으로 영향을 미친다는 것을 근거로 한 교육입니다. 임신 중에 태아에게 좋은 영향을 주기 위해 언행을 삼가며 태아가 건강하게 태어날 준비를 더욱 잘 할 수 있도록 좋은 환경을 만들어 주는 임신 중 교육을 의미합니다.

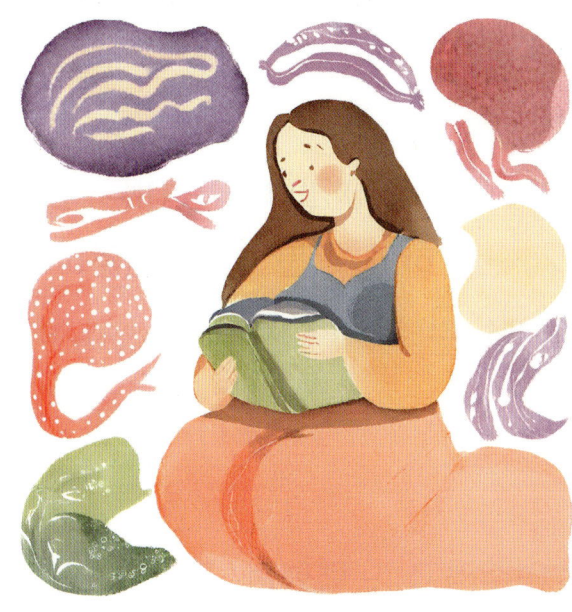

또한 태교는 임산부가 태아에게 좋은 영향을 주기 위한 노력으로 임신전, 수태시, 임신후 등의 전기간을 통하여 양친은 물론 주변 사람들 모두가 앞으로 태어날 태아를 위한 교육적 노력 및 환경조성 활동 일체를 말합니다.

태교의 목적은 태아의 환경을 좋게 만들어 주려고 노력하는 것입니다. 영양공급은 물론 외부로부터 해로운 물질의 유입을 삼가려는 노력이라든지, 감정의 심한 기복을 피하는 것, 임신부의 혈압변화와 감정변화에 따른 태반으로의 혈류감소 등의 예방이 이상적인 태아환경을 조성하려는 것이라 할 수 있습니다.

태교에는 명상, 태담, 미술, 자수, 음악 등 전통적 의미에서의 태교부터 요즘 새롭게 뜨고 있는 DIY 태교까지 다양한 방법이 있습니다.

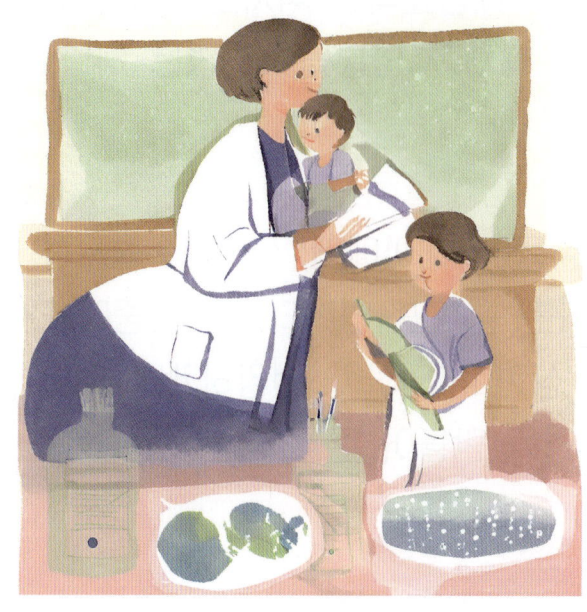

결국 엄마 자신이 편하게 즐기면서 할 수 있는 것이라면 무엇이든 최상의 태교가 될 수 있을 것입니다. 엄마가 편안하고 기분 좋게 생활하며, 잘 먹고 잘 쉬는 것이 가장 효과적인 태교라고 할 수 있습니다.

부부 태교법

연애 시절에 서로에게 멋진 모습을 보여주려고 노력했던 것처럼, 태교는 부부가 또 하나의 가족인 태아와 손을 잡고 280여일 동안 데이트를 하는 것입니다. 태교는 부부가 함께 노력해야 하고, 즐겨야 하며, 사랑과 헌신으로 생명 탄생의 목표를 향해 함께 가는 소중한 체험이어야 합니다.

3장

태교는 과학입니다

3장 태교는 과학입니다

산소와 영양이 풍부하며 모체의 심신이 안정된 자궁에서 태어난 아기일수록 지능지수가 높다고 합니다. 연구진의 결론은 전체 지능지수의 52%가 태교로 상징되는 자궁내 환경이 더 중요합니다. 나머지 부분은 유전이나 후천적 학습환경이 맡고 있다는 것입니다.

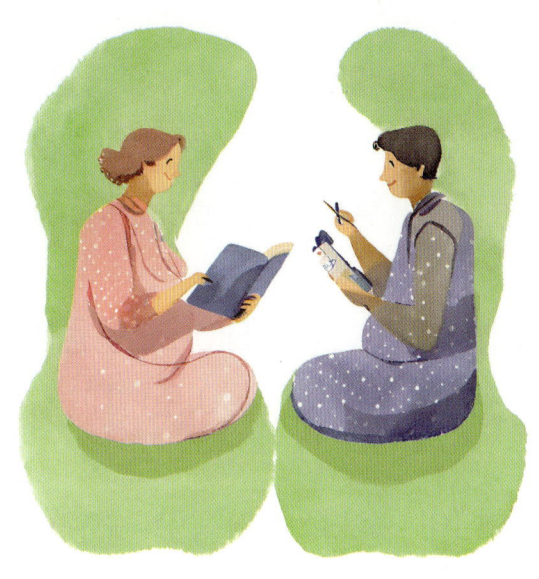

태아는 뇌세포가 형성되는 임신 24~26주부터 시각, 청각 등 오감을 느낄 수 있다고 알려져 있으며 청각은 임신 6개월, 미각. 후각은 임신 7개월 무렵 완성된다고 합니다.

태아는 오감을 통해 배운 것을 학습할 수도 있다고 합니다.

"태아는 임신 22주부터 배운 것을 잠시 (대개 15분내외) 기억할 수 있고 30주 정도부터는 성인처럼 영구히 기억할 수 있는 힘을 보인다" 고도 합니다.

그렇다면 태아에게 무엇을 어떻게 가르치는 것이 중요할까요?

전문가들은 태교에서 가장 중요한 것은 청각이라고 강조하고 있습니다. "태아의 뇌 발달 중 청각이 차지하는 부분이 90%나 된다" 며 "음악을 듣는 것이 좋다" 고 권유합니다.

음악을 들을 경우 태아의 운동기간과 횟수가 증가하며 임신부의 우울증과 조산의 빈도를 떨어뜨린다는 연구결과도 있습니다.

어머니의 정서적 안정도 중요합니다. 50명의 임신부를 대상으로 15분 동안 파도소리, 새소리, 시냇물소리 등 자연음향을 들려준 뒤 태아의 상태를 관찰한 결과 태아 심박동의 변화가 커진 것으로 나타난 실험결과도 보고되고 있습니다.

이외에도 태교의 중요성을 입증한 대표적인 사례는 1997년 영국의 과학잡지 네이처에 게재된 미국 피츠버그대학팀의 연구결과가 있습니다. 유전에 의해 부모로부터 물려받는 것으로 알고 있었던 아기의 지능지수가 자궁내 환경에 따라 결정되는 것으로 밝혀진 것입니다.

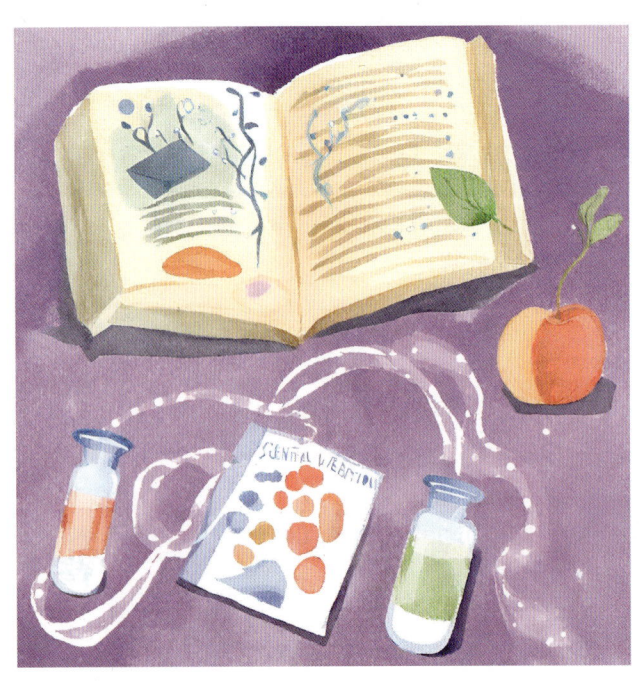

태아는 엄마의 뱃속에 있을 때 엄마의 말소리에 익숙해져서 출생 후에도 태아일 때 들었던 말소리를 기억하고 있음을 밝혀진 바 있습니다. (미국의 노스캐롤라이나 대학의 데카스파 박사 실험)

임신부가 좋아하는 노래 중 마음이 조용히 가라앉는 노래를 하루 몇 곡씩 매일 부르게 하였고 그 후 태어난 아기가 울거나 투정을 부릴 때 이 노래를 들려주면 울음이나 투정을 멈추고 노래에 귀를 기울이듯 하였다는 연구결과도 있습니다.

'태교는 역사 깊은 과학이자 인생을 결정한다'는 전문가의 의견도 있습니다. (전 한양의대 산부인과 박문일 교수, 동탄 제일병원장)

태아는 오감이 다 발달돼 모체가 감지하는 것의 100배를 느끼고 그 만큼의 영향을 받게 됩니다. 그렇기 때문에 태교를 위해서는 엄마뿐 아니라 엄마가 보고 느끼는 주변환경 까지도 중요하다는 것을 알아야 하고 이것이 태교를 과학으로 이해하는 첫걸음이라고 합니다.

태교를 과학으로 여기는 근거는 신체의 모든 부분에는 신체의 정보를 가지고 있다고 합니다. 손가락으로 글을 읽고 맛을 느끼는 사람들의 경우처럼 모체안에 있는 태아도 자신의 100배나 되는 모체의 모든 정보를 다 인지하고 있다고 합니다.

사람들이 살아가면서 겪는 병들은 이미 모체에 있을 때부터 프로그래밍된 것이며 이러한 것이 살아가면서 자신의 주변 환경과 만나 병에 걸리게 되는 것이라는 학설이 있습니다.

그 예로 옛날에는 볼 수 없었던 소아암이나 소아당뇨 현상 등을 들 수 있습니다. 이는 태아 때부터 체내에 축적돼온 불순물들이 드러나게 된 결과이며 항간에 논의되고 있는 유전체로 인한 질병 발병률은 오히려 그리 높지 않다고도 합니다.

심지어 전통태교는 실용과학이자 인성과학이었기에 태교지수를 높여야 나라가 산다는 신선한 주장도 하고 있습니다.

평소 습관성 유산을 치료하면서 원인을 찾던 중, 임신부들로 하여금 긍정적 사고를 갖게 하고 스트레스를 줄인다면 습관성 유산을 획기적으로 치료할 수 있다는 사실을 밝혀내기도 하였습니다. (박문일 교수)

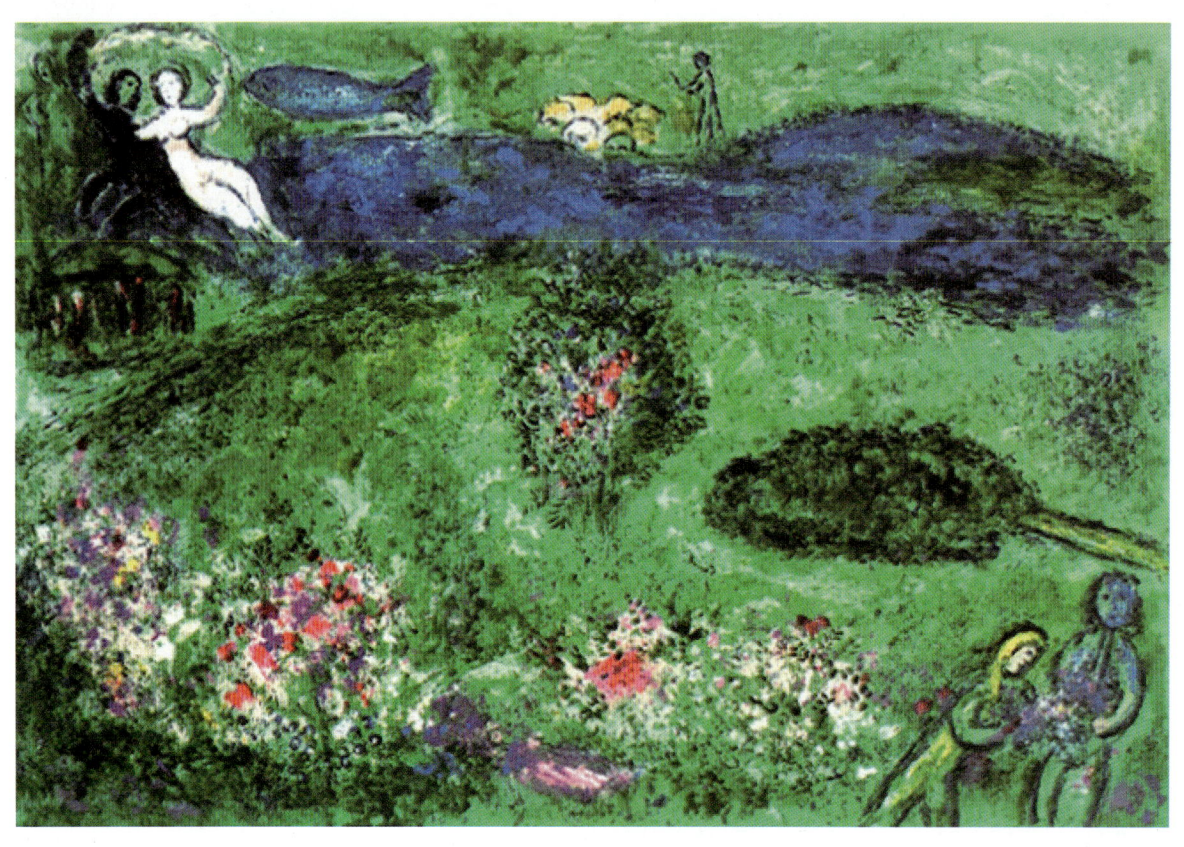

▶ 샤갈 과수원

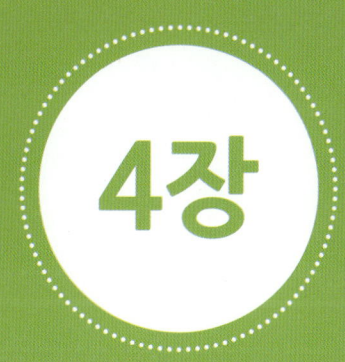

4장

사랑스런 태교 이야기

4장 사랑스런 태교 이야기

태아와 엄마가 모두 좋아야 태교

태교의 과학적 효능을 따지기 전에 가장 중요한 것이 있습니다. 태아는 엄마 뱃속에서 엄마의 영향을 가장 많이 받기 때문에 엄마를 통해서 태교를 하는 것입니다. 예비 엄마는 음악에 아무 관심이 없는데 클래식 음악을 BGM으로 하루 종일 틀어놓는다면 그 효과를 장담하기 어려울 수 있습니다. 왜냐하면 예비 엄마가 음악을 들으면서 편안함을 느끼고 정서적 감흥을 느끼는 그 환경이 태아에게 영향을 미치기 때문입니다.

엄마는 하루 종일 집안일이나 복잡한 계산으로 머리가 복잡한데 아이에게 좋은 영향을 주기 위해 스트레스를 받으면서 영어 동화, 음원을 틀어놓고 있다면 오히려 예비 엄마의 스트레스가 상승하면서 태아에게 좋지 않은 영향을 미칠 수도 있습니다.

임신 중 스트레스가 태교의 가장 큰 적

예비 엄마가 스트레스를 받으면 엄마의 뇌에서 스트레스 호르몬이 분비되고, 이 호르몬은 태반을 통해 곧바로 태아에게 전달됩니다. 스트레스 호르몬이 많이 분비되면 태아의 뇌세포 성장이 억제됩니다. 즉 아이의 정상적인 두뇌 발달에 영향을 미치는 것이죠.

뿐만 아니라 임신부가 스트레스를 많이 받을수록 유산이나 조산, 저체중아 출산 확률이 높아집니다. 임신 중 스트레스가 아이의 집중력 장애나 우울증과 연관이 있음은 이미 연구를 통해 밝혀진 사실이랍니다. 이것은 임신부가 열 달 동안 스트레스 없이 즐겁고 행복한 시간을 보내는 것이 최고의 태교라는 것입니다.

4.1 태교, 사랑을 심다

태아와의 첫 만남

태아와의 첫 만남은 마법과 같아요.
소중한 태아와의 소통을 시작하려면
매일 정해진 시간에 속삭이며 느낌을
나누어요.

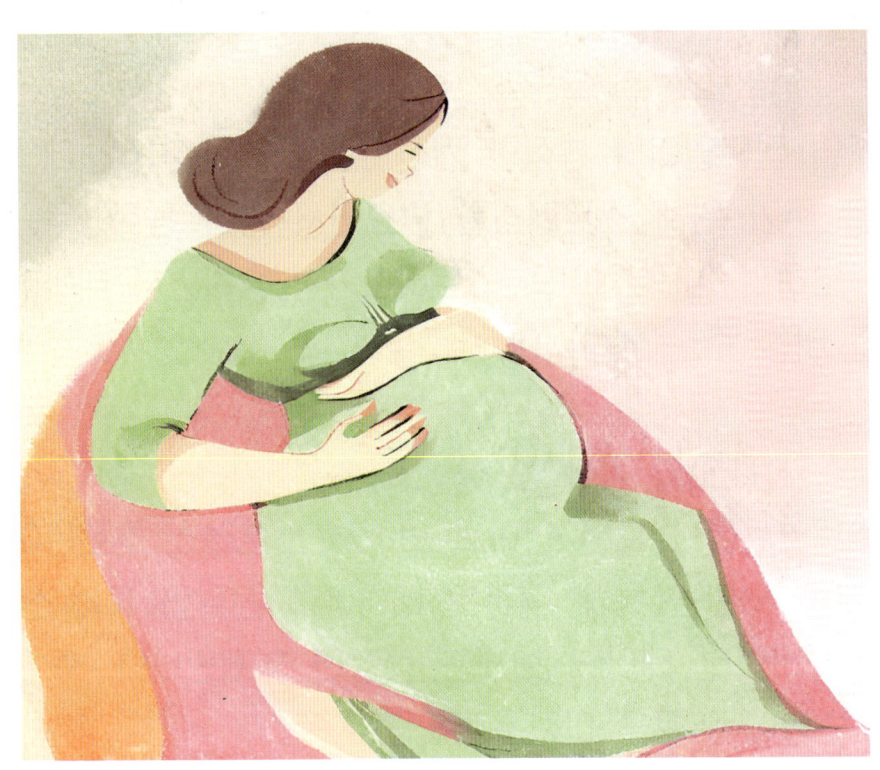

음악, 부드러운 빛, 마음
기억하세요.
이 모든 것이 사랑에서 시작됩니다.

산모와 태아는 특별한 여행을 떠나요.
작은 심장의 비밀!
"안녕 심장 친구!"

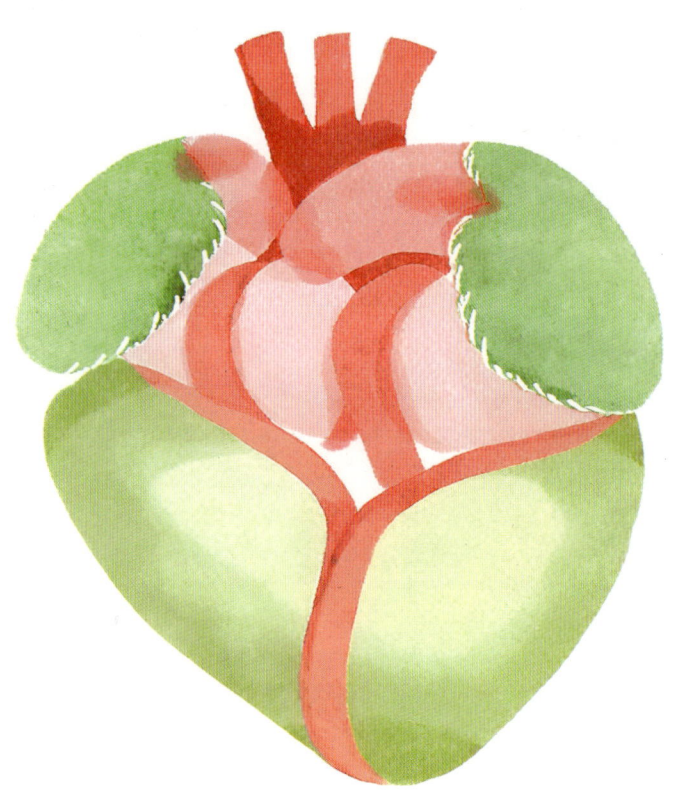

신기한 뇌의 세계, 아기의 뼈의 중요성, 신비로운 신체의 탐험
태아의 놀라움을 느끼며 특별한 존재인지를 알게 되었고
탄생을 기다리면서 기쁨으로 가득한 마음!

태아와의 첫 만남을 위한 감성적 준비

산모와 태아는 특별한 여행을 떠나요
먼저 감성의 정원으로 떠납니다.

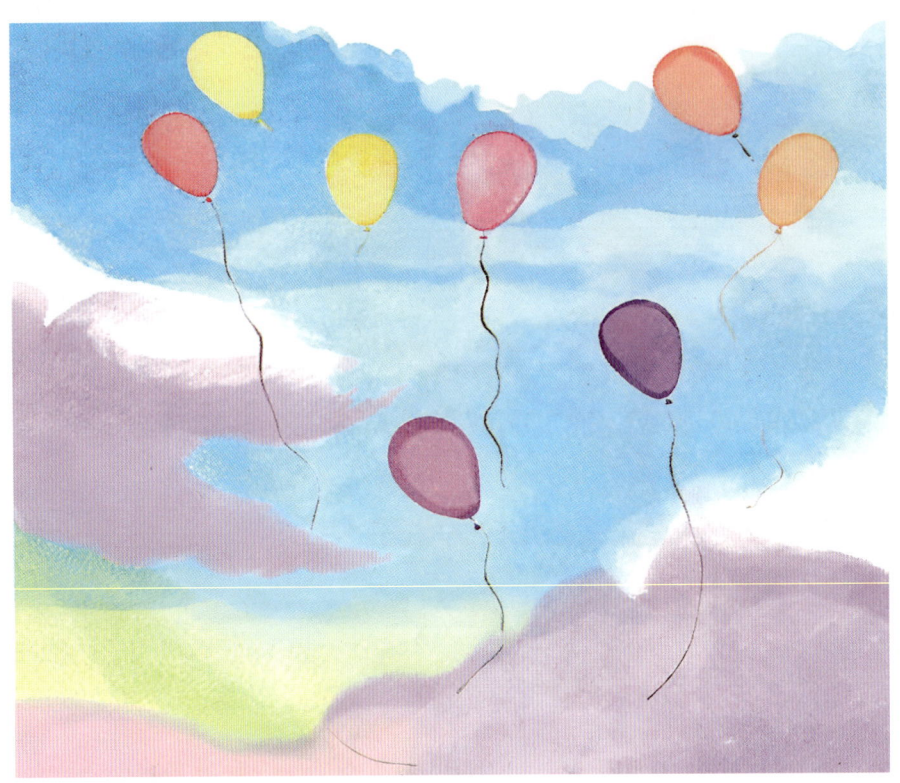

마음에 색색의 풍선을 준비해
그 풍선에 자신의 감성을 담았어요
"이건 행복한 풍선이야, 이건 사랑의 풍선이야."
풍선을 하늘 위로 날려 보냅니다.

"감성의 이야기 시간"

감동적인 이야기를 태아에게 들려주었어요,
엄마의 아기 시절의 이야기를 공유했지요,
"평화의 정원" 아가는 엄마의 이야기를
들으면서 행복한 태아 생활을 즐깁니다.
마음은 평화롭고 행복하게 아가의
탄생을 기다리며 더 가까워졌죠.

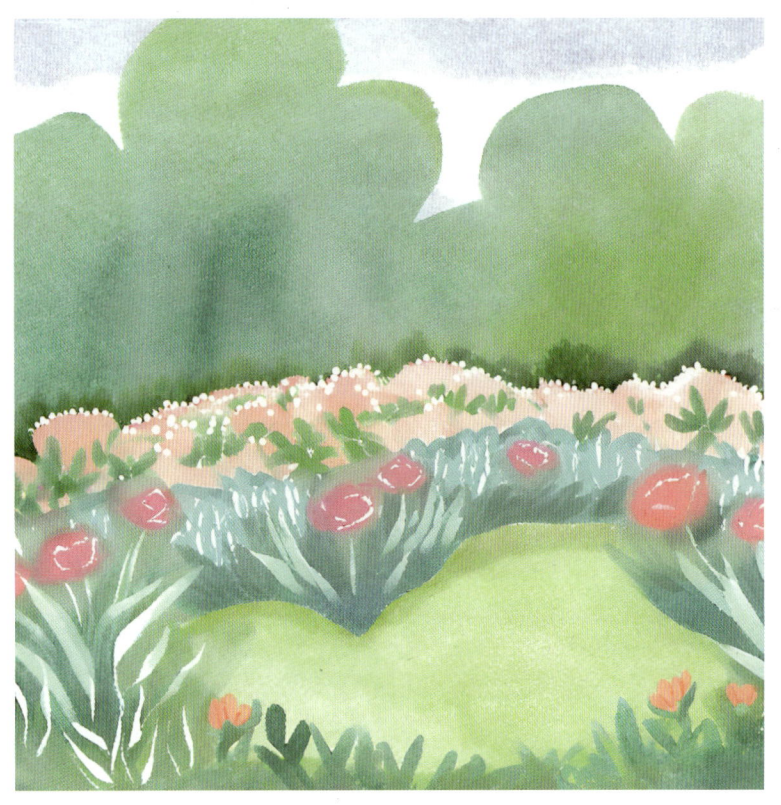

"평화의 정원"
아가는 엄마의
이야기를
들으면서 행복한
태아 생활을 즐깁니다.
마음은 평화롭고 행복하게
아가의 탄생을 기다리며
더 가까워졌죠.

태아와의 첫 소통을 위한 준비

풀밭에서의 마음 쓰기
풀밭에 앉아
아름다운 하트모양의 풀을 찾았어요,
"아가야 이 하트에 우리 감정을 써볼까?"
태아와 웃음과 사랑을 나눈다.

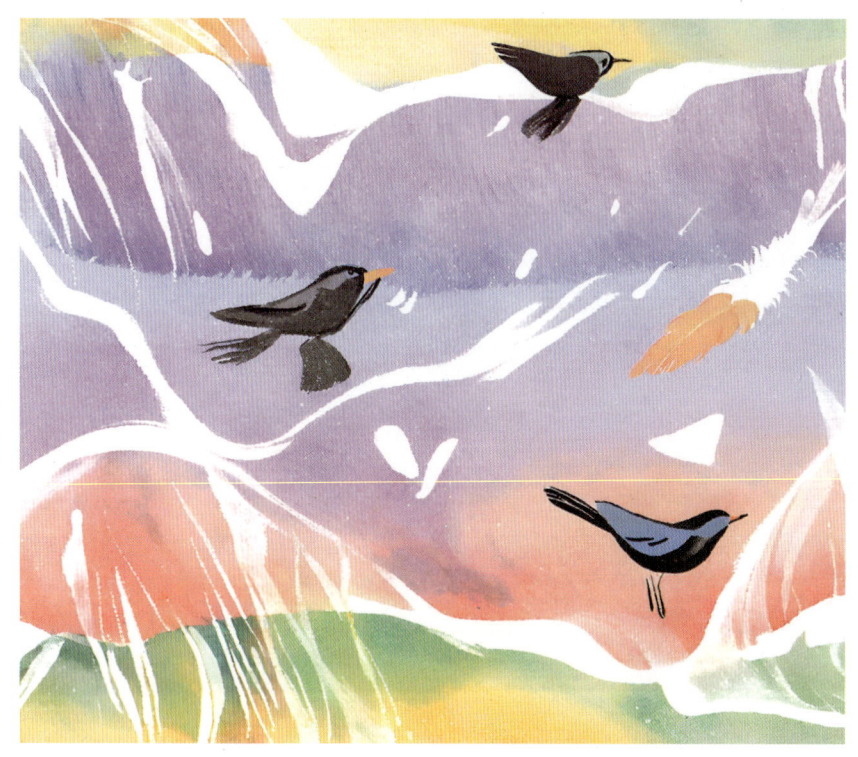

소리의 세계, 새소리 바람 소리 듣는다.
아기도 듣고 반응한다.
감정 스케치북, 색색의 붓과 스케치북으로
감정을 표현 특별한 여정을 통해
아가와의 첫 소통을 위한
준비를 완료 했어요.

"안녕, 별이야!
오늘도 함께 해요!"
엄마의 목소리에, 아기는
행복한 춤을 추었어요.

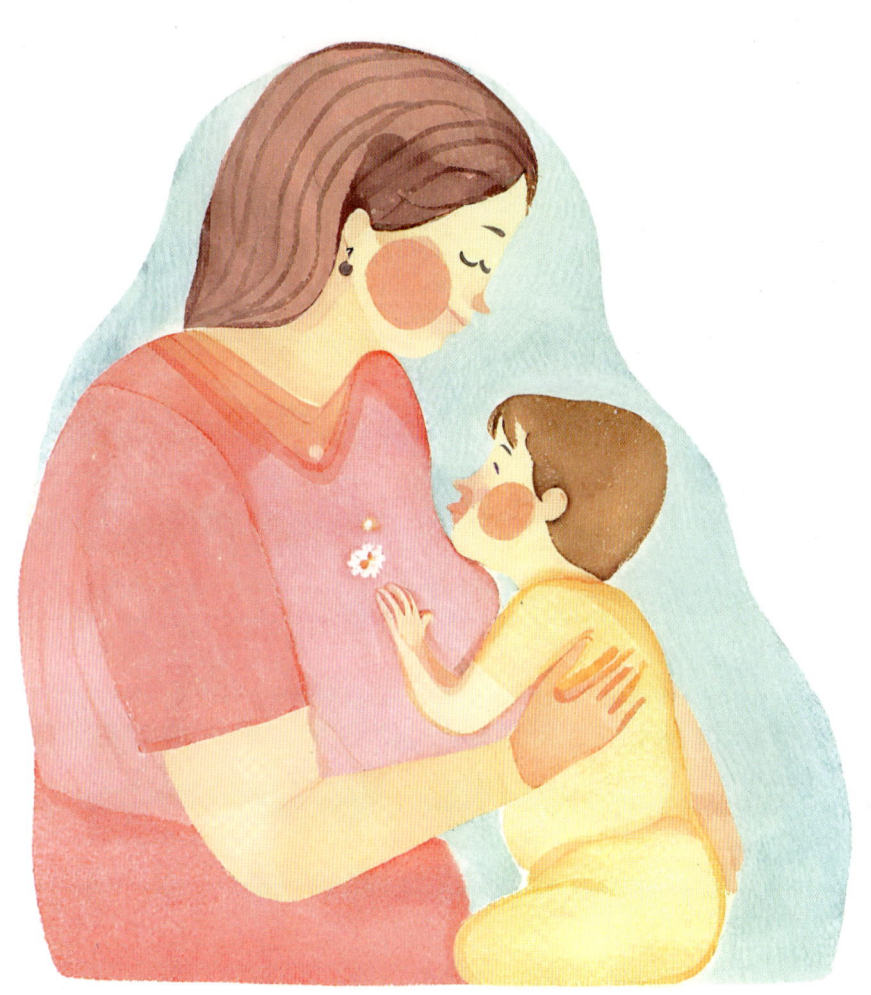

별이는 엄마의 손길로부터
사랑을 느껴, 안전함을 느꼈어요.
이 여행은 둘의 사랑을 더욱
깊게 만들어 줬어요.

엄마가 노래를 불러줄 때
별이는 엄마를 안아 주며 말했어요.
"엄마 나 여기 있어요!"

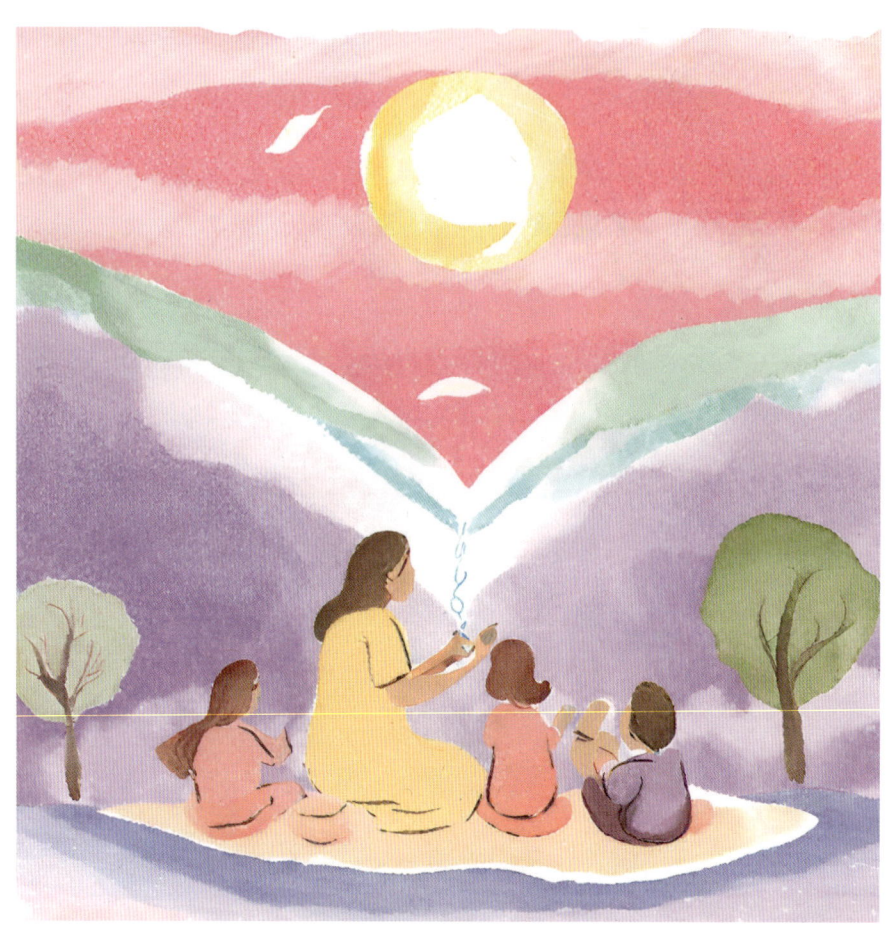

별이는 엄마의 목소리를 듣고
행복하게 웃었어요.
엄마와 별이는 영원한 사랑의 여행을 즐겨요.

별이와 엄마는 꿈의 세계로 여행을 갔어요
꿈속에서 별이와 엄마는 작은 구름 위에 함께 있었어요.

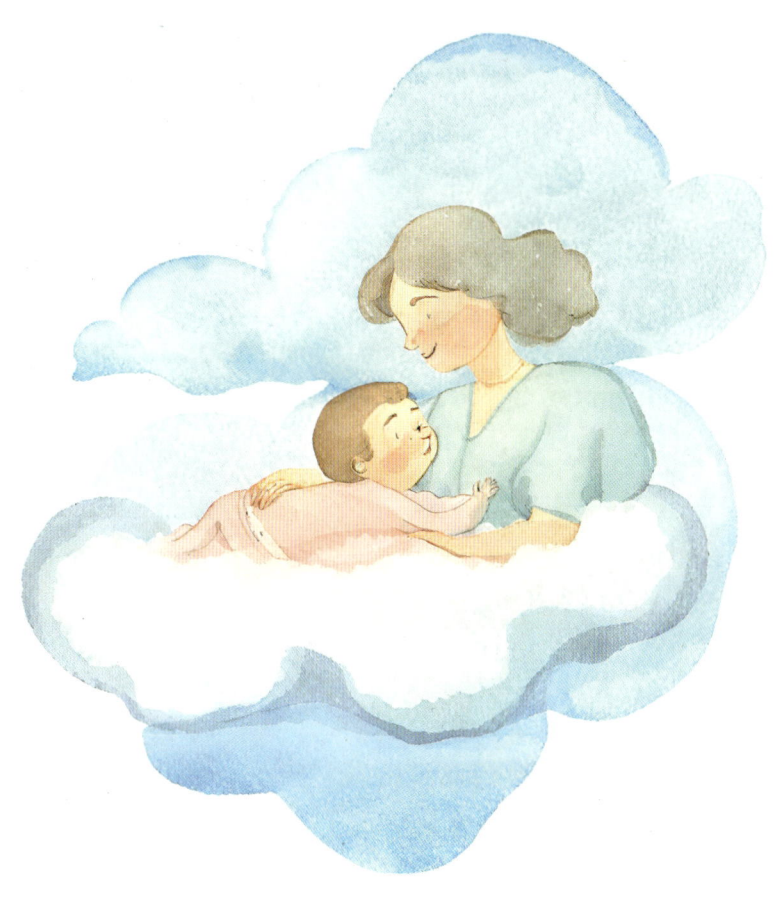

"별아 너 여기 있니?"
엄마가 부르자
별이는 웃으며 구름에서
나타났어요.

바람이 부드럽게 불던 날

엄마와 별이는 놀라운 여행을 했어요
"별아 오늘도 엄마와 함께
무럭무럭 자랄 준비 됐니?"

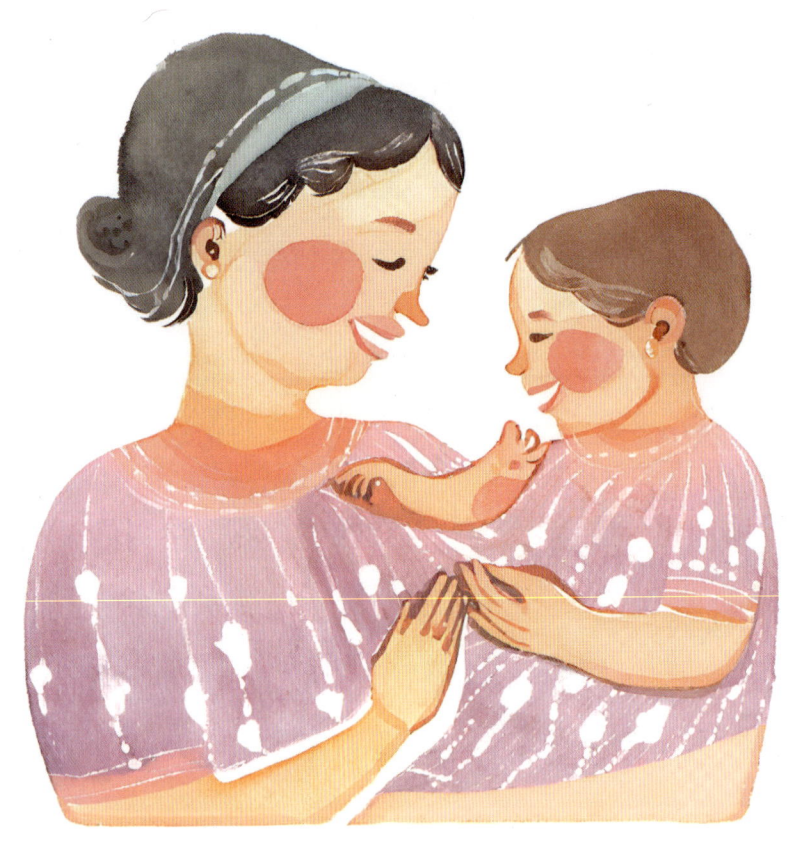

별이와 엄마의 목소리를
들으며 조금씩 성장했어요
엄마와 별이는 함께
새로운 것을 배우고 함께 웃었어요.

꿈속에서 소통

별이 빛나는 밤 엄마와 별이는
깊은 잠에 빠졌어요.
초원 위를 걷고 있었어요.

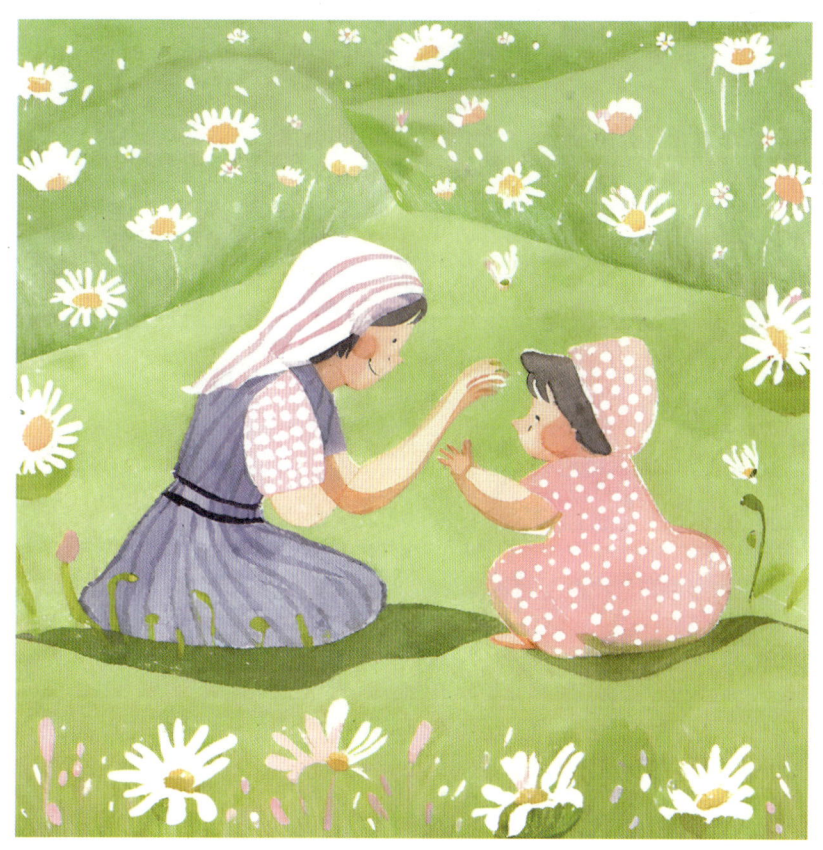

여긴 어디일까요?
"엄마 이곳은 우리만의 꿈의 나라에요!"
"별아! 우리 여기서 뭐 하고 놀까?"
"엄마, 꽃밭에서 함께 놀아요!"

기쁨과 슬픔 공유

하늘에서 구름이 산책하는 하루
엄마는 작은 정원에서 책을 읽고 있어요
갑자기 엄마는 눈물을 흘렸어요.

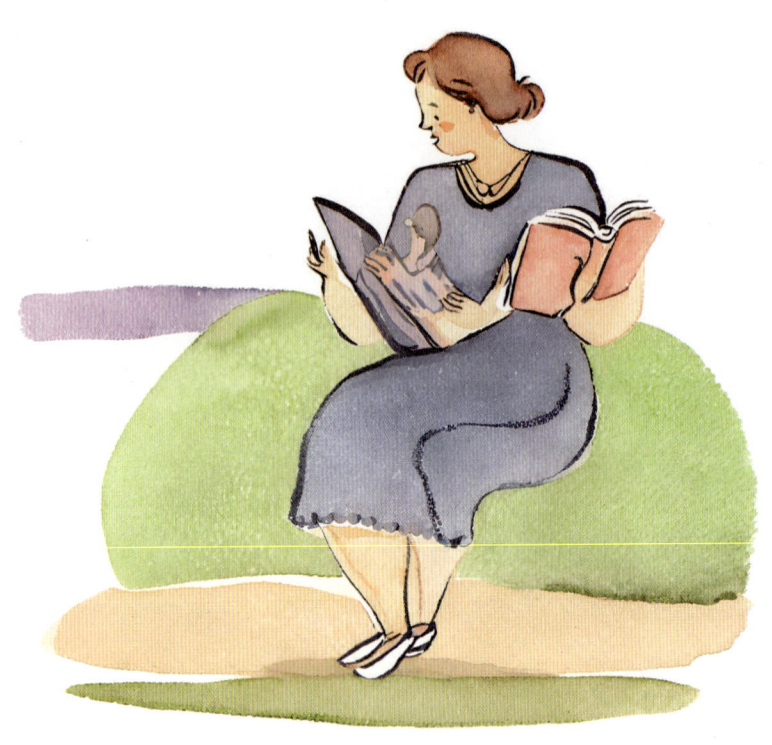

아가는 엄마의 마음을 느껴요
"엄마, 왜 울어요?"
"별아, 이건 그냥 책의 이야기야.
엄마는 괜찮아."
"엄마, 이제 기뻐요!"

감성적 신호에 반응하는 우리 아기

파란 하늘이 펼쳐진 날,
엄마는 강가를 산책했어요.
"라라라~"

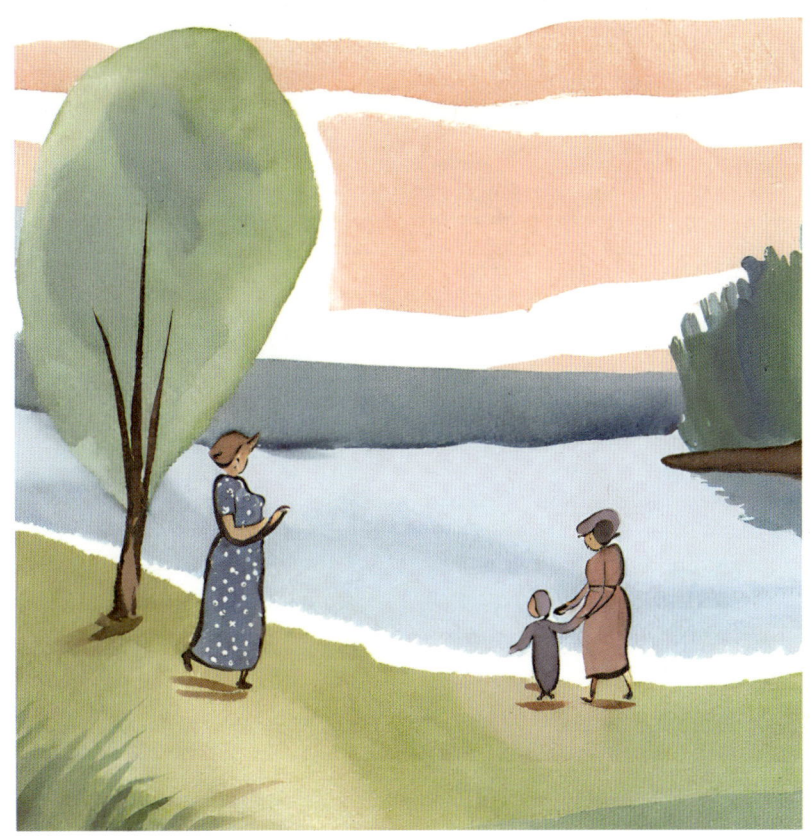

별이는 엄마의 노래를 듣고
행복하게 움직였어요.
"엄마, 이 노래 좋아!"
"별아, 엄마도 좋아한단다."

따뜻한 햇살이 비치는 날

엄마와 별이는 큰 나무 아래
휴식을 취하고 있었어요
엄마는 배 위에 손을 올려놓고 말했어요.

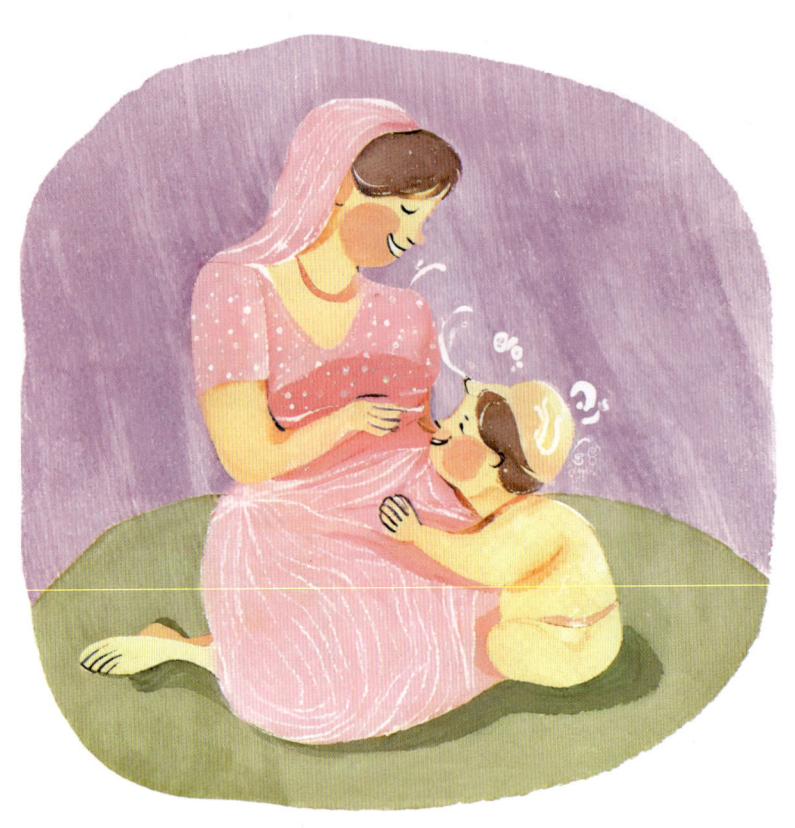

"별아, 태어나기 전에 모든 게 준비됐니?"
"응 엄마, 나도 준비됐어!"
"별아, 엄마와 함께 이 세상에 오면,
많은 아름다운 것을 볼 수 있을 거야!"
"네 엄마, 같이 볼게요!"

태아의 뇌 발달과 학습

엄마와 별이는 두뇌발달 숲을 방문 했어요
"별아, 여기서는 우리 아기의 두뇌가 어떻게 발달하는지 볼 수 있단다."
"진짜요 엄마?"

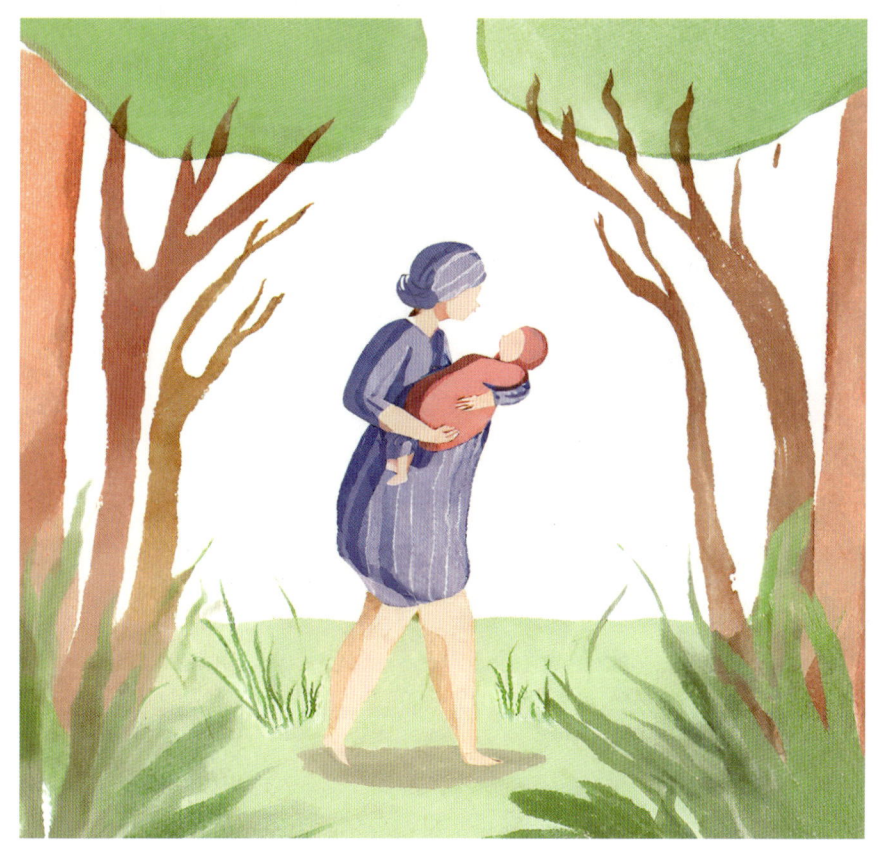

"응, 그리고 여기서는 어떻게
지식과 언어를 배울 수 있는지도 알게 될 거야.
이건 너의 미래 학습에 중요하단다."

태아의 뇌 발달

산모와 태아가 두뇌 발달의 놀이공원에 왔어요!
"우리는 지금 어디에 있어요. 엄마?"
"이곳은 두뇌발달 놀이공원이야."
여기서는 우리 별이의 뇌가 어떻게 성장하는지 볼 수 있어요."

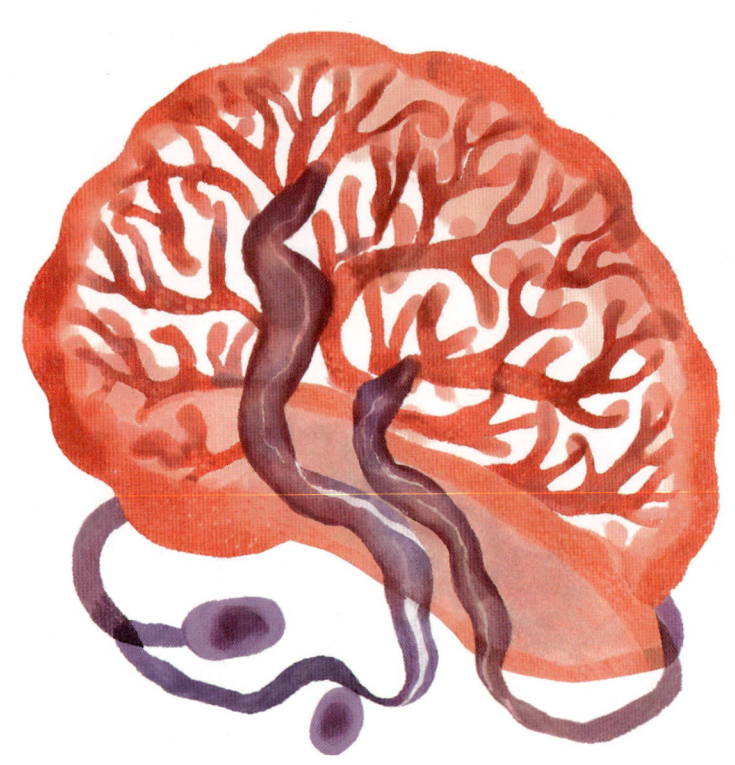

"우와, 벌써 시작된 거에요 엄마?"
"너의 두뇌는 이미 성장하기 시작했어.
이것이 네 생명의 중요한 부분이야.!"

"우리 이제 어디에 있죠, 엄마?"
"별아, 우리는 '신경관 세계'에 왔단다
여기서 너의 뇌와 척수의 기본 체계가 만들어져."

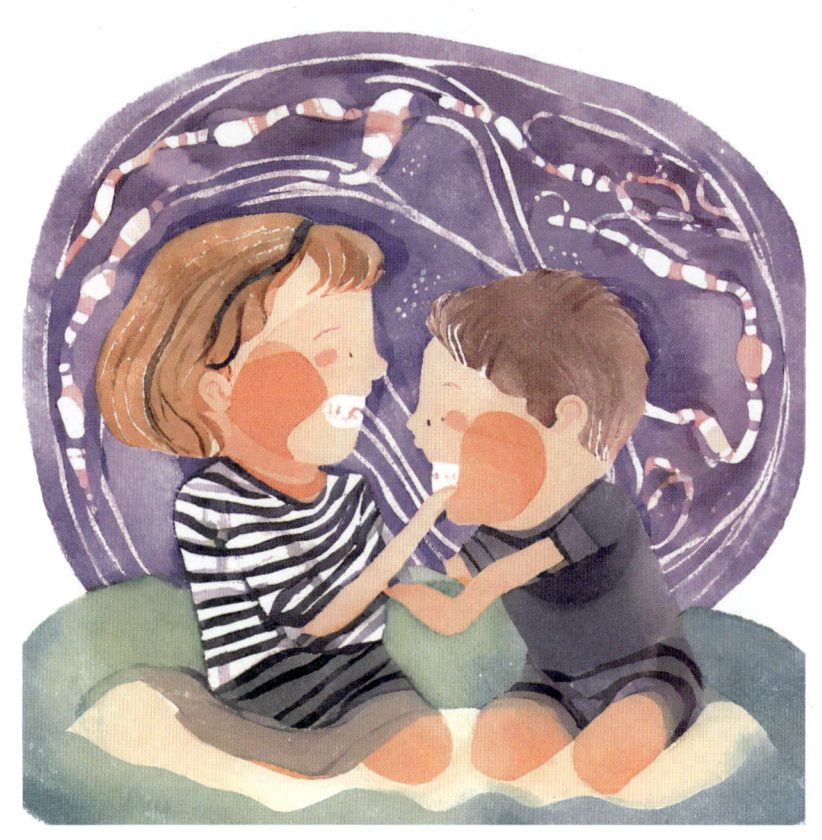

"와~ 이곳은 정말 중요하겠네요!"
"그래, 여기서 우리는 중요한 첫걸음을 시작해."

"엄마, 빛나는 별들 봐요!"
"별아, 이 별들이 바로 너의 신경 세포야.
지금은 그들이 빠르게 만들어지고 있어."

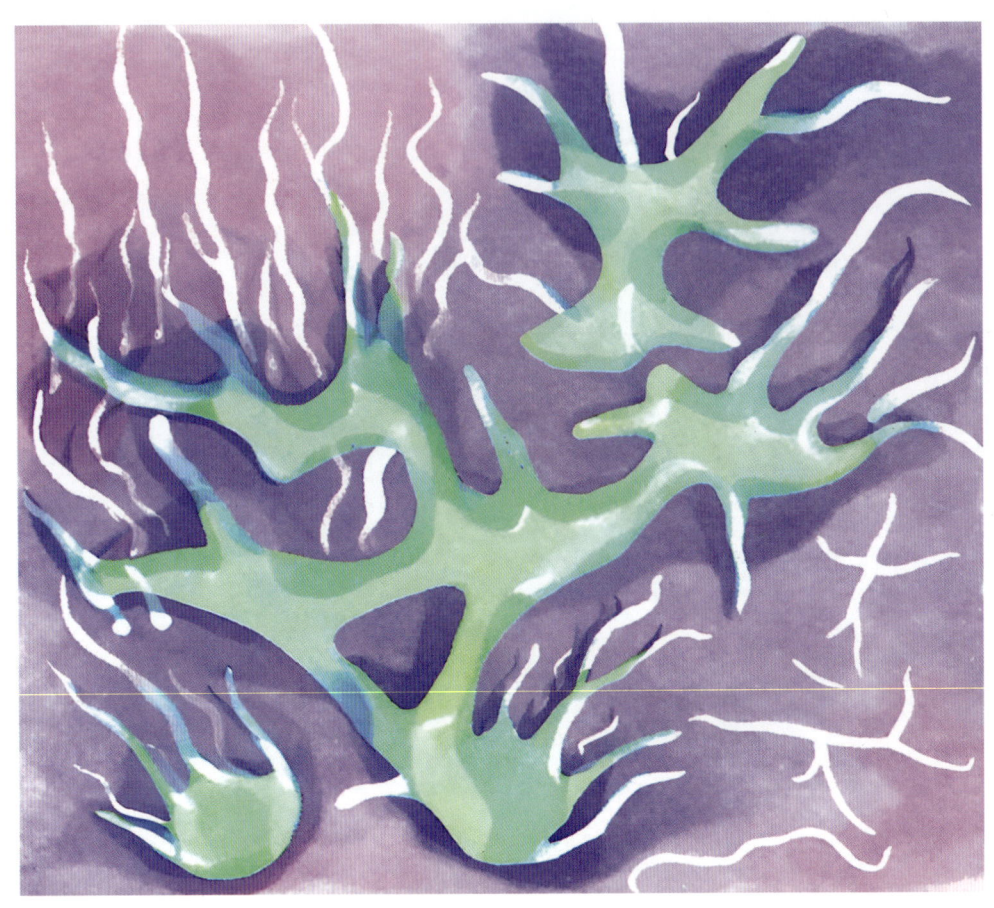

"이 별들이 나를 똑똑하게 만들어 주나요. 엄마?"
"그래, 이 별들은 우리 아기를
똑똑하고 건강하게 해준단다."

"이제 어디로 가요, 엄마?"
"우리는 두뇌의 성장 땅에 왔어.
여기서 우리 아기 두뇌가 무럭무럭 자라고 있어요."
"우와~ 큰 산들이 보여요!"

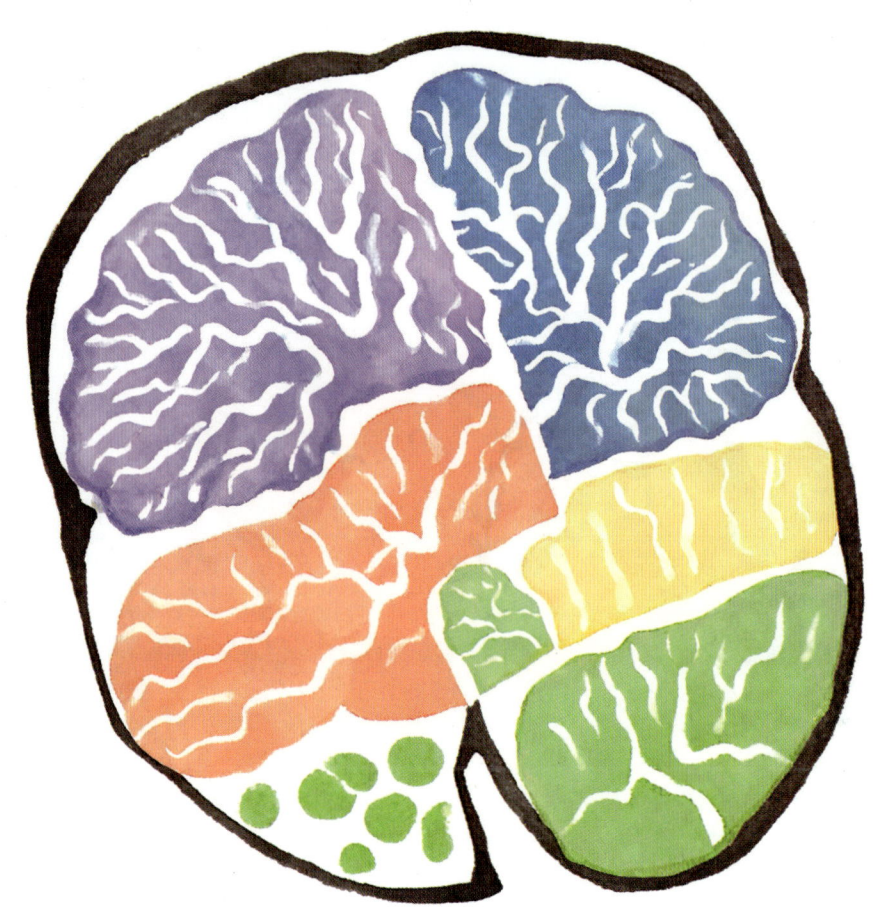

"네 그 산들이 바로
대뇌 피질, 측두엽, 전두엽같은 뇌의 영역이야.
각 산은 다른 일을 해."
"너무 멋져요. 엄마!"

태아의 초기 학습

"엄마, 이 꽃들은 왜 다르게 움직여요?"
"별아, 이 꽃들이 너의 초기 학습이야.
아주 작은 반응에서 시작해서,
너는 점점 더 많은 것을 배우고 이해할 거야."

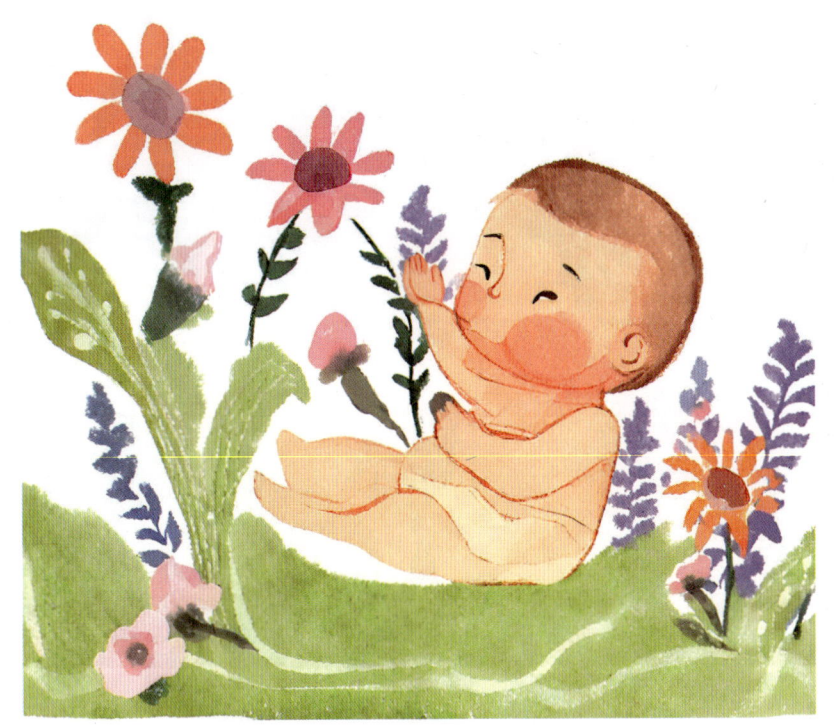

"나중에 나도 큰 꽃이 될 수 있어요?"
"그럼, 네가 많은 것을 배우고 성장하면,
너도 큰 꽃이 될 수 있어."

감각과 자극

"엄마, 여기 무지개가 있어요!"
"별아, 그게 바로 감각의 세계야.
여기서 너는 빛과 소리, 그리고 다른 감각들을 느낄 거야."

"이 노래는 뭐에요 엄마?"
"그것은 너의 신경 체계가 자극을 처리하도록 도와줄 멜로디란다."
"너무 예뻐요!"

음악과 언어

"엄마, 이건 무슨 소리에요?"
"별아, 그것은 모짜르트의 음악이야.
네가 이 소리를 들으면, 너의 뇌가 성장해요."
"엄마 목소리가 들려요!"

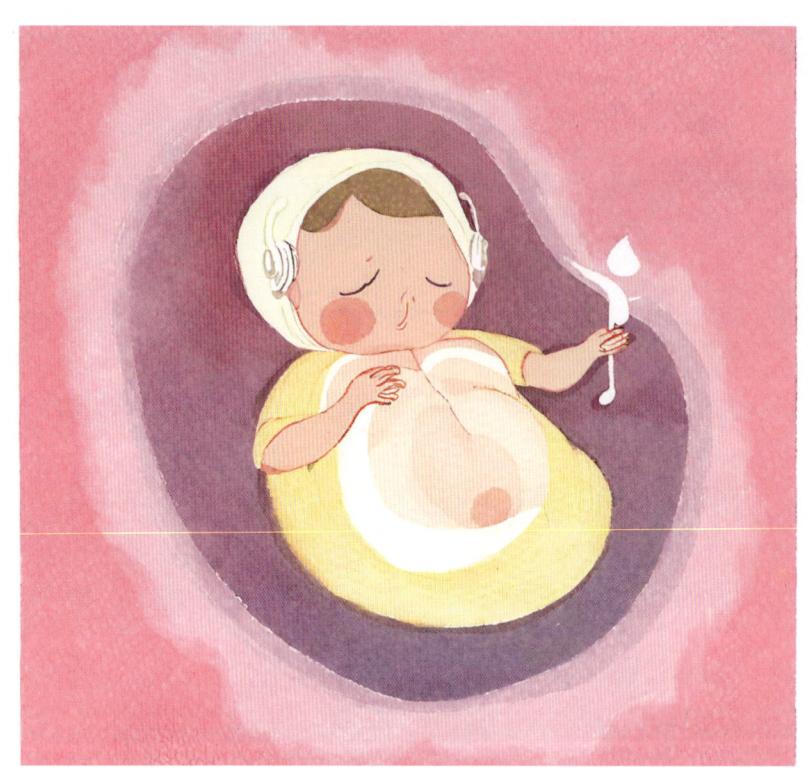

"그래, 엄마 목소리도 별이에게도 좋아.
이것들이 우리 별이 언어 학습의 시작이야."
" 와~ 나도 엄마처럼 말 할 수 있을까요?"
"당연하지, 그리고 아마 더 잘 할 수도 있단다!"

"엄마, 엄마 목소리 들을 때마다 여행하는 것 같아요!"
"어떤 여행인데, 별아.?"
"따뜻하고 행복한 여행이에요."

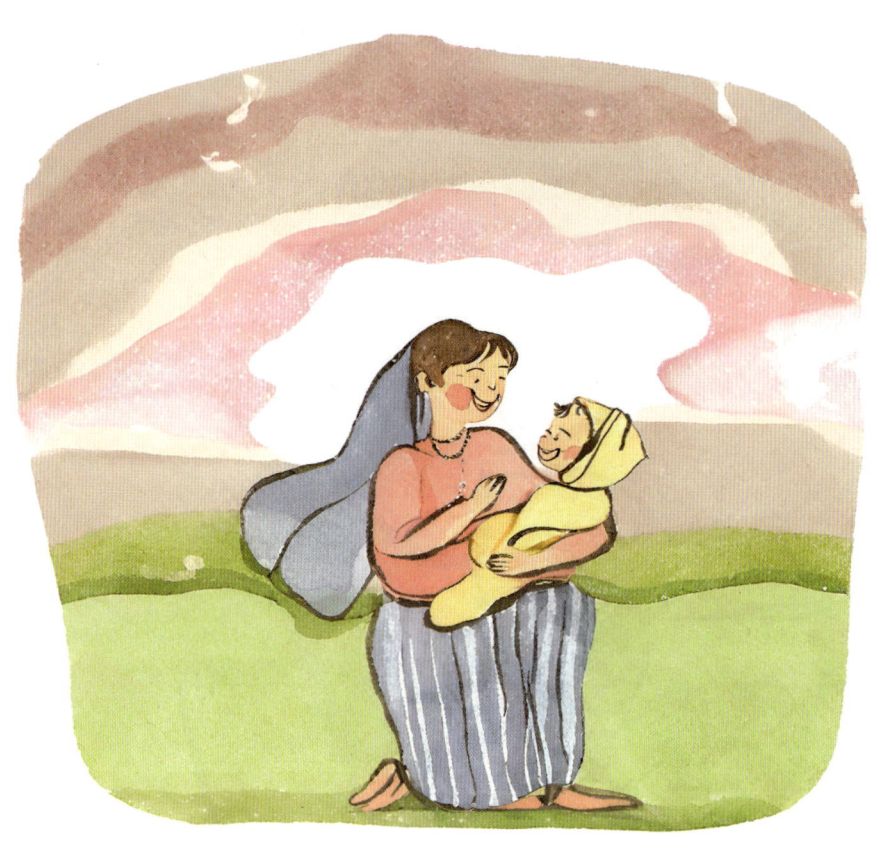

"구름 위를 나는 기분이에요!"
"그래? 별이 행복이 엄마에게도 행복을 준단다."
행복한 여행으로 엄마와 별이는 사랑과 행복을 나눴어요.

책 읽기

"엄마, 뭐 읽어주실 거에요?"
"오늘은 '별의 별'이라는 이야기야."
"별의 이야기!" 태아가 기쁘게 말했다.

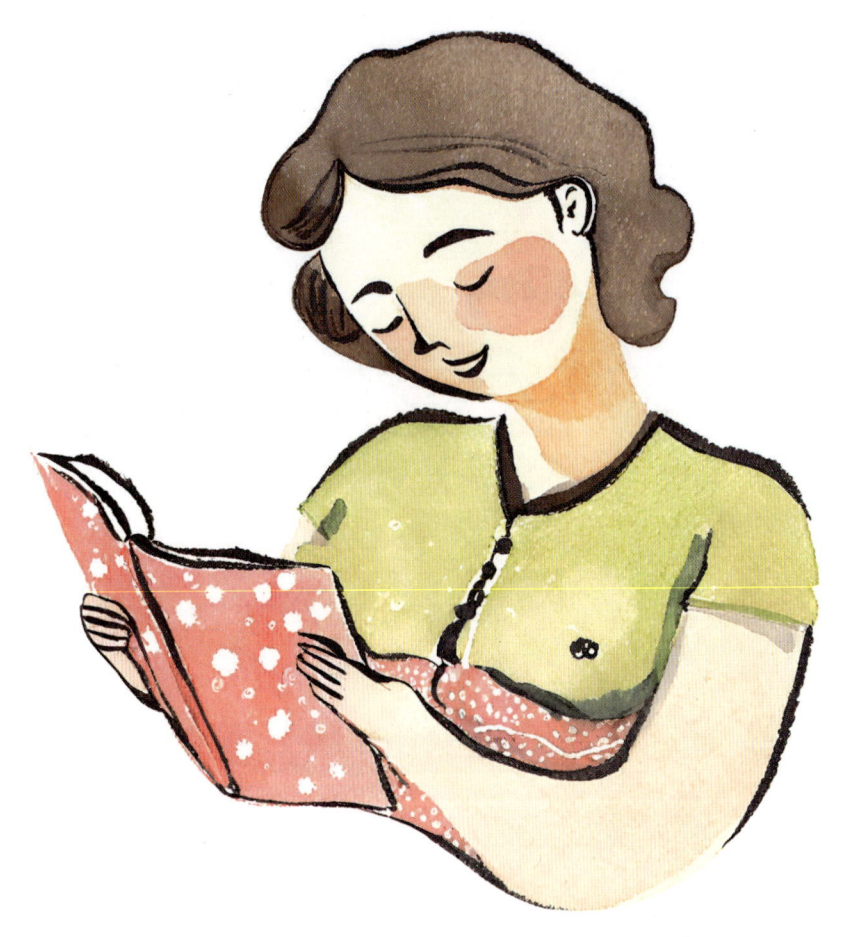

엄마의 따뜻한 목소리로 이야기가 흐르며,
별이는 별들의 모험을 상상했어요
"이런 신기한 이야기 더 듣고 싶어요!"
"약속해, 별아. 매일 매일 읽어줄게."

두뇌 활성화

태아의 두뇌 활성화

임신의 특별한 9개월 동안 엄마와 아기는 신비한 두뇌게임을 시작합니다. 게임의 시작은 아기의 작은 뇌는 수많은 연결을 만들기 시작합니다.

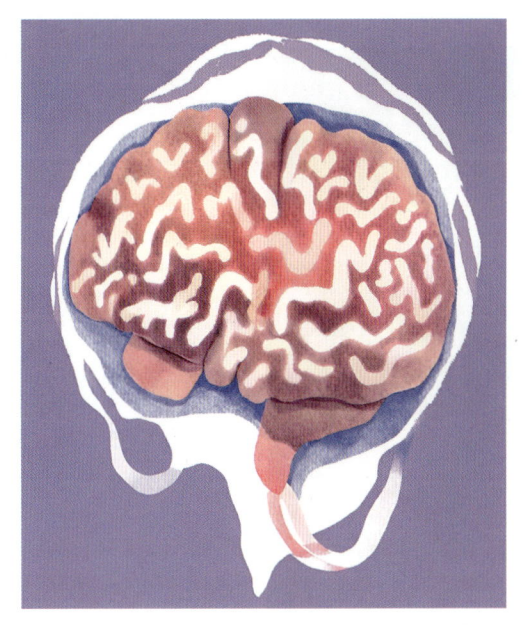 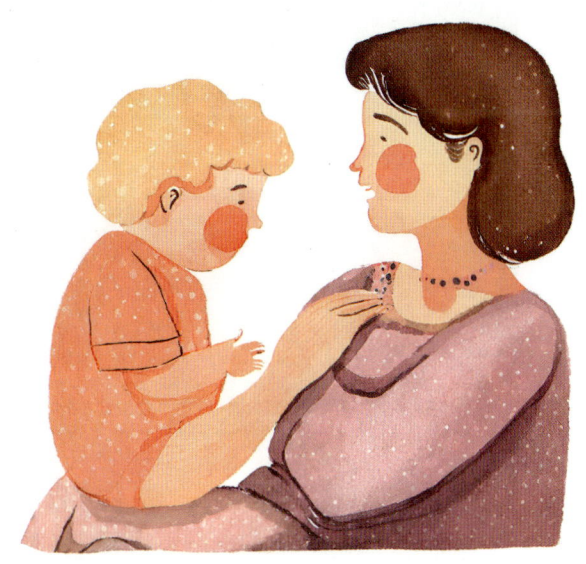

"안녕 별아, 준비됐니?"
"네 엄마 준비됐어요!"
엄마와 아기는 매일 함께 놀이를 합니다.
"이제 더 많은 도구를 가졌어요. 엄마!"
"잘했어, 우리별이!"

10년의 교육보다 태내 10개월이 더 중요하다!

옛날 어느 마을에 한 씨앗이 있었어요. 그 씨앗은 풍요롭고 건강한 토양에서 자랐어요. 씨앗은 햇볕과 물을 많이 받으며 키 큰 나무로 성장했어요. 다른 마을에도 씨앗이 있었지만, 그곳의 토양은 가난하고 빈약해서 작고 볼품없는 나무로 자라게 되었답니다.

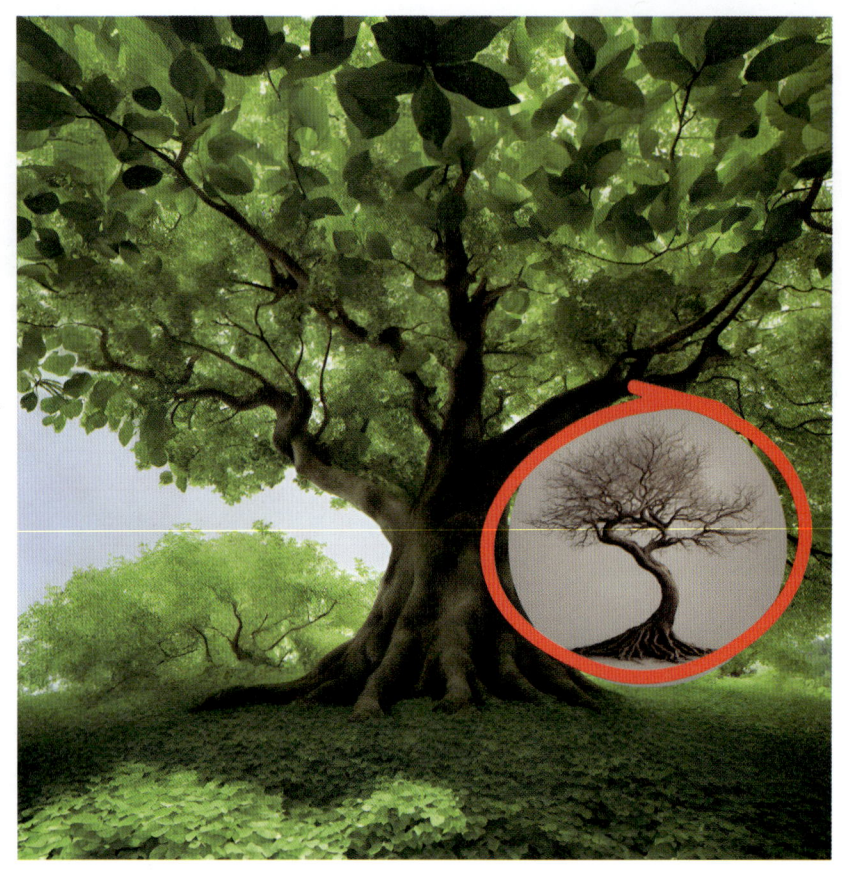

두 마을의 이야기는 산모에게 중요한 교훈이 됩니다. 아이의 미래는 출생 후 교육뿐만 아니라, 태내에서 10개월이 얼마나 건강하고 행복하게 자랐는지에 크게 영향을 받는다는 것을 알려준답니다.

태교 기억법을 통한 두뇌 훈련

"태교 기억법이 뭐지?"
"태교 기억법은 태아의 두뇌 발달을 촉진하는 다양한 활동과 놀이를 통하여 우리 엄마와 아기의 머리가 똑똑해지게 만들어 준답니다!"

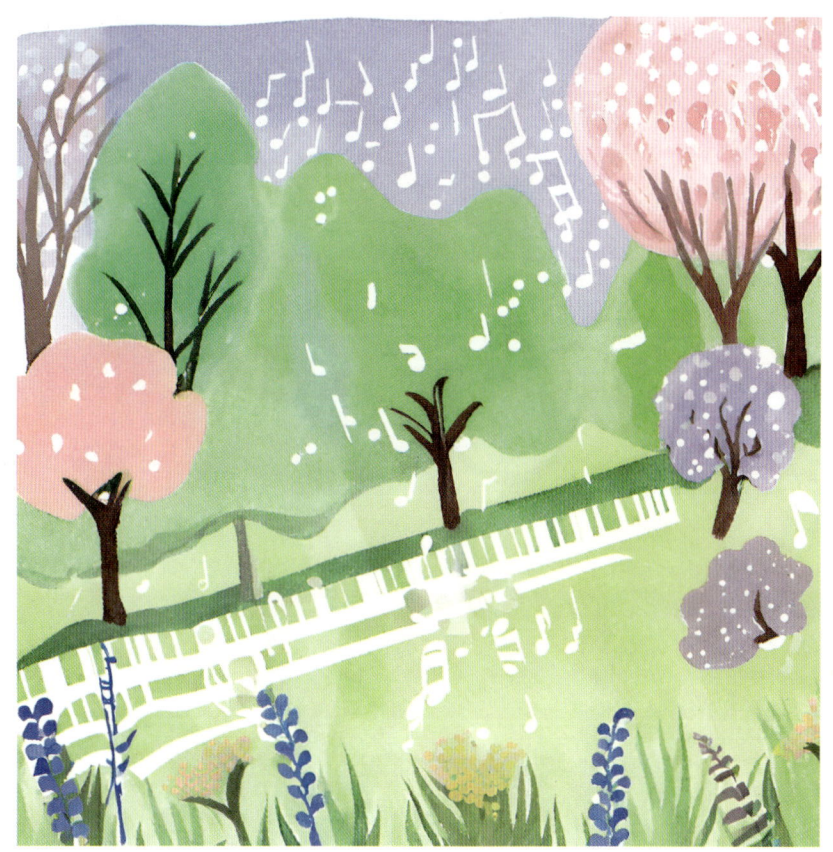

음악의 숲, 향기로운 꽃과 나무
클래식 음악, 언어의 정원 등이
"아가의 감각과 두뇌 발달을 돕는답니다!"

긍정적인 마인드

태양이 미소를 지으며 떠오르는 아침,
긍정적인 기운이 가득한 작은 섬에서 여행을 시작했다.
"당신은 충분히 가치 있어요!"
"모든 일은 잘될 거에요!"

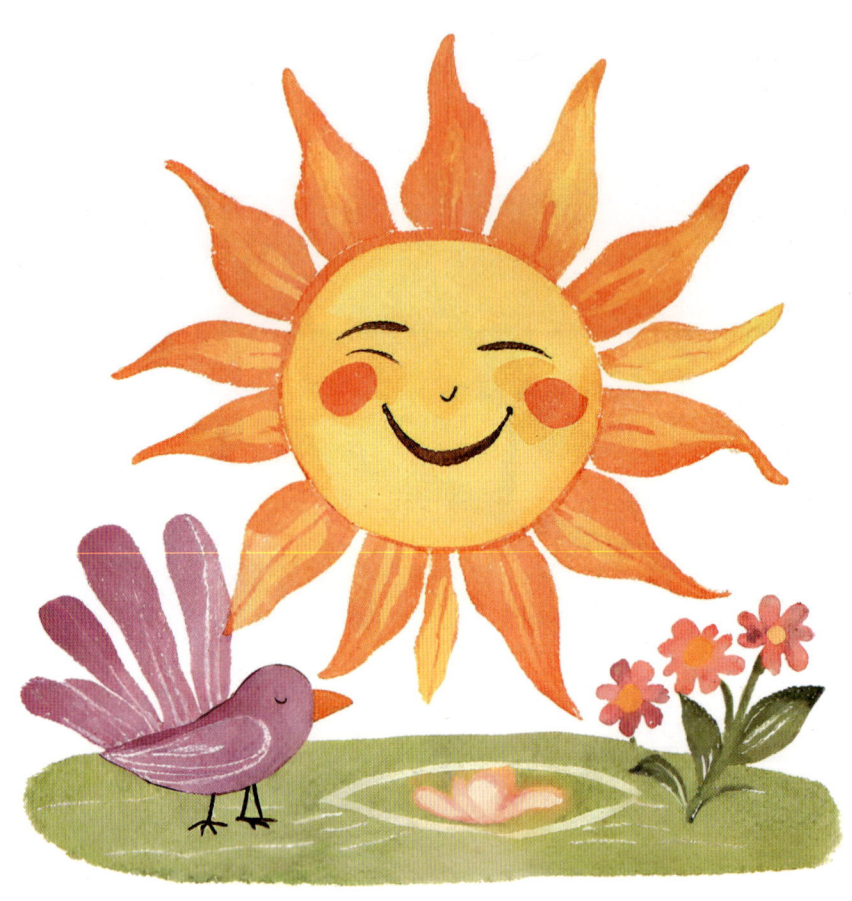

마음을 따뜻하게 해주는 마음속 작은 섬!
이제 언제든 이곳으로 돌아올 수 있다는 것을 알고,
삶의 여정은 긍정적으로 계속됩니다.

태교 기억법으로 태아부터 영재 만들기

미래의 밝은 별, 태아가 태교의 세계에서 모험을 즐기며 놀고 있어요.
아기는 지능과 창의력의 나무를 만나며 교감을 한다.
"너는 미래의 영재란다!"
창의력 나무가 속삭여 줍니다.

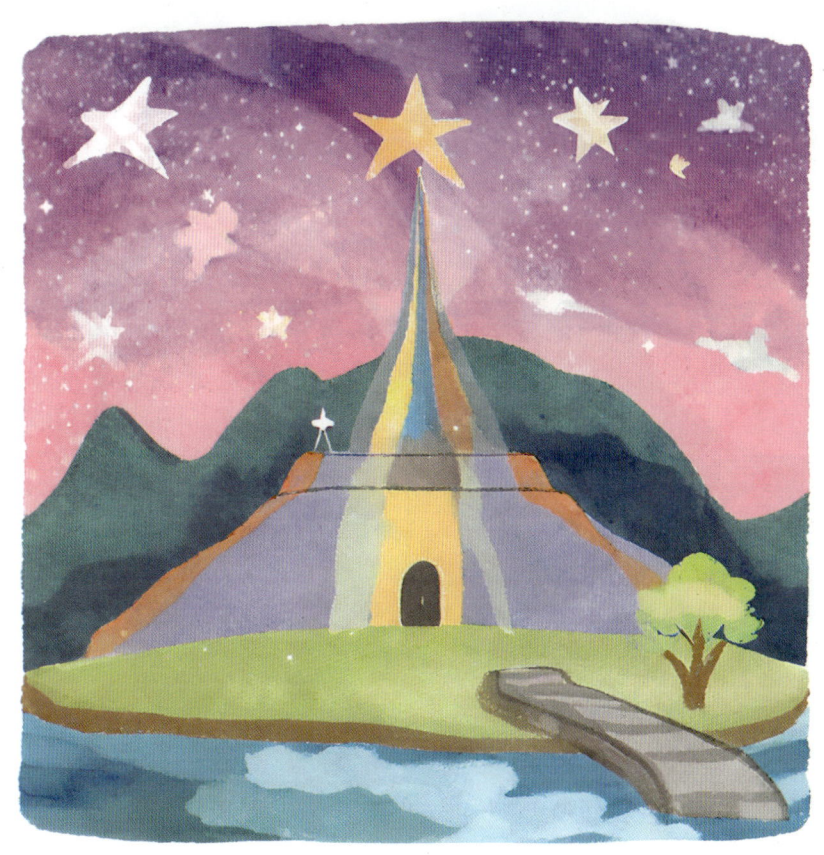

이 숲에서 아가는 명상의 강을 건너 긍정의 땅에 도착합니다.
긍정의 햇살 아래, 태아는 더 강하고 지혜로워집니다.
태아는 무한한 가능성을 봅니다.
이 모험은 태아에게 영재의 중요성과 가치를 알려줍니다.

임신 중 엄마의 두뇌 변화

신비한 뇌의 세계를 여행한다.
"엄마~ 내 두뇌가 이렇게 바뀌어 있어요!"
이렇게 엄마 두뇌의 변화는 아기와 놀라운 연결을 하게 됩니다.

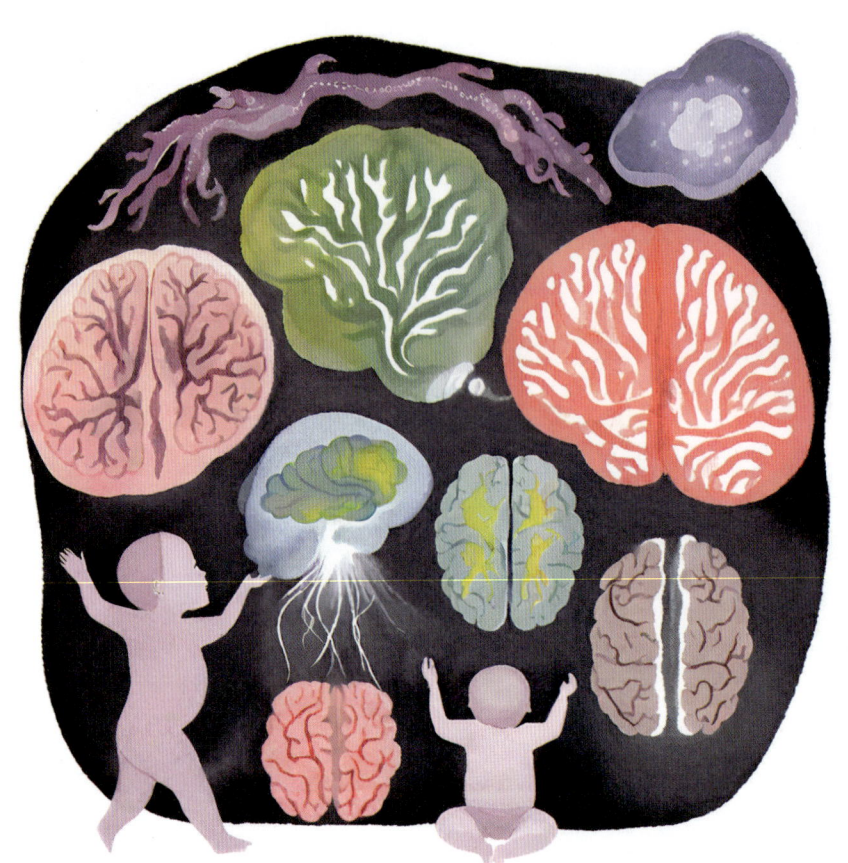

"엄마, 나도 느낄 수 있어요!"
엄마가 별이를 더 잘 보호하고
영양을 제공하는 것을 느끼고 있어요.
엄마의 뇌와 아기의 뇌는 함께 커가고 있어요.

탄생 후 엄마와 아가와의 만남

별빛이 내리는 밤,
별이는 드디어 세상에 탄생하였어요.
"별아, 저 하늘에 별이 보이지?"

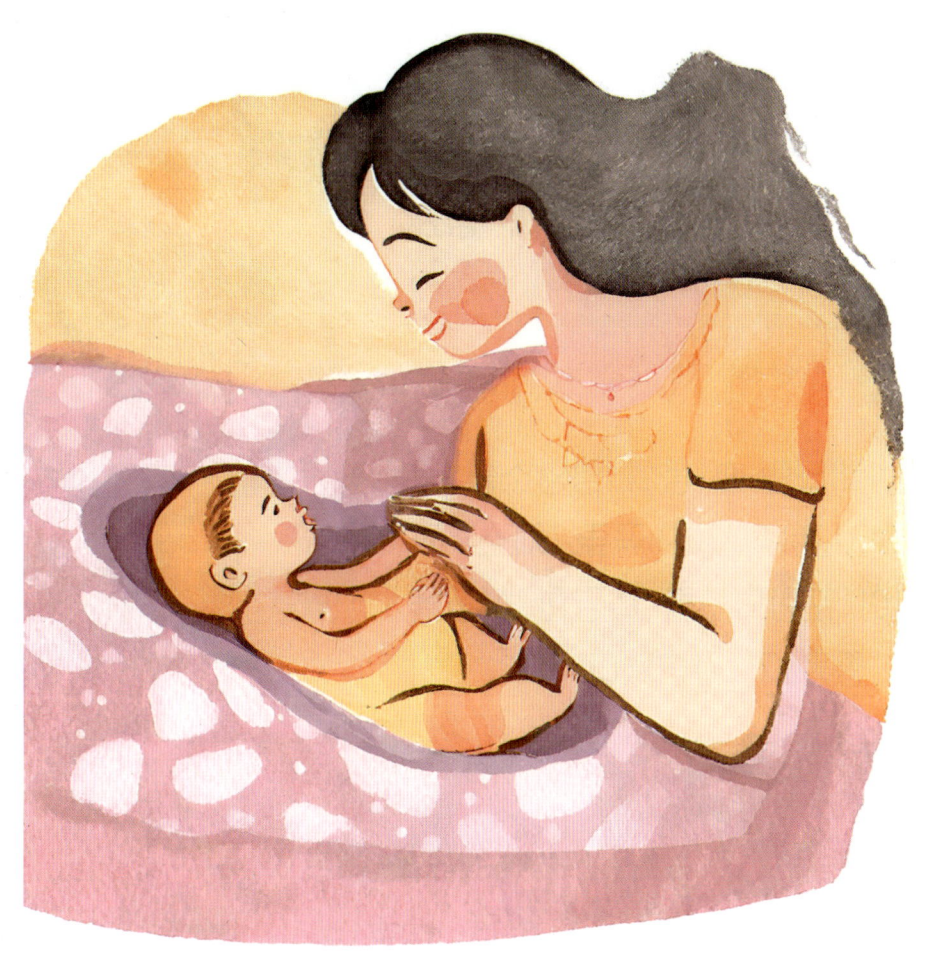

"엄마, 별들이 너무 예뻐!"
"별아, 엄마와 항상 함께 하자."
"우리의 사랑과 감정은 영원히 이뤄질 거야."

4-2 시기별 태교 하모니

태교는 임신 기간 동안 아기의 건강과 발달을 지원하기 위해 부모가 취할 수 있는 다양한 활동과 관리 방법을 포함합니다. 이 글에서는 임신의 주요 시기별로 태교에 대한 상세한 내용을 알아봅니다.

1. 임신 초기 (0-12주)
임신 초기는 아기의 중추 신경계 발달이 시작되는 시기입니다. 이 단계에서는 영양 섭취와 건강한 생활 습관이 중요합니다.

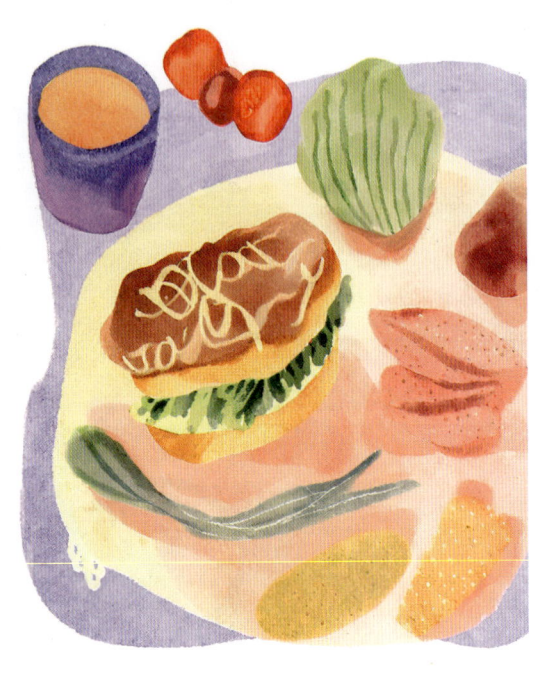

* 영양
엽산, 철분, 비타민 D 등의 영양소를 충분히 섭취하시고 식사에 곡류, 채소, 과일, 단백질이 포함되도록 다양한 식품을 선택하시면 좋을 거 같습니다.

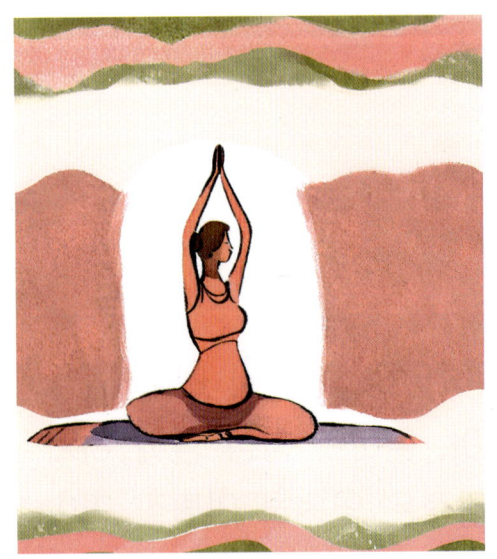

* 적절한 운동
경량 운동(걷기, 요가 등)으로 근력과 유연성을 유지하시고. 그러나 고통이나 불편을 주지 않도록 조심하세요.

2. 중기 (13~27주)

중기에는 아기의 신체 구조와 기관 발달이 진행됩니다. 태교에 집중하여 건강하고 안정된 임신을 유지하세요.

* 영양: 단백질, 칼슘 등 필수 영양소를 충분히 섭취하세요. 식사에 우유 및 육류 제품과 같은 칼슘 함유량이 높은 음식을 추가할 수 있습니다.

* 편안한 자세와 휴식: 편안하게 느낄 수 있는 자세를 찾고 충분한 휴식을 취하세요. 좋은 자세와 명상으로 스트레스를 완화할 수 있습니다.

* 음악 감상 및 말하기: 부드러운 음악 감상과 아기와 대화하는 것이 좋습니다. 정서적인 상호작용은 아기 발달의 긍정적인 영향을 줍니다.

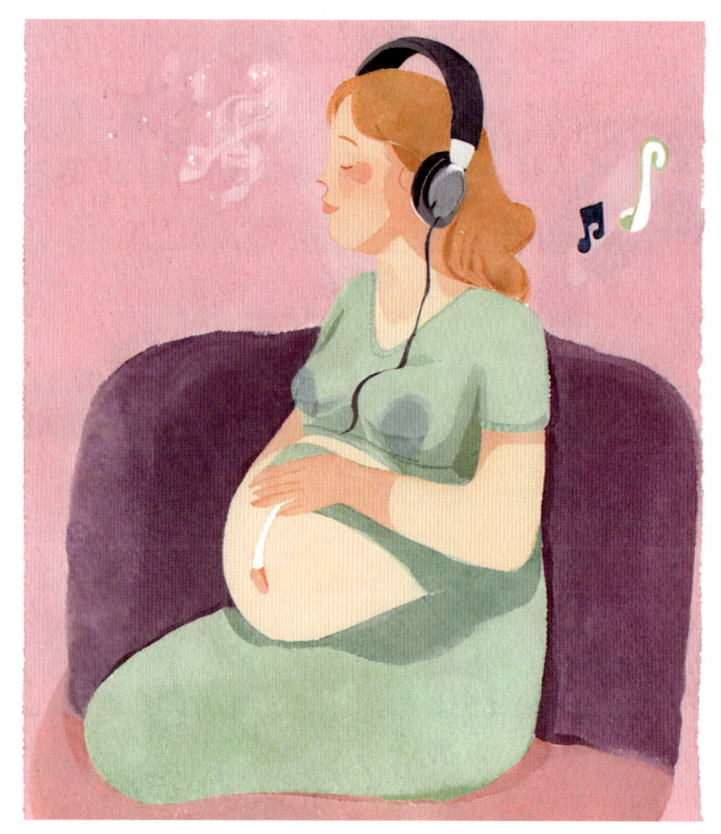

3. 후반기 (28주 ~출산)

후반기에는 아기가 크고 활동적으로 움직일 수 있으며 조급함이 늘어납니다. 몸 상태 변화에 맞춰 조심스럽게 태교 활동을 선택하세요.

* 균형 잡힌 식단: 곡류, 과일, 채소 및 단백질 섭취를 권장합니다. 다양한 비타민과 미네랄 함유량이 있는 음식들을 포함해야 합니다.

* 스트레스 관리: 명상, 호흡법 등으로 스트레스를 완화할 수 있습니다. 정서적 안정성은 출산 후에도 중요합니다.

* 준비된 분만 계획 작성: 병원 방문 예정일 정하기 및 분만 계획 작성 등 필요한 준비를 마치세요.

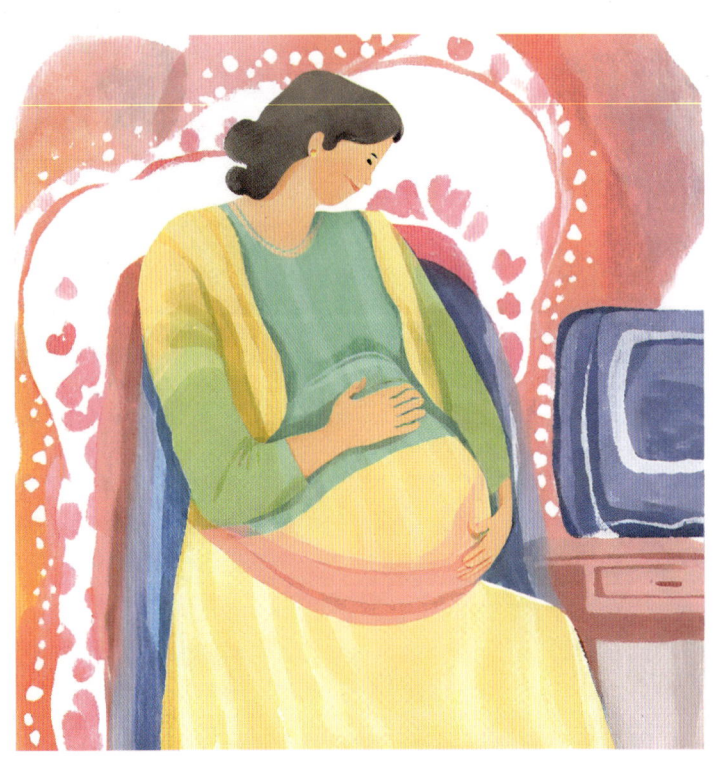

4. 출산 전 마지막 주(37주 이후)

출산 전 마지막 주에는 몸이 준비되어 언제든 출산할 수 있습니다. 안전하고 평온하게 준비하는 것이 중요합니다.

분만 계획서는 임신 중 출산 방식과 관련된 선호 사항 및 의료진과의 소통을 위한 문서입니다. 일반적으로 병원에서 제공하거나 온라인에서 다운로드할 수 있는 양식을 사용하여 작성할 수 있습니다. 분만 계획서에 포함될 수 있는 내용은 다음과 같습니다:

1) 출산 방식: 자연분만, 제왕절개 등 출산 방식에 대한 선호도를 명시합니다.

2) 통증 완화: 통증 완화를 위해 산부인과 의사와 협의하여 작성합니다. 예를 들어, 자연적인 통증 완화 기법(호흡법, 마사지) 또는 약물 사용 여부 등을 언급할 수 있습니다.

3) 동반자 참여: 출산 시 동반자의 참여 여부와 역할에 관해 설명합니다.

4) 태아 검사: 태아 검사 방법(유도 분만 시 모니터링 등) 및 이상 징후 발견 시 대처 방안을 언급합니다.

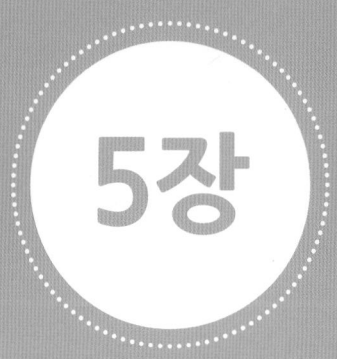

사랑으로 꽃피는 엄마의 몸과 마음

5장: 사랑으로 꽃피는 엄마의 몸과 마음

5-1 엄마와 아기, 건강한 시작의 동행

임신은 우주로부터의 가장 큰 축복의 선물입니다.
여성에게 임신은 가장 큰 인생 변화의 순간입니다.
정신적으로는 긍정적인 충격의 순간에 기쁨과 흥분이 있고,
또 한편으로는 걱정과 불안이 동반됩니다.

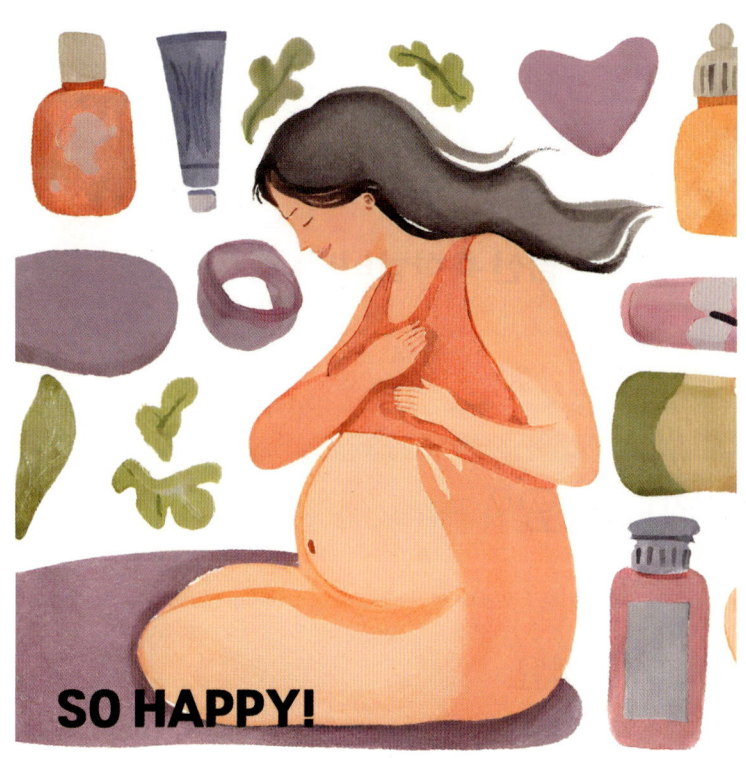

신체적으로는 새생명 탄생을 위한
40주 동안의 놀라운 변화가 생깁니다.
임신 중 임산부의 몸과 마음을 돌보는 일은
새로운 소우주의 탄생을 위한 아주 중요한 일입니다.

임신 사실을 어떻게 알까요?

예정 생리일이 지났는데도 생리가 없어요.
가끔 컨디션이 안 좋으면 주기가 변할 수 있지만요.
일주일이 지나도 소식이 없다면 약국이나 온라인에서 임신 검사키트를 사용 소변 검사를 하거나 산부인과 전문의 검진을 받으세요.
"임신이예요. 축하합니다"라는 말을 들을 거예요.

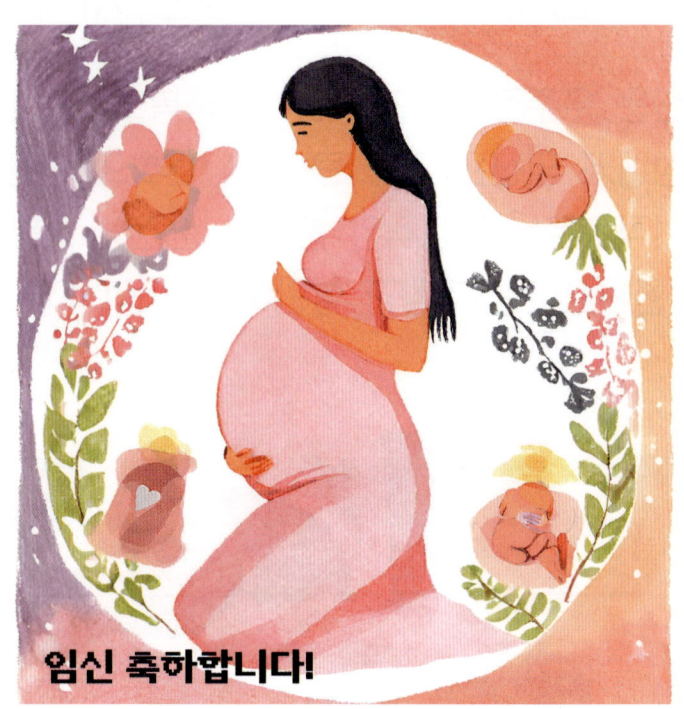

임신 축하합니다!

임신을 원하지 않았다구요?

저런 저런! 그런 일은 없을 거예요.
왜냐하면,
아기가 엄마와 아빠를 간절히 원했기 때문이죠.
하루빨리 아기를 위한
감사와 축복의 메시지를 뿅~~ 날리세요.
"아가야! 엄마가 널 지켜줄게.
내게 와줘서 정말 고마워~~"

임신여부 확인시 가장 조심해야 할 것은 바로 이것!

잠깐! 조심!!!
"왜 이리 몸이 으슬으슬 춥지?
"감기 몸살기가 있네"
"감기약이 어딨지?"
"안돼! 엄마! 나야 나"
"감기 약 NO!" 대신 레몬주스!

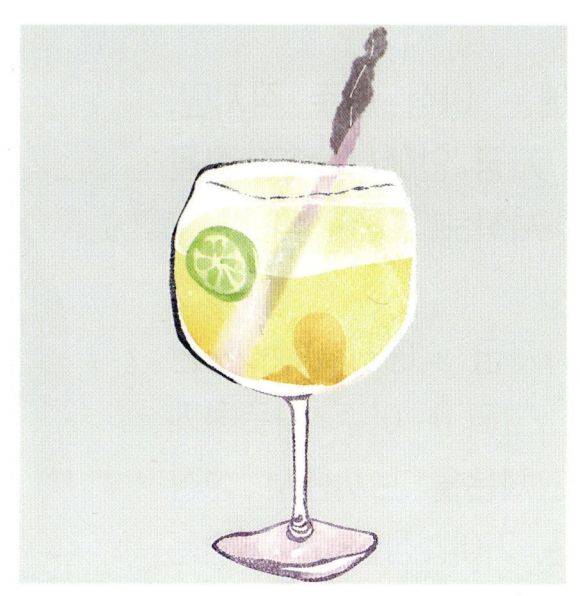

이제 태교여행을 슬슬 떠나 볼까요?

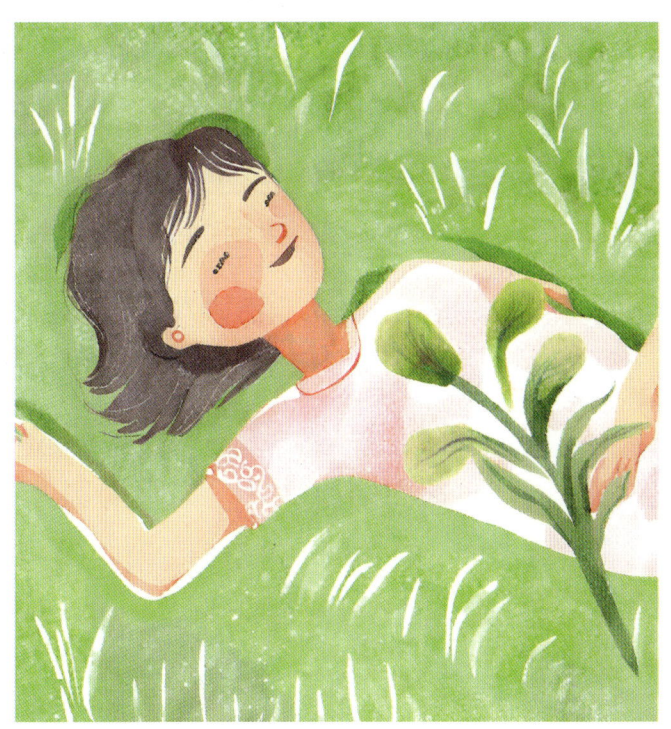

당신의 작은 아이는 임신 초기에도 이미 매우 특별하고 놀라운 변화를 겪고 있어요. 마치 작은 씨앗에서 풀이 돋아나는 것처럼,

작지만 놀라운 변화들이 일어나고 있는 당신의 작은 아이를 상상해 보세요.

태교는 이때부터 시작합니다!!! 출발!!!

아주 아주 중요한 시기인 임신 첫 주

첫 주에는 아직 아주 작지만, 당신의 자궁 안에서 작은 집을 만들기 시작해.

이렇게 자궁 속에서 아가가 안전하게 그리고 아주 따뜻하게 엄마의 체온을 느끼면서 성장해 가는 거야. 정말 기분 좋은 상상이지?

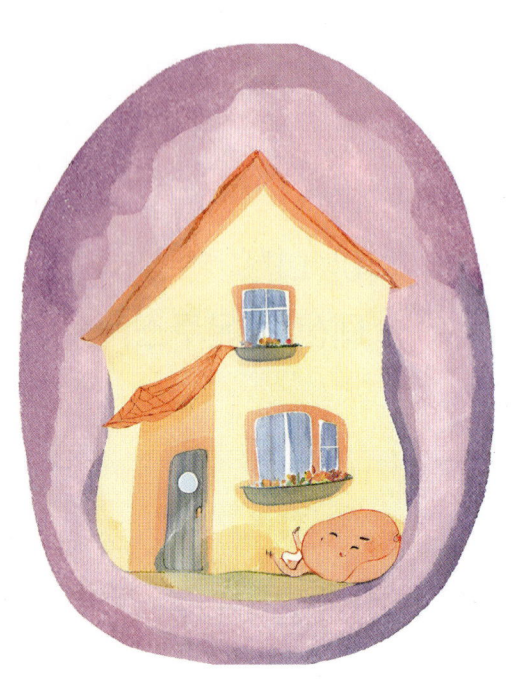

조기유산 위험은 임신 초기에

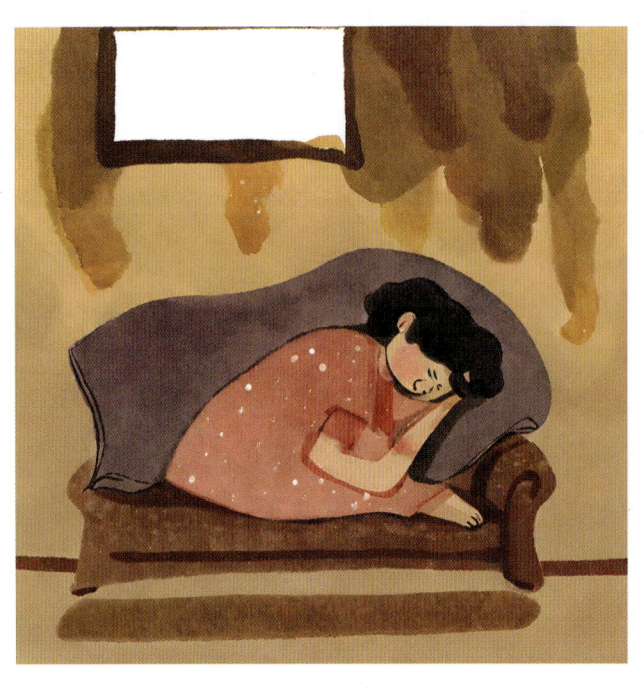

일반적으로 임신 초기 단계에는 유산의 위험이 가장 높은 시기입니다. 몸에서는 임신의 증상인 구토, 나른함, 피로감, 졸림 등의 반응이 느껴지기 시작합니다. 아기(배아)가 엄마 자궁에 안착할 여건이 맞는 곳인지 탐색하는 과정이니 불안해 하지 말고 모든 걸 감사하게 받아들이세요..

태아가 자궁 속에서 어떻게 자랄까요?

당신의 작은 아이는 임신 기간 동안 계속해서 성장하고 발달해요. 처음에는 작고 원형 모양인 **배아가** 형성돼요.

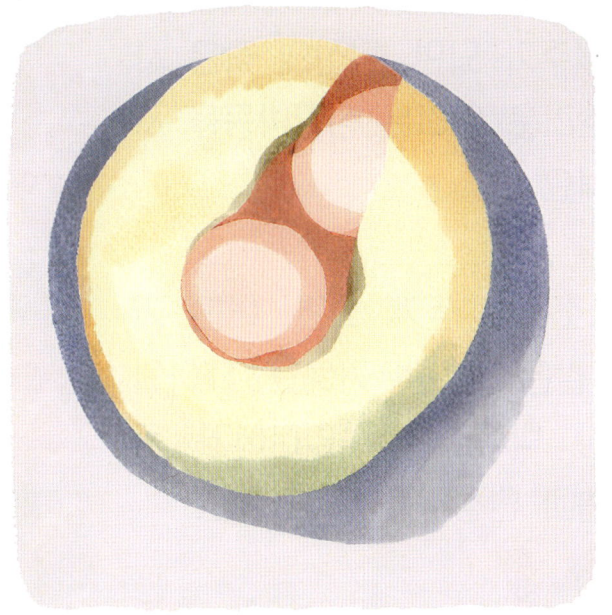

어느새 태아의 신경계, 심혈관계, 호흡기계, 소화기계 등 다양한 기관과 조직들이 형성되어 가요. 이것들은 아이가 나중에 생활에서 필요한 일을 수행할 수 있도록 도와주는 중요한 부분들이에요.

작은 아이가 점점 커지면서 여러 가지 일을 할 수 있는 준비를 하고 있다는 생각을 해보세요.

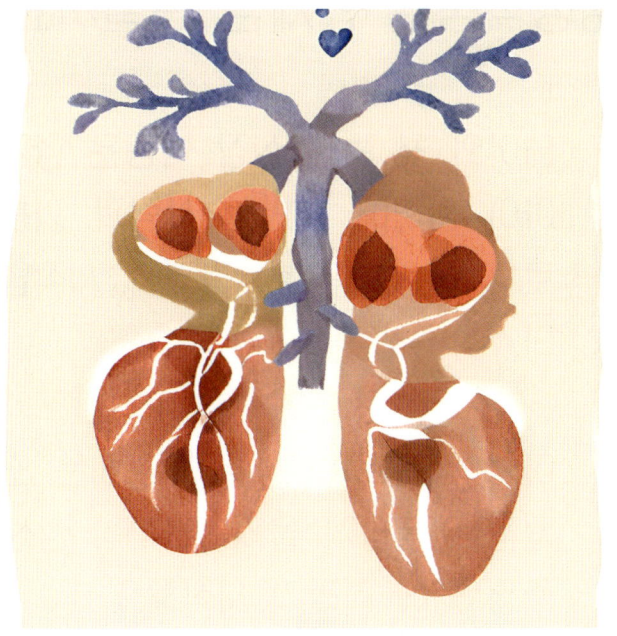

어느새 태아의 신경계, 심혈관계, 호흡기계, 소화기계 등 다양한 기관과 조직들이 형성되어 가요. 이것들은 아이가 나중에 생활에서 필요한 일을 수행할 수 있도록 도와주는 중요한 부분들이에요.

임신 기간 동안 당신의 작은 아이는 계속해서 성장하면서 발달해 나간답니다. 신기하죠?

약 4주가 되면, 당신의 작은 사랑스러운 아이는 심장박동을 시작해요.

그 소리를 듣게 되면, 어떤 기적 같은 순간일 거예요. 태아의 심장 박동소리는 엄마에게 큰 기쁨과 안정감을 줄 거예요.

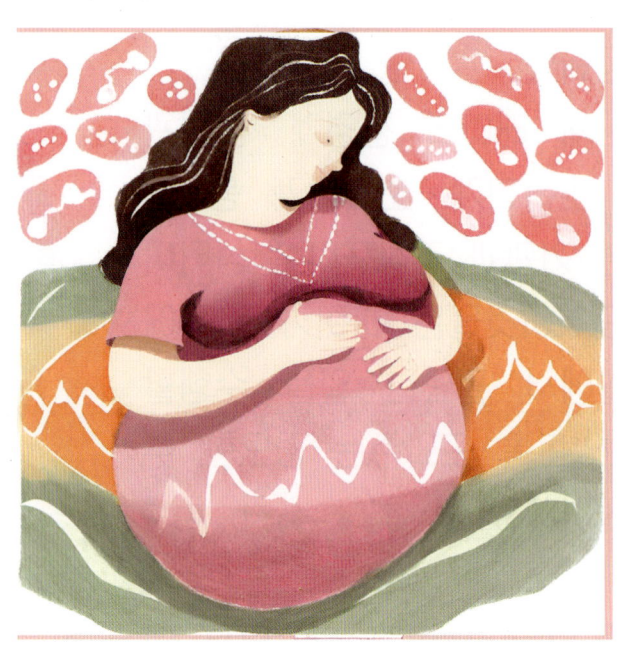

엄마는 태아의 첫 번째 심장박동을 언제쯤 느낄까요?

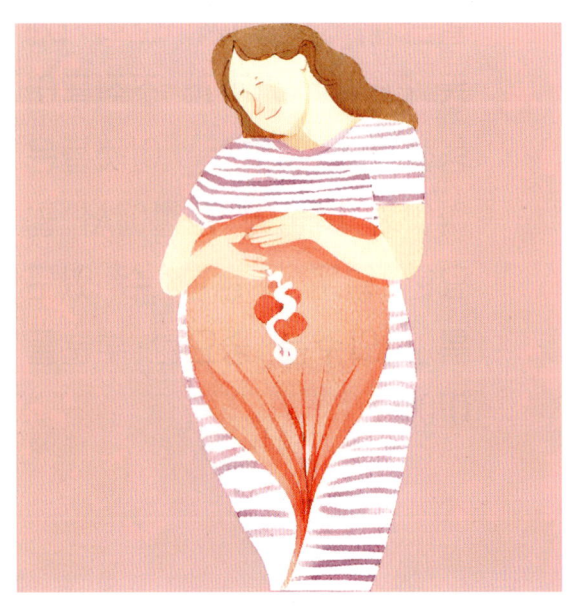

태아의 첫 번째 심장 박동은 엄마와 아이 사이에 충만한 사랑과 기쁨으로 가득한 특별한 축제의 시작입니다.

마치 작은 나비가 날개짓 하는 소리처럼 아름답게 울려 퍼져요. 임신 6주경 쯤에 들리기 시작해요.

배아에서 태아가 되는 시기는 언제쯤인가요?

임신 8주에서 10주가 되면 배아에서 태아로 변화해요. 8주에서 10주에는 엄마가 초음파를 통해 태아의 작은 심장 박동 소리를 들을 수 있고 얼굴 모습을 상상할 수 있어요. 이 작은 "두근두근"하는 소리는 아기가 안전하게 성장하고 있는 증거로 느껴질 것입니다. 소우주인 인간의 가장 작은 축소판이 형성된 것이랍니다.

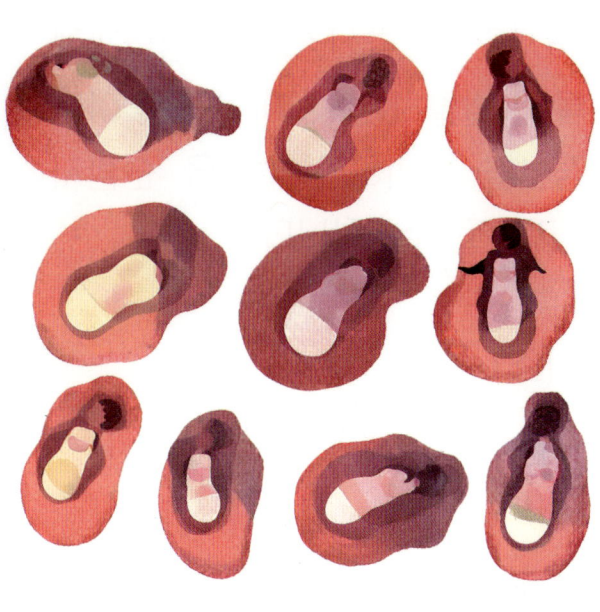

임신 초기 배아의 체내변화

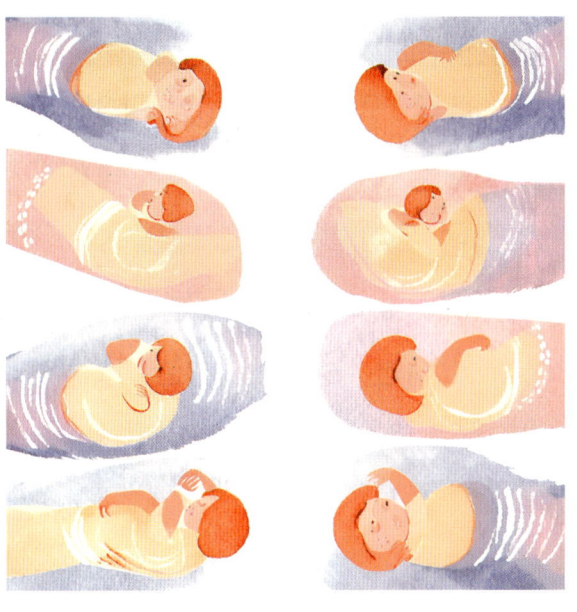

우리 아이의 체내에는 호흡기계, 소화기계, 비뇨기계 등 다양한 시스템들도 발달합니다. 이 시스템들은 구조적인 변화를 겪으면서 각각의 기능을 수행할 수 있도록 준비됩니다.

임신 초기의 신경계 신체 시스템

신체 시스템들은 점점 더 복잡하고 강력해져요. 중추신경계와 심혈관계는 특히 발달하는데, 이것들은 아이가 정보를 처리하고 혈액을 순환시키는 기능을 수행합니다.

대단하죠?
그래서 태교가 중요한 거예요

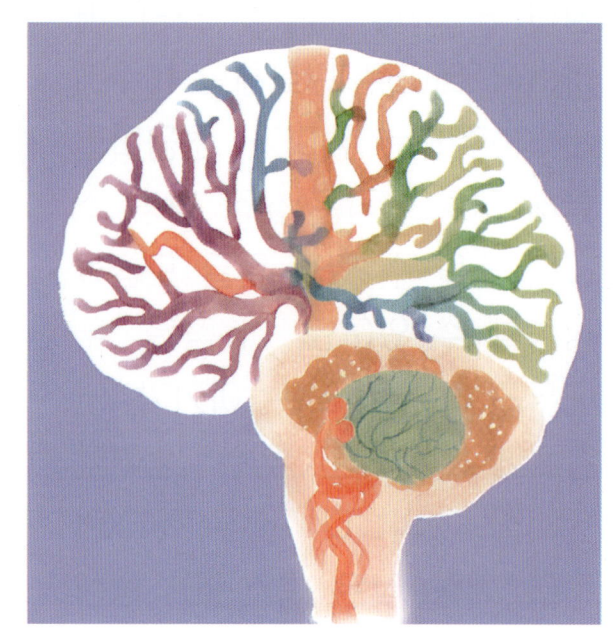

입덧은 언제 오나요?

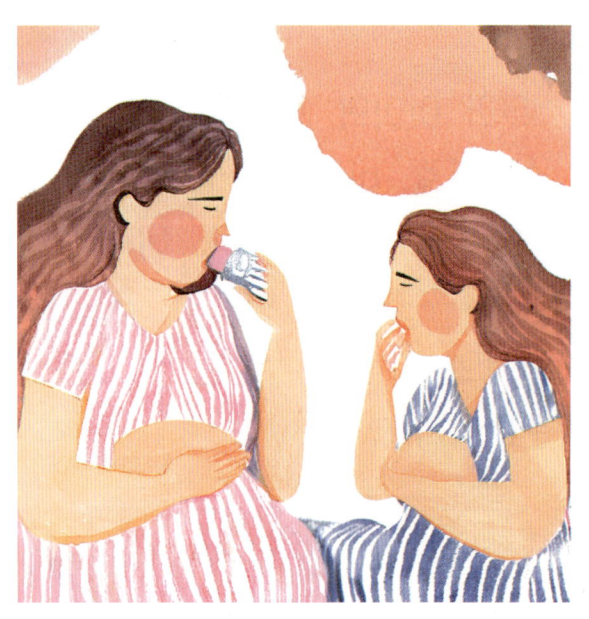

임산부마다 다르게 느낄 수 있으나 주로 임신 초기에 많이 옵니다. 구토와 피로감이 주 증상으로 수태된 태아를 자궁 내에 잘 안착시키기 위해서 나오는 현상이지요. 이때는 과격한 행동이나 무리한 활동은 삼가해 주세요.

초음파검사 하셨죠? 영상으로 자궁 속 아이를 보세요

임신 13주에서 14주를 경과하면 임신 중기로 넘어갑니다. 초음파 검사를 통해 태아의 움직임을 확인할 수 있지요. 임신이 실감나고 생명의 축복을 확실하게 느낄 수 있지요. 초음파 사진파일을 받아 저장해 두었다가 나중에 아이에게 보여주세요.

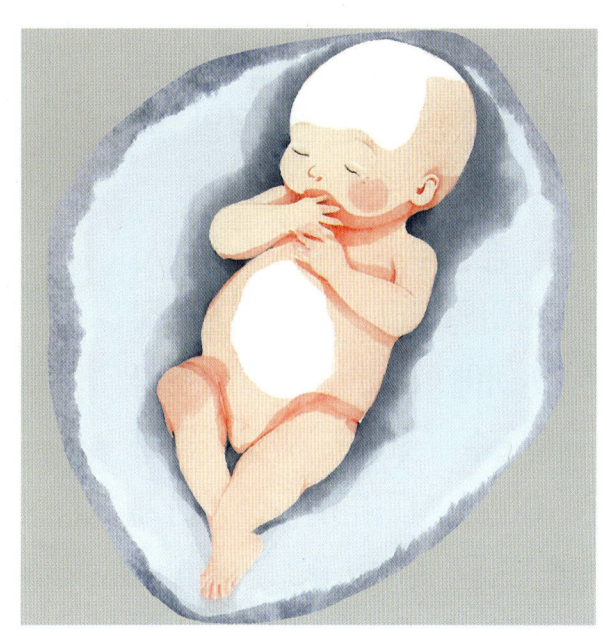

손가락과 발가락이 분리 된다구요?

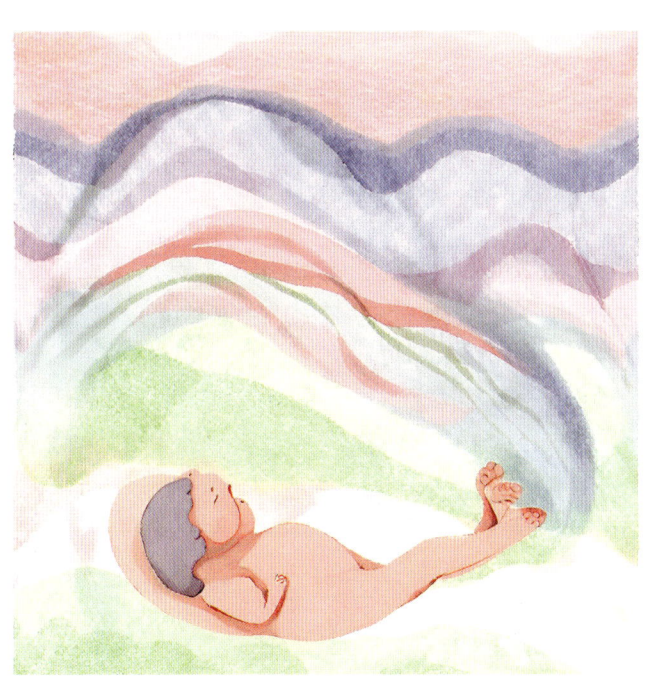

16주가 되면, 아기의 손과 발을 찾아냅니다. 작은 손가락과 발가락이 분리되고, 얼굴도 눈, 코, 입 등이 더욱 선명해지며 제한적이지만 소리에도 반응하기 시작한답니다. 점점 사람의 모습으로 변해갑니다.

태아가 움직이는 태동을 느끼는 시기는 언제인가요?

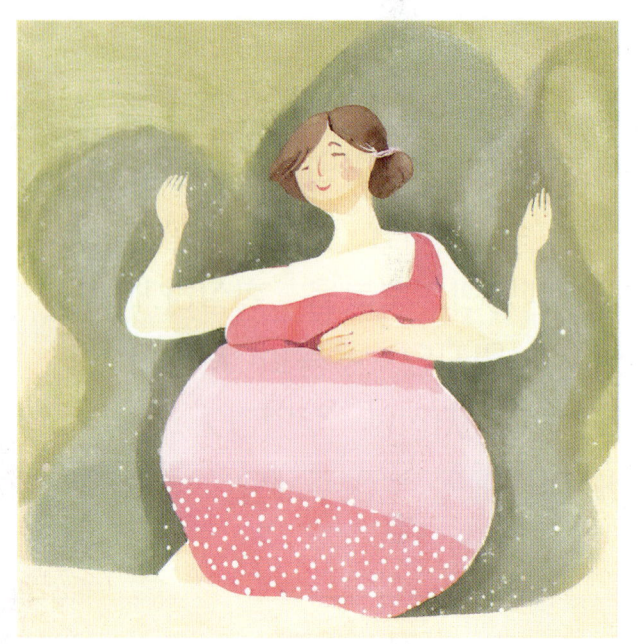

18주가 지나면 태아가 움직이는 태동을 느끼는 순간은 정말 특별하고 설레는 순간이에요.
임신의 중반부로 약 18주에서 25주 사이입니다. 태아의 움직임은 아이에 따라 강도가 조금씩 다를 수 있어요. 어떤 엄마들은 이른 시기부터 선명하게 태동을 느낄 수 있고, 좀 더 나중에 느낄 수 있는 엄마도 있어요. 이것은 모두 정상적인 범위 안에서 다양한 차이일 뿐이니 걱정하지 마세요.

태동은 어떤 감각일까요?

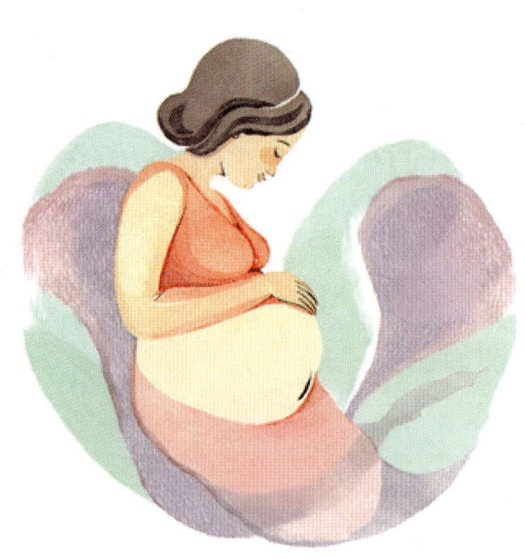

태아의 움직임은 부드러운 터치나 나비 날갯짓과도 비슷한 느낌으로 전달될 수 있어요.

 자궁 속에서 수영하기 위해 팔다리로 차고 일어서는 것 같은 확실한 움직임들을 체감할 수 있어요. 마치 싱크로나이즈의 라이브공연을 홀로 감상하며 감동 받는 것과 같아요.

아이에게 앵콜!을 날려 보세요.

태아가 움직일 때 어떤 감정이 드나요?

태동은 아기가 엄마에게 보내는 사랑과 애착의 독특한 상호작용입니다. 엄마는 이를 통해 임신 상태의 확인에 대한 희열을 느끼고 행복한 감정이 차오릅니다.
"엄마! 저의 강렬한 노크에 놀라지 마세요. 자궁속의 엄마에 대한 사랑 표현이에요. 제가 짜잔 하고 나타날 테니까요"

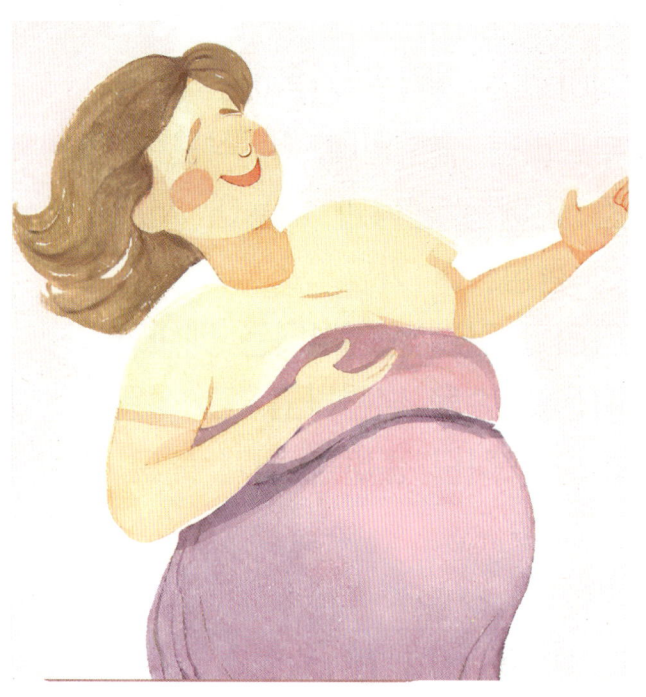

태명은 언제 지어줄까요?

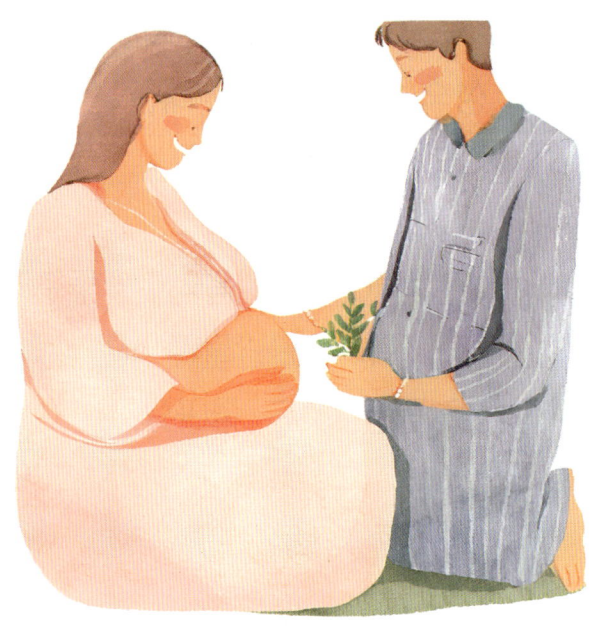

임신 사실을 안 날부터 지어서 불러주면 아주 좋겠지요.
시기를 놓쳤다면 임신 중기에도 좋아요. 태동이 시작되면 임신이 실감이 나니 아빠가 엄마의 배를 쓰담쓰담 해주면서 명명식을 해주면 정말 좋겠죠. 기왕이면 거창한 세레모니를 통해 새생명 환희의 팡파레를 울리는 것은 어떨까요?

"지금부터 별이의 태명식을 거행하겠습니다. 빵빠라 빠앙!"

태아가 어떻게 자신의 손가락을 움직일 수 있을까요?

태아의 손가락은 처음에는 작고 부드러운 구조인데, 이 작은 구조 안에는 근육과 뼈들이 서서히 형성되어 가요.
그리고 어느 순간부터는 태아가 자신의 손을 발견하고, 그 작은 손을 움직일 준비를 하게 돼요.

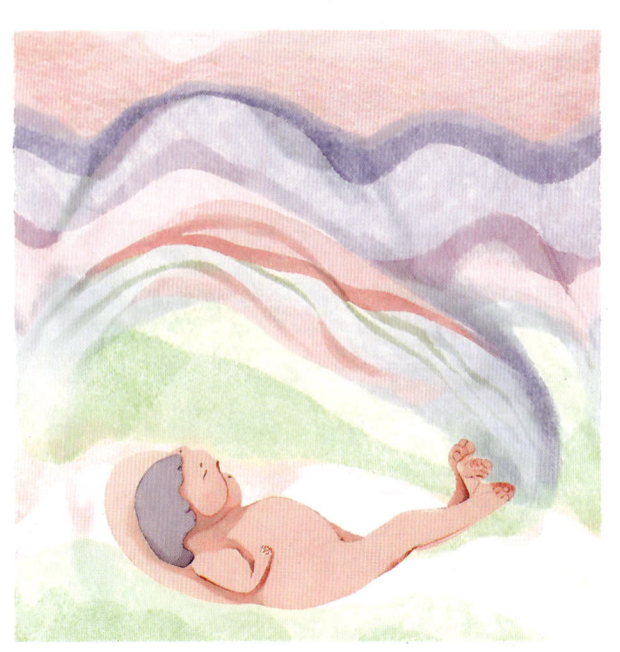

청각 발달은 언제 성숙하나요?

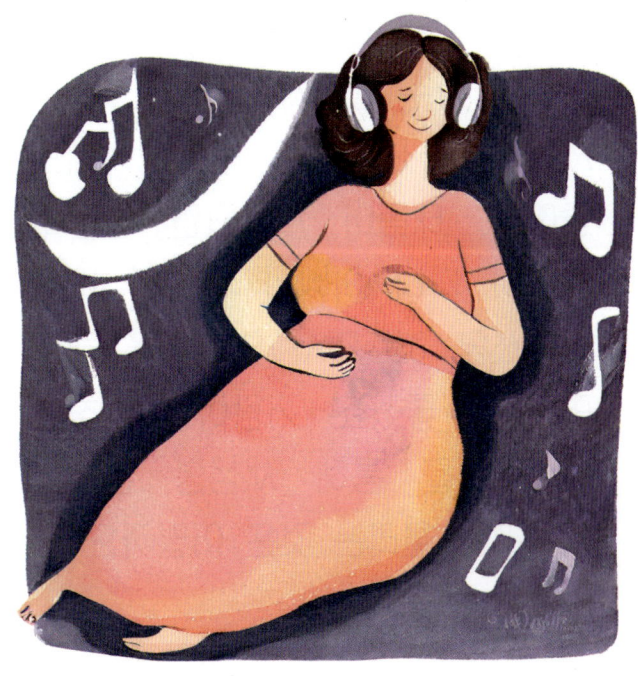

20주가 지나면 청각 체계가 점차 성숙해져 소리에 대한 인식력이 향상됩니다.

엄마가 좋아하는 음악도 좋구요. 아이의 두뇌발달에 유익한 음악을 듣는 것도 좋아요.

태아가 엄마의 말을 이해할까요?

태아는 임신 23주 경부터 청각 체계가 발달하기 시작하여 엄마의 목소리를 구별할 수 있답니다. 특히 이시기에는 태교 음악과 태교 관련 책을 엄마 아빠 목소리로 읽어주는 것은 아이 두뇌발달에 최고의 방법이에요.

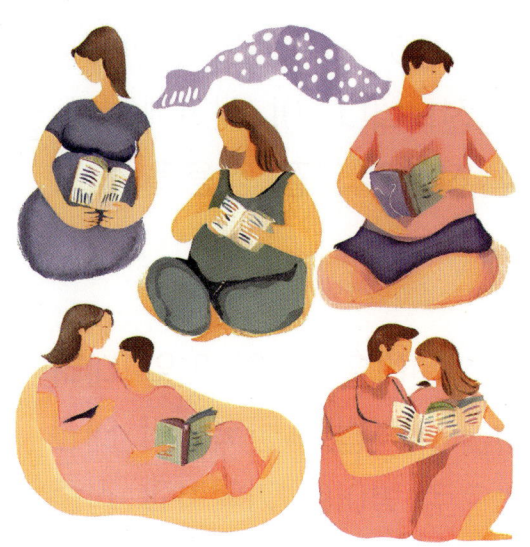

임신 후반기가 되면 어떤 일이 일어날까요?

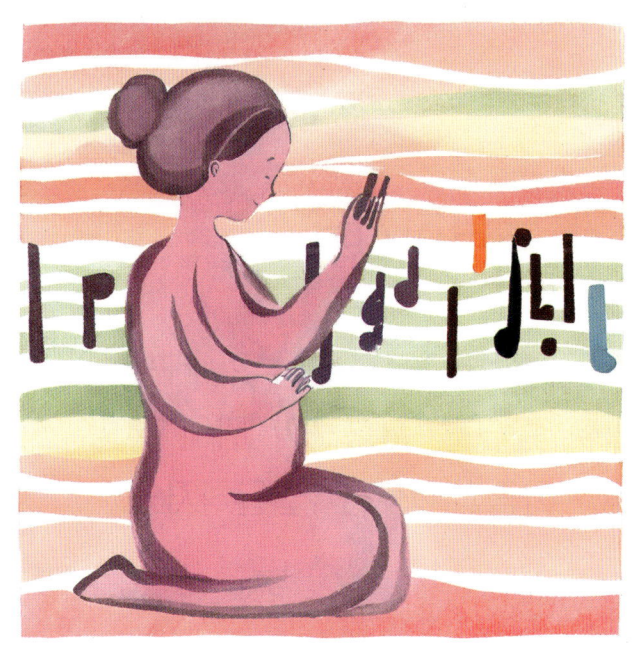

우리 아이의 뇌와 신경체계가 발달함에 따라 인지 능력도 향상돼요. 그래서 임신 후반기에는 청각과 시각 관련 자극을 인식할 수 있어요. 예를 들어 엄마가 음악을 들려주거나 부드러운 손길로 배를 만질 때, 우리 아이는 그 자극에 반응하여 안정감과 기쁨을 느낍니다.

태교가 얼마나 중요한 지 느껴지나요?.

엄마! 오늘은 내비게이션 태교기억법 안해주시나요?

임신 후반기엔 태아의 뇌가 계속해서 발달하고, 지능과 인지 능력이 점차 발전합니다. 이 시기에는 신경전달물질이 형성되어 중추 신경계에서 정보 전달과 조절 작용을 합니다.

"엄마! 신나요! 매일 매일 내비게이션 기억법과 반복적인 태교 음악으로 별이의 기억력과 집중력을 올려 주세요."

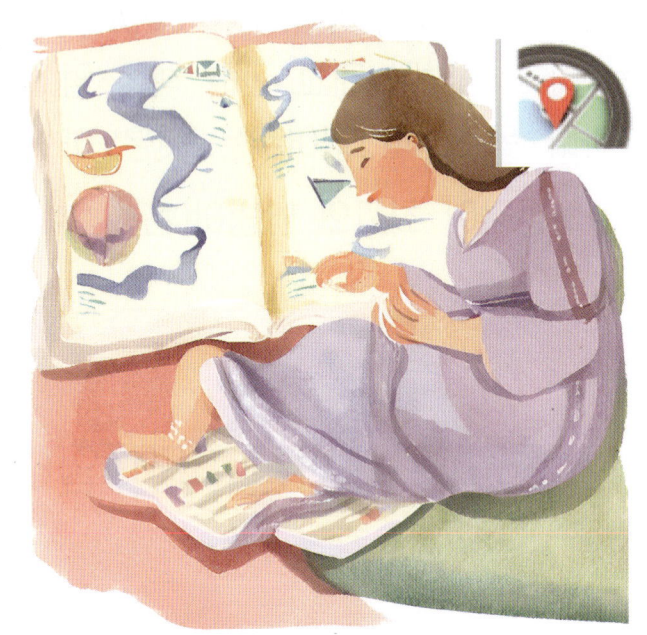

임신후반기의 외모의 변화가 궁금하지요?

눈에 띄게 외모의 변화가 생깁니다. 평상복으로 임산부의 배를 커버할 수 없게 되었죠. 아기를 위해 준비된 모유를 저장하기 위해 유방 조직이 확장되고 혈액 공급량도 증가하여 가슴이 커지고 발달하지요.

5-2 엄마의 마음, 아기에게 전해지는 평온의 선물

외모만 변하는 것이 아니지요.
자궁 속 별이의 체중이 증가하면서 엄마의 체중도 같이 증가합니다. 10~15Kg까지 증가하지요. 이에 따라 임산부의 장기의 압박이 생겨 호흡곤란이나 변비, 다리부종 등이 나타날 수 있어요. 여성의 치질은 대부분 이때 생겨요. 앉거나 일어설 때 제약이 생길 수 있고 발 및 다리부종은 기본으로 나타나니 피곤함과 무거움이 생길 수 있어요.

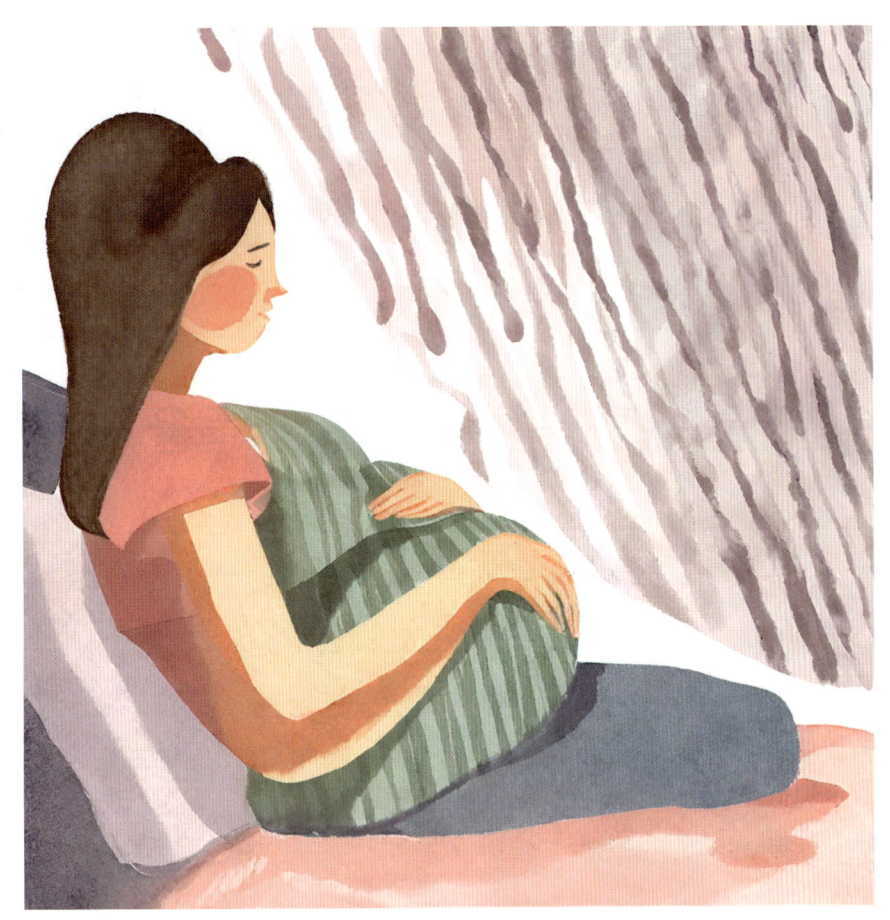

임신 중에 불안과 스트레스가 왜 일어날까요?

임신 중 불안과 스트레스는 일상적인 감정입니다. 아기의 건강과 안녕, 분만의 과정, 부모가 될 책임과 역할에 대한 걱정은 자연스러운 것이죠.

그러나 지나치게 불안하거나 스트레스 받는 것은 아기와 엄마에게 해로울 수 있어요. 우리의 별이를 위해 좋은 생각을 하는 것이 태교의 기본이랍니다.

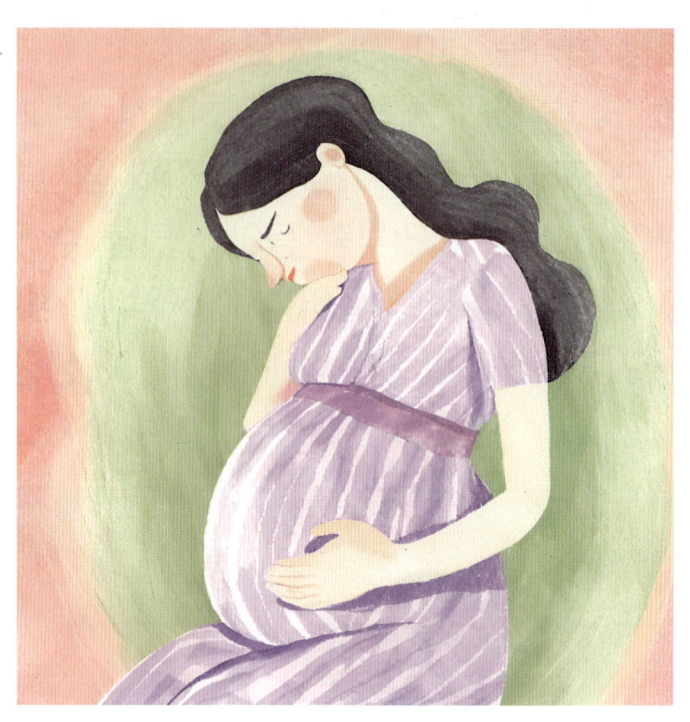

스트레스 관리를 위해 할 수 있는 것들을 볼까요?

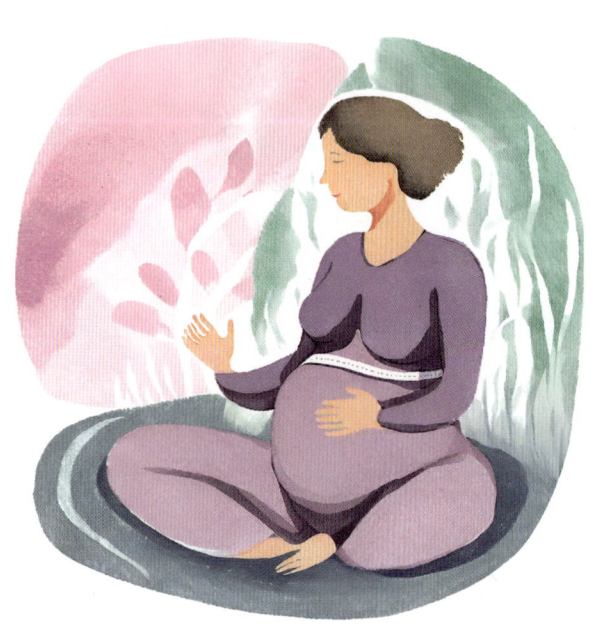

몸이 무겁다고 눕기만 하면 안돼요. 체중 증가의 원인이 되지요. 가벼운 산책을 통한 기분전환이나 긍정적인 마인드 컨트롤을 위해 호흡 명상을 추천합니다. 임신 전에 단전호흡 명상을 배워두면 더욱더 편리하지요.

라마즈 호흡법으로 분만 시 통증과 불안 감소

임신 말기 30주 정도 되면 라마즈 호흡법으로 이완법을 연습하세요. 생각날 때마다 들이 마시면서(흡흡) 내쉬면서(후~) 하고 리드미컬하게 연습해 보세요. 처음엔 소리를 내면서 해도 됩니다. 산소의 흡입과 배출을 박자에 맞춰서 하다 보면 긴장된 몸과 마음이 이완되니 명상 호흡법이 어렵게 느껴진 산모도 쉽게 할 수 있어요. 양질의 산소는 태아 두뇌에 좋다고 하니 공기 맑은 곳에서 해보세요.

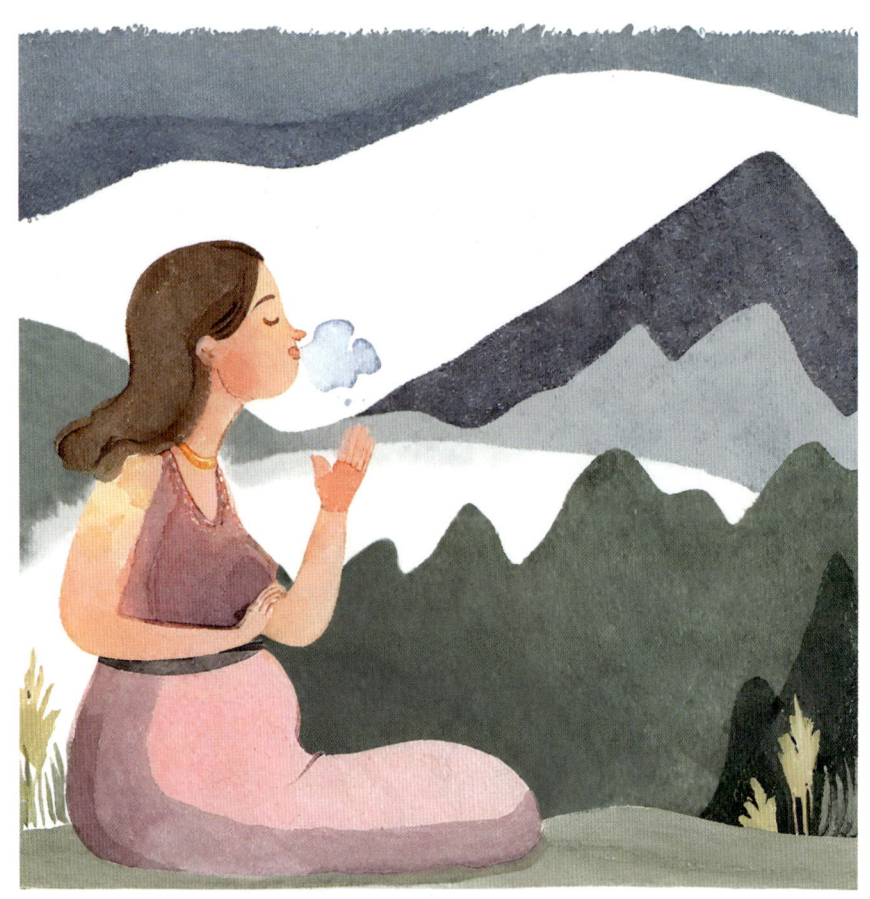

태교음악, 명상을 통한 방법으로 불안을 해소하세요

해변, 산, 숲과 같은 자연 풍경 영상, 명상 영상으로 심신을 진정시키고 긍정적인 감정을 유도하는 데 도움이 됩니다. 아기와 함께하는 태교 음악과 영상으로 아기에게 평온하고 안정감을 전달하도록 하세요. 아기와의 상호 작용을 강화하고 스트레스를 완화하는데 도움이 됩니다.

음악 치유는 음악을 통해 스트레스를 해소하고 감정을 안정시키는 방법입니다. 태교 음악의 힘을 믿어보세요.

아기가 태교 음악을 통해 평온하고 안전한 환경을 느낄 수 있도록 태교 음악을 활용하세요.

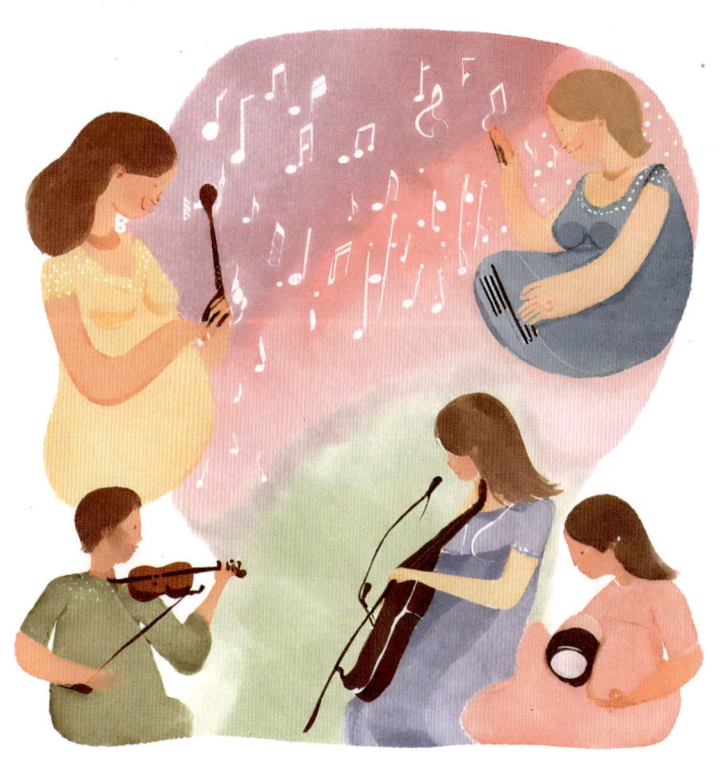

불안한 마음이 여전하여 주변의 도움이 절실한 때죠

아빠의 도움이 제일 큰 힘이 되지요. 불안과 스트레스를 겪을 때는 아빠와 솔직하게 대화하세요. 혼자서만 고통과 불안을 느끼지 않게 아빠의 지지와 열렬한 응원이 필요한 시기랍니다. 이때 아빠가 잘못하면 서운함이 크게 다가와 평생을 갈 지도 몰라요. 아빠들이여! 조금만 더 노력하세요. 이 대목에서 평생 점수를 얻을 수 있는 기회를 획득하세요. 아빠! 응원합니다!!!

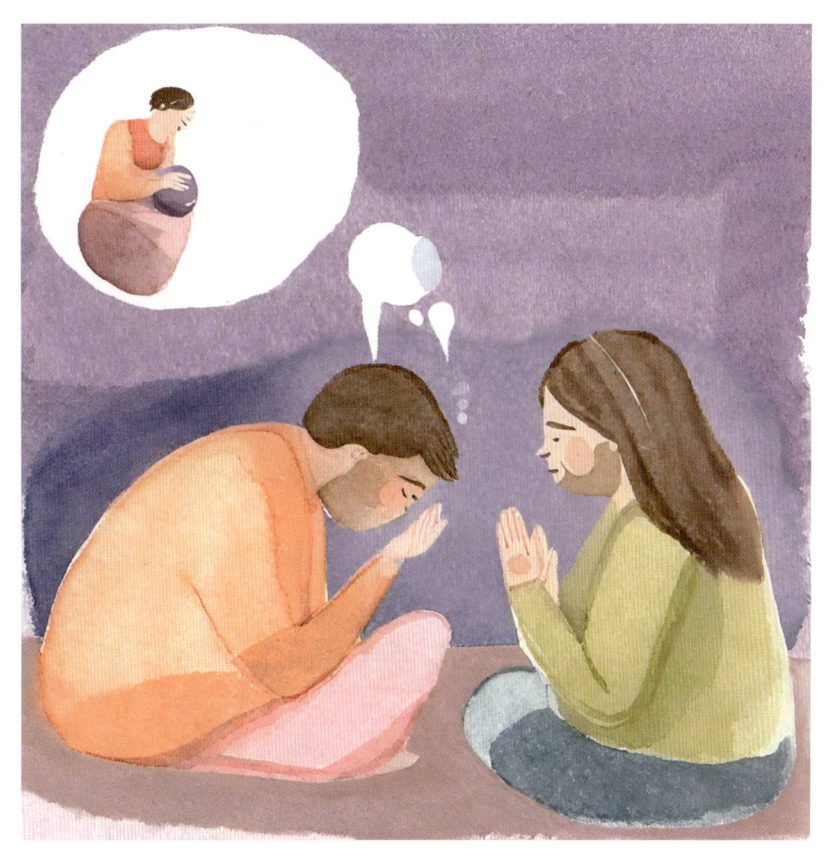

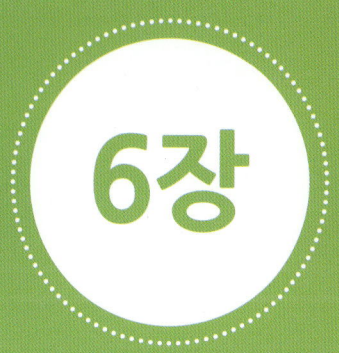

엄마와 아기의 동행을
빛내 줄 테마별 태교

6장. 엄마와 아기의 동행을 빛내 줄 테마별 태교

6-1. 음식, 엄마와 아기의 건강, 한 그릇에 담다

임신 중 영양문제는 매우 중요합니다. 필수 영양소(단백질, 철분, 엽산 등)는 어떻게 아기의 성장과 발달에 직접적인 영향을 준답니다. 충분한 과일, 채소, 곡물 및 육류, 어패류 섭취를 포함하는 균형 잡힌 식사가 필수겠지요.

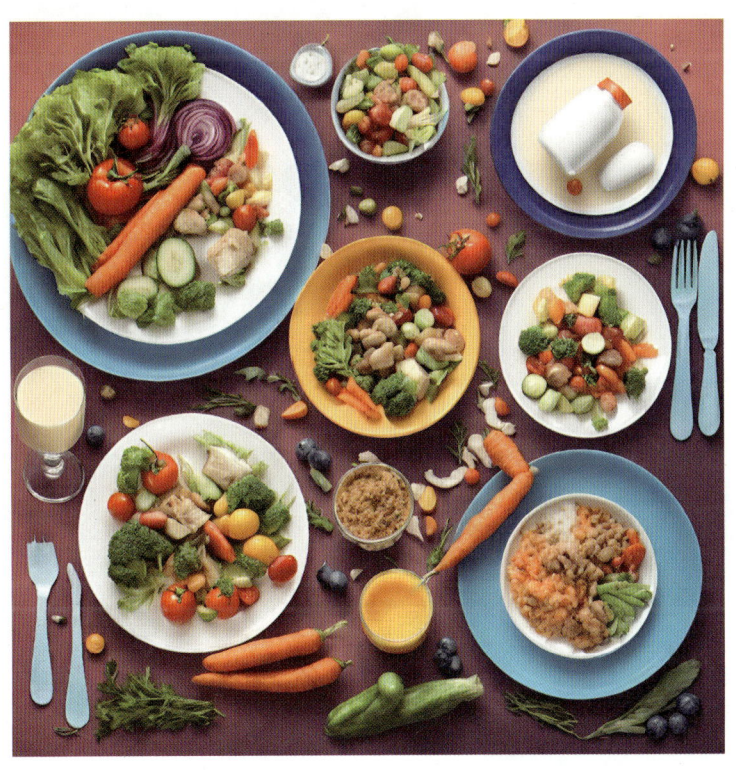

우리 찰떡이, 충분한 영양소가 들어있는 음식이 보이지?
너에게 많은 도움이 될 거야
건강한 아이로 태어나길 엄마는 기대한다. 사랑해.

태교는 임산부의 몸과 마음을 편안하고 건강하게 유지하는 것이 중요해요! 임산부의 영양은 스스로 뿐만 아니라 태아에게도 큰 영향을 줘요. 골고루 잘 먹는 것이 가장 중요하겠지요.

* 단백질과 비타민이 부족하지 않도록 유의하고, 생선과 과일은 꼭 챙겨 드세요.

* 철분, 칼슘은 특별히 신경써서 드세요. 부족시, 빈혈이 되기 쉽고 뼈가 약해져요.

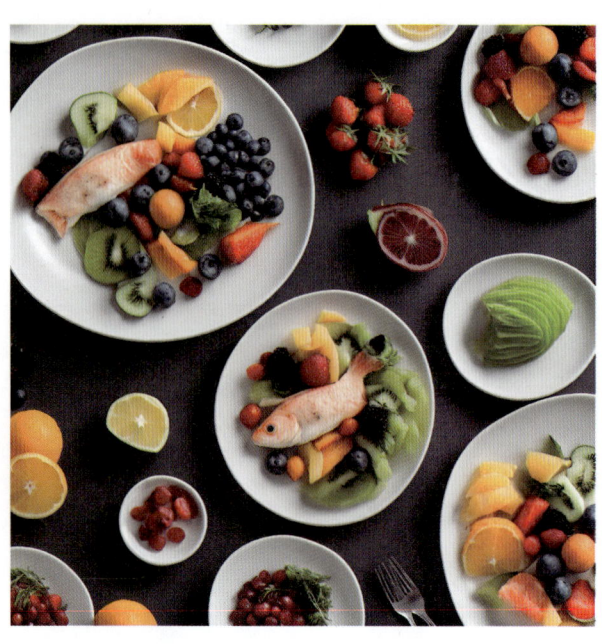

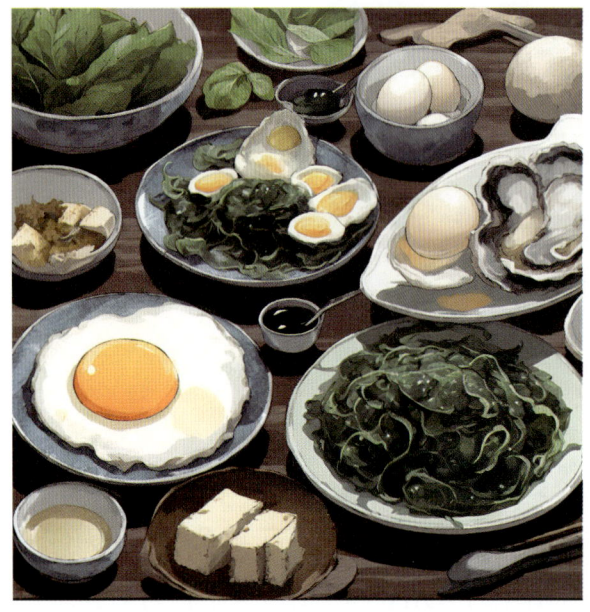

▶철분이 다량 함유된 음식
붉은 살코기, 고등어와 같은 등푸른 생선, 조개, 굴, 바지락, 달걀, 콩, 두부, 시금치와 같은 녹황색 채소, 미역과 다시마와 같은 해조류.

▶칼슘이 다량 함유된 음식: 우유, 유제품, 콩, 녹황색 채소.

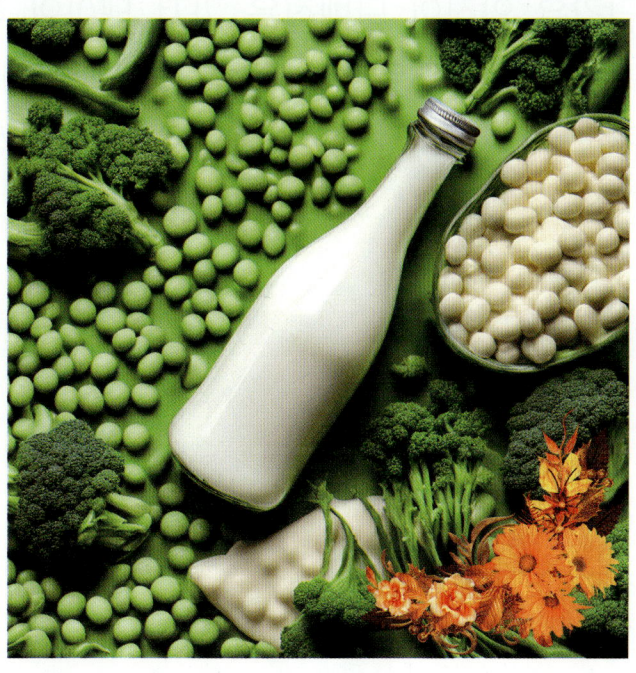

* 젓갈이나 장아찌같은 절임음식은 가급적 피해 주세요.
찌개나 국을 먹을 경우, 건더기를 건져 먹고 남는 국물은 남겨주세요.
짠 음식을 많이 먹게 되면 부종이 생기기 쉽고 혈압이 상승한답니다.

음식은 다양하게 많이 있지만 그중에서 가장 대표적인 영양소와 식사로서의 맛을 감안하여 간략하게 제안을 해봅니다. 절대적인 기준은 아니니 참고하시면 됩니다.

1) 달걀 : 태아 두뇌발달에 도움

완전식품이라 불리는 달걀은 양질의 단백질을 가져 태아의 두뇌발달 및 임산부에 영양을 보충하는 아주 좋은 식품이랍니다. 여기에 각종 채소를 다져 넣으면 비타민과 무기질까지 섭취하게 되지요. 색색의 야채들로 만드는 달걀말이라면 최고겠지요.

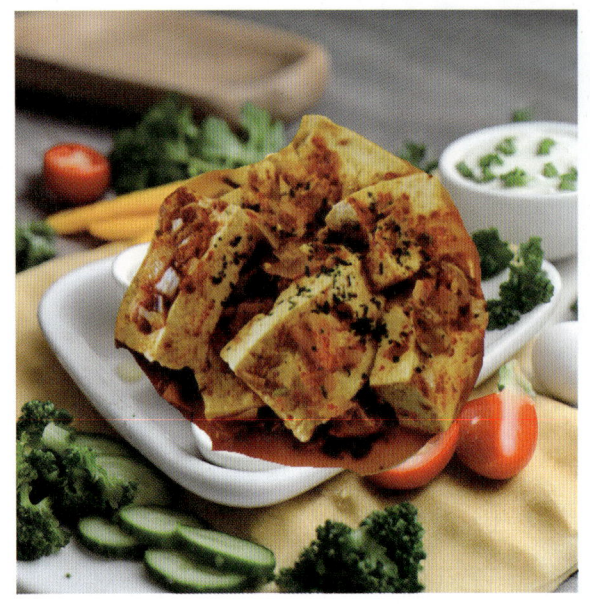 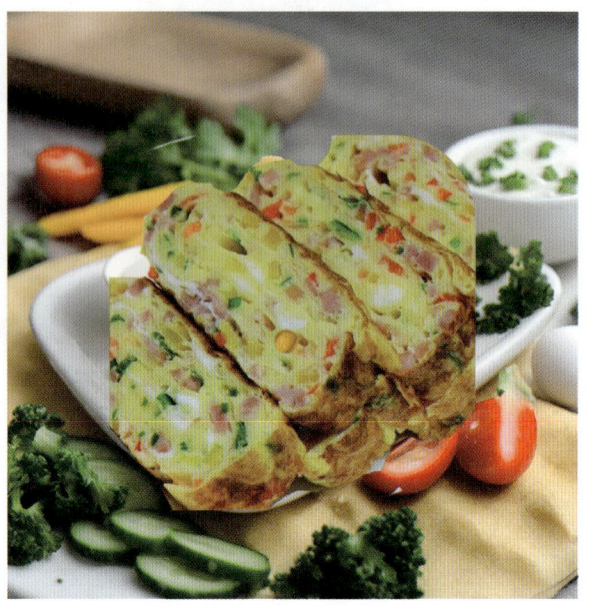

* 참치두부조림   * 채소달걀말이

2) 참치 : 태아의 뇌 형성에 도움

참치는 DHA와 양질의 단백질을 풍부하게 함유하고 있어 태아의 뇌형성에 좋고 산모의 입맛도 살려주는 식품이랍니다. 여기에 마그네슘이 풍부한 두부를 더하면 임신중독증은 물론 조기진통을 예방해주니 참치두부조림을 만들어 섭취하면 1석 2조겠지요.

3) 멸치 : 태아의 뼈 형성에 도움

단백질과 칼슘이 풍부한 멸치는 태아의 뼈 형성과 산모의 뼈 건강에 아주 좋답니다. 여기에 태아의 눈에 영향을 미치는 타우린이 풍부한 감자와 함께 볶아주면 금상첨화랍니다.

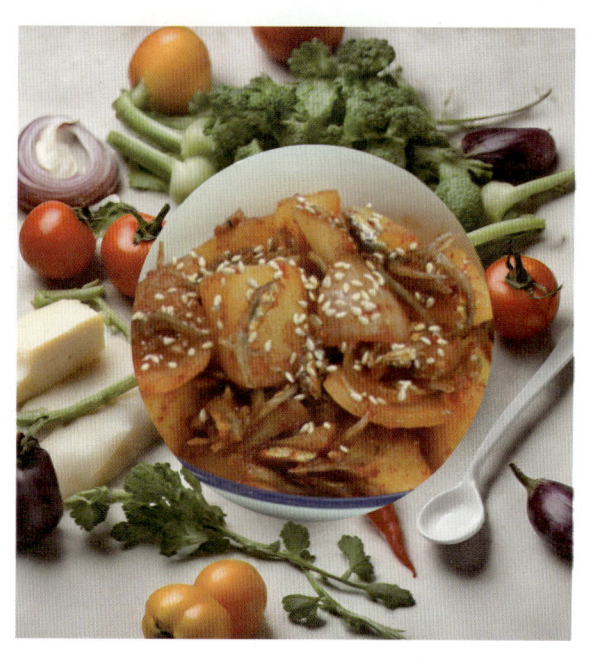

* 감자멸치볶음

4) 알감자 : 태아의 영양공급

감자는 탄수화물, 비타민, 무기질이 풍부해 밥 대신 에너지 및 영양공급에 좋은 식품이랍니다. 또한, 칼륨이 풍부해서 나트륨 배출을 도와줌으로써 혈압조절에 도움을 준답니다.

* 알감자조림

5) 호박 : 부종완화

붓기빼는 데는 바로 호박이지요. 호박에는 비타민A, 칼륨, 레시틴이 풍부해 이뇨작용이 뛰어나기 때문이랍니다. 여기에 붉은기운의 팥을 넣어주면 비타민 B1까지 보충되지요. 따끈하게 끓인 호박죽으로 영양만점 한 끼 식사를 드셔 보세요.

＊ 팥호박죽

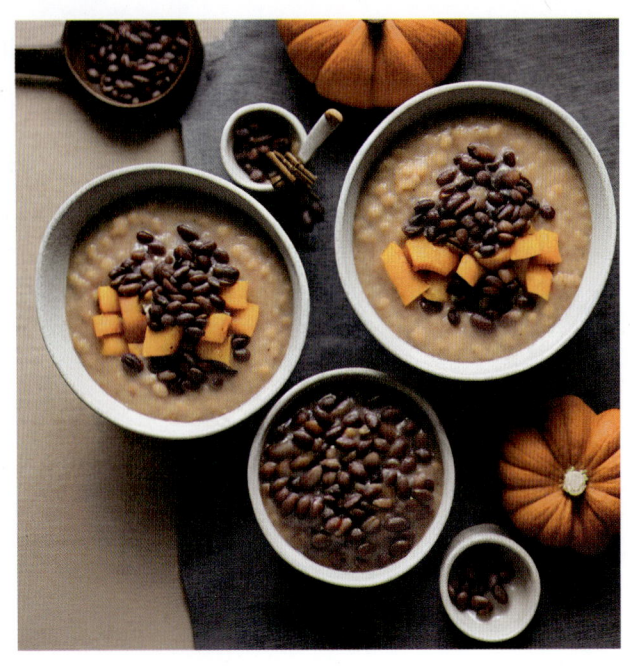

6) 완두콩 : 태아의 기형 예방

완두콩은 임산부에게 필수적인 영양소인 엽산을 풍부하게 함유하고 있어 태아의 기형예방 및 임산부의 변비예방에 도움을 준답니다. 밥에 완두콩을 넣은 완두콩밥으로 영양을 챙겨보세요.

＊ 완두콩밥

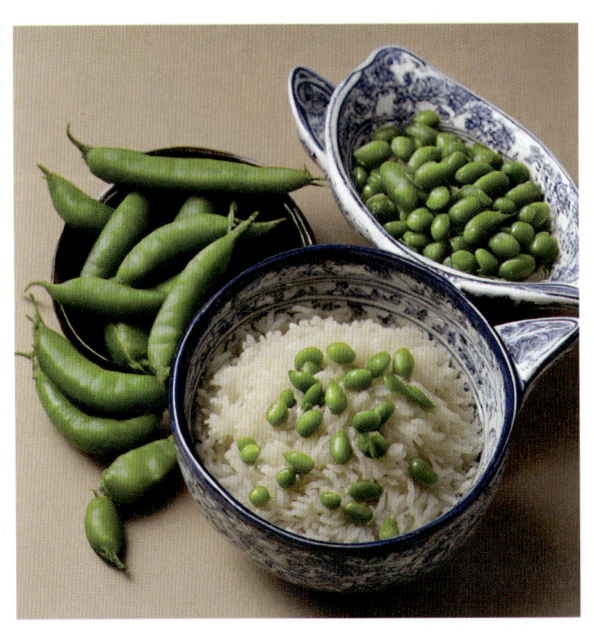

7) 연근 : 태아의 혈액생성

비타민C와 철분이 풍부한 연근은 태아의 혈액 생성에 도움을 준답니다. 특히, 임산부에게 필요한 철분을 공급해 줌으로써 양수를 정화하고, 자궁출혈을 막아주며, 어지럼증에 특효랍니다.

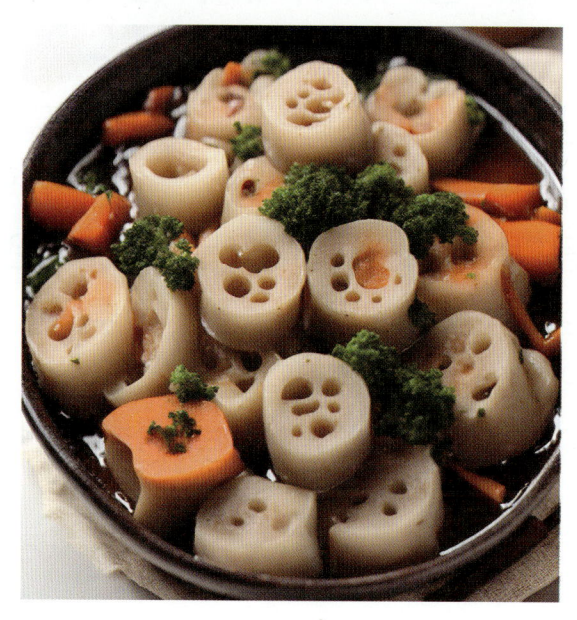

* 연근조림

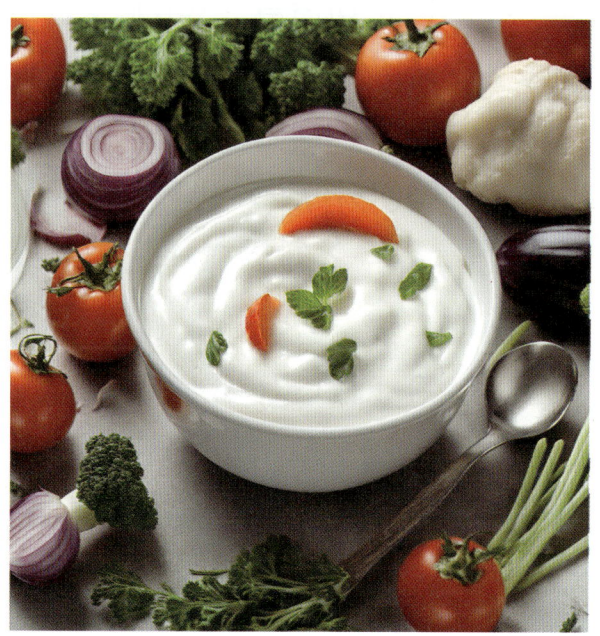

* 요거트

8) 요거트 : 태아의 골격 형성

유산균이 풍부한 요거트는 임신 중 생기기 쉬운 변비를 예방하고, 단백질, 철분도 풍부해 태아의 치아와 골격형성에 도움을 줘요. 임산부의 취향에 따라 각종 과일이나 통곡물, 견과류를 섞어 먹으면 더 맛있는 요거트가 되겠네요.

6-2. 음악, 아기와 함께 듣는 힐링의 멜로디

임신 후, 모차르트 음악 CD 한 두 장은 필수적으로 구입해서 듣는 추세이지만 굳이 낯선 서양 클래식 음악에만 집착할 필요는 없습니다. 태교음악은 엄마가 좋아하는 귀에 익은 음악이 제일 좋습니다. 엄마가 트로트를 좋아한다면, 장단을 맞추며 신나게 따라 부르는 것이 모차르트 음악보다 더 효과적일 수 있다는 것이죠. 또한 베이스음으로 부르는 아빠의 노래도 태교음악으로 전혀 손색이 없답니다.

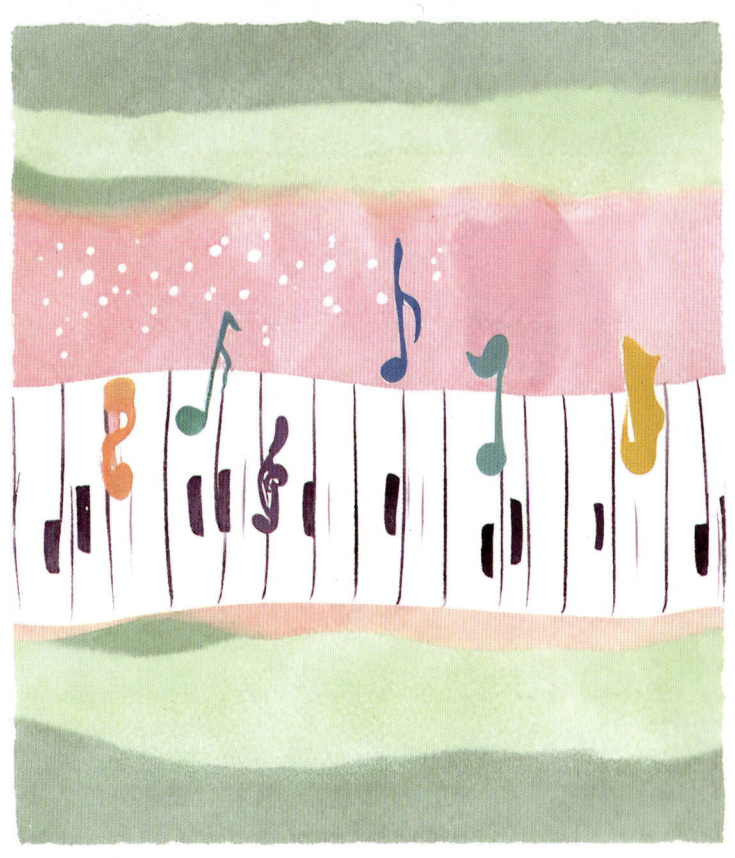

"오늘은 조용한 음악으로 마음을 편하게 갖자. 음악과 함께 있으면 우리 떡이도 행복할 거야. 떡이가 세상 밖으로 나올 때까지 우리 함께 행복하게 대화하자 그 대신 건강한 모습으로 만나요"
"찰떡아, 하늘 땅땅 만큼 사랑해"

임신 시기별 필요하다고 하는 음악을 정리해 봅니다. 절대적인 것은 아니니 참고하시면 좋겠습니다.

1) 임신 초기 (~12주)

태아는 엄마의 심장박동 소리를 들을 수 있으니 엄마의 마음을 편안하게 해주는 음악이 좋겠지요. 심장박동 수와 비슷한 4박자 계열의 음악을 추천합니다.

▶ 임신 초기에 듣기 좋은 음악
베토벤- 바이올린 소나타 5번 '봄',
하이든- 교향곡 '시계'

임신 초기에는 내 몸 안에 소중한 생명이 자란다는 생각에 기쁨, 놀람, 걱정 등 다양하고 복잡한 감정이 들기도 하지요. 또한, 입덧으로 인한 불쾌감이 교차하는 시기이기도 하여 마음의 안정이 필요합니다. 이 시기에는 엄마의 마음이 차분하고 편안해지는 음악을 듣는 것이 좋습니다.

2) 임신 중기 (13주 ~ 27주)

태아는 정서적으로 빠르게 발달하여 소리에 반응하고 아빠, 엄마의 목소리를 기억하고 구별하기 시작한다고 하네요. 음악은 음의 강약이 있는 가벼운 템포의 음악을 추천합니다.

▶ 임신 중기에 듣기 좋은 음악
요한 슈트라우스- '왈츠',
브람스- '비의 노래'

태아의 청각 기관이 본격적으로 발달하는 시기로 음의 강약을 구별해 느낄 수 있답니다. 아직 청각이 완전하게 발달하지는 않았지만, 엄마, 아빠의 목소리를 꾸준히 들려주면 그 목소리를 기억하게 됩니다. 소리에 어느 정도 반응하는 시기이므로 부드럽고 가벼운 템포의 음악을 듣는 것이 좋다고 합니다.

3) 임신 후기 (28주 ~ 출산)

태아는 귀 모양이 형성되어 청각기능이 완성되고 기억력이 좋아지고, 다양한 소리에 민감하게 반응하는 시기라고 하니 다양한 리듬의 음악을 들어보시는 것을 추천합니다.

▶ 임신 후기에 듣기 좋은 음악
차이코프스키- 호두까기 인형 '꽃의 왈츠',
카미유 생상스- 동물의 사육제 13번 '백조'

임신 32주 차 정도가 되면 태아의 청각 기능이 완성되어 다양한 외부 소리에 민감하게 반응하게 됩니다. 태아는 신생아와 거의 다름이 없을 만큼 뇌의 구조가 복잡해지고 뇌세포가 급속히 증가해 기억력이 좋아진답니다. 다양한 음악의 진동이나 리듬은 두뇌 발달에 한층 자극을 주게 됩니다. 또한, 엄마, 아빠의 기분 좋은 목소리로 노래를 들려주는 것도 훌륭한 태교 음악이 된답니다.

엄마의 웃음과 기쁨만큼 태아에게 행복한 태교 방법은 없답니다. 엄마와 태아 모두 즐거움을 느낄 수 있는 음악으로 설레는 태교를 시작해보세요!

6-3. 명화속의 영감을 아기와 함께

다양한 태담 중에 임산부들이 누구나 쉽게 할 수 있는 것이 명화태담입니다. 좋은 작품을 감상한다는 것은 좋은 책을 읽거나 좋은 여행을 하는 등의 정신을 건강하고 풍요롭게 하는 그 어떤 활동 못지않게 즐거움을 줄 수 있습니다.

명화는 시간이 지나도 많은 사람들에게 감동을 주는 그림이라고 할 수 있습니다. 그리고 꼭 유명화가의 작품이 아니더라도 자신에게 좋은 느낌과 감동을 주는 그림으로 태교를 하면 충분할 것입니다.

바라보기만 해도 평온과 위안, 즐거움을 주는 것이 명화인 것 같네요. '그림은 말 없는 시'라는 로마 시인의 말처럼, 명화는 세월을 초월하는 감동을 통해 지적 감성을 키우며 나아가 마음을 풍요롭게 해 준답니다.

그리고 이런 명화의 감동을 엄마의 눈을 통해 뱃속 아기와 공유하며 교감하는 것이 바로 '명화 태교'예요. 명화 태교에서 가장 중요한 것은 그림을 보는 엄마 마음이 즐거워야 한다는 것이에요. 그렇기에 특별한 원칙이나 방법은 없답니다. 편안하게 그림을 보고 뱃속 아기와 교감하듯 느낀 점을 이야기하면 되는 거죠.

명화 태교를 가장 손쉽게 하는 방법은 아무래도 미술관에 가는 것이에요. 미리 정보를 확인하고 마음에 드는 전시를 찾아보면 되죠. 산책하는 마음으로 나선다면 가벼운 운동도 되니 일석이조고요. 굳이 미술관에 가지 않더라도 명화가 그려진 그림카드, 화집을 보는 것도 방법이에요.

명화를 선택할 때에는 엄마가 좋아하는 작품이 기본이지만, 선과 색이 부드럽고 선명한 그림이 좋으며 어려운 추상화보다는 풍경화가 더 효과적이라고 하네요. 마네, 모네, 르누아르 등 '인상주의' 화가작품이 대표적입니다.

특히 모네의 그림은 우리나라 엄마들 사이에서 태교 명화로 가장 인기가 높답니다. 소박하면서도 여백의 미가 살아있는 우리나라 명화도 태교에 물론 좋아요. 자연과의 조화는 물론 우리의 정서도 가득해서 거부감 없이 쉽게 다가설 수 있답니다.

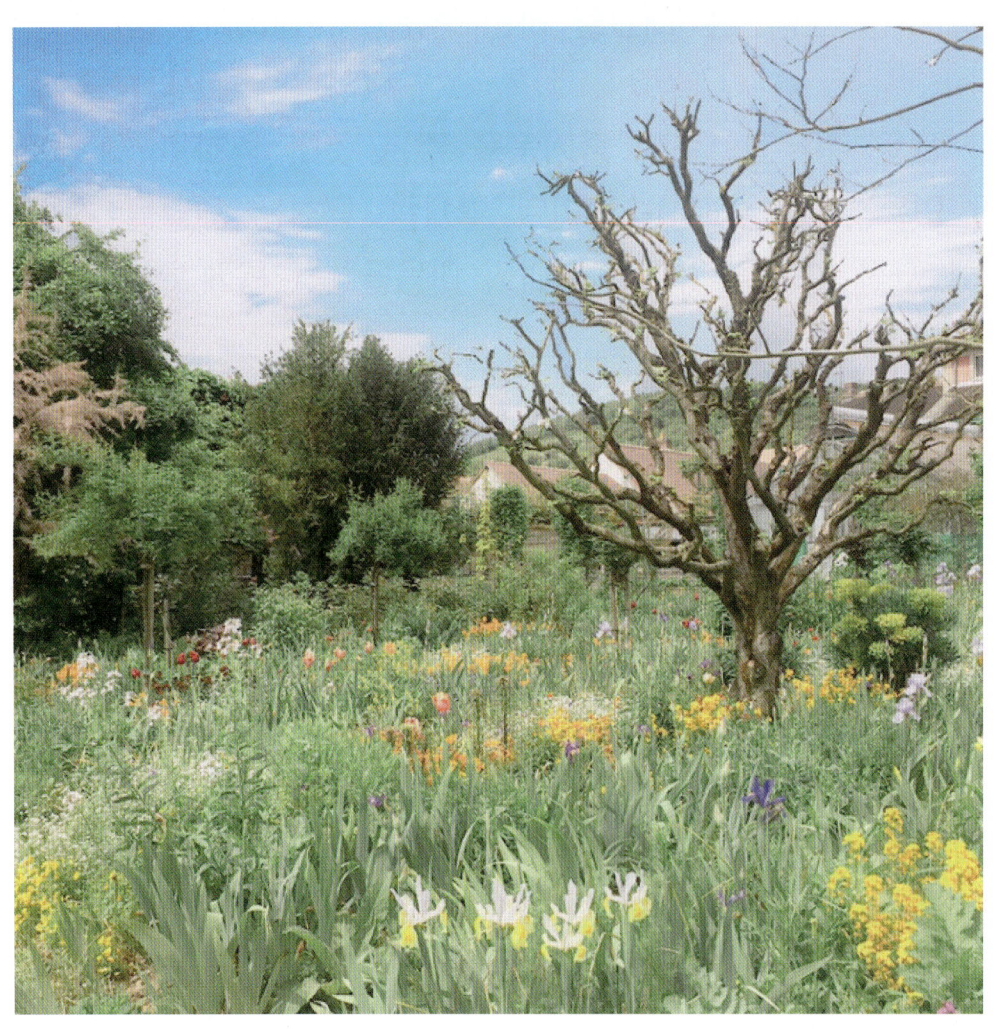

▶ 모네 꽃의 정원

명화감상

1. 황금빛화가 구스타프 클림트

19세기말 ~ 20세기 초 오스트리아 비엔나에서 활동한 화가이자 상징주의와 아르누보 스타일의 대표적인 작가. 작품은 주로 초상화와 누드그림, 장식적 패턴과 금색을 사용한 화가로 유명합니다.

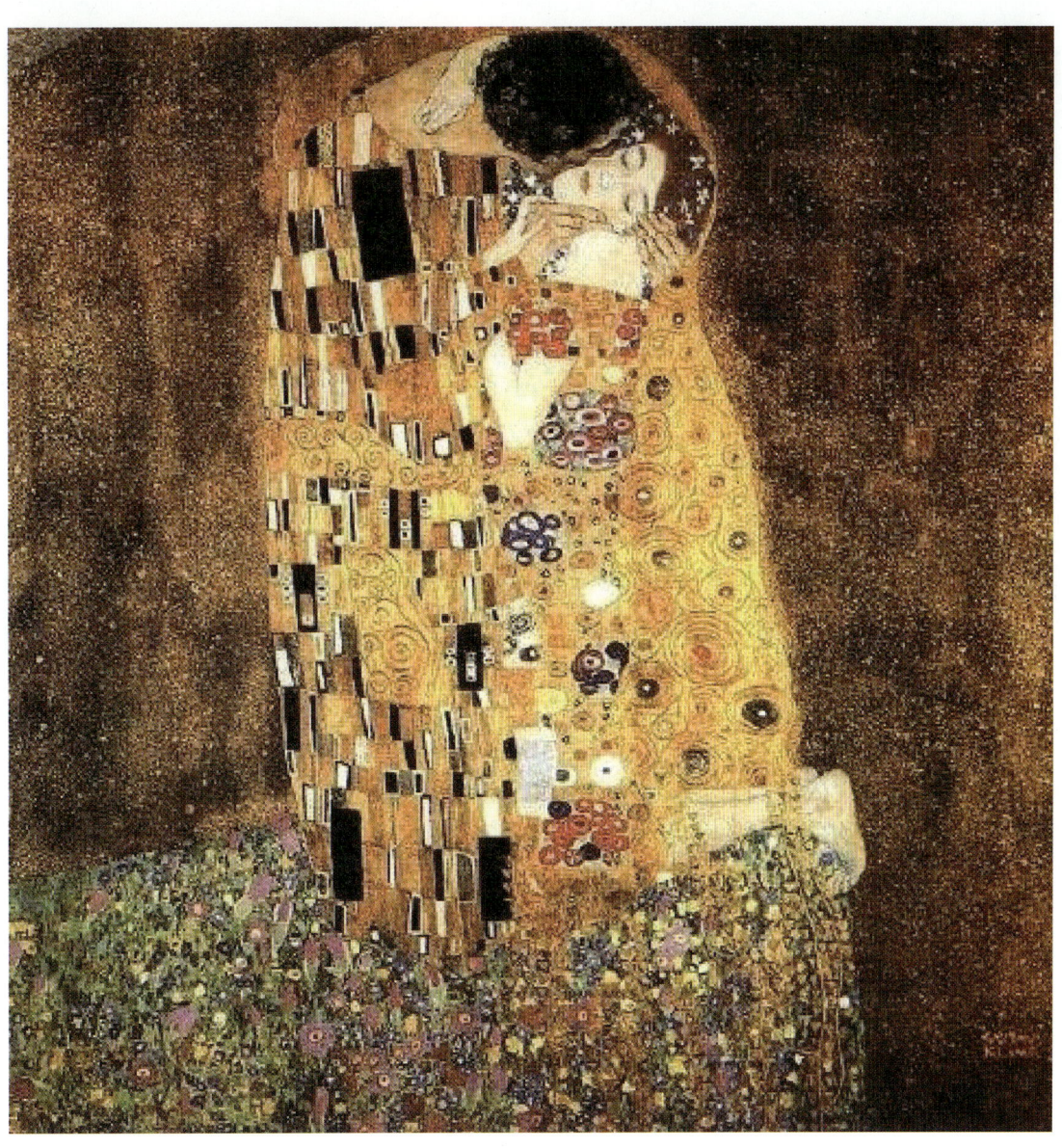

▶ 입맞춤

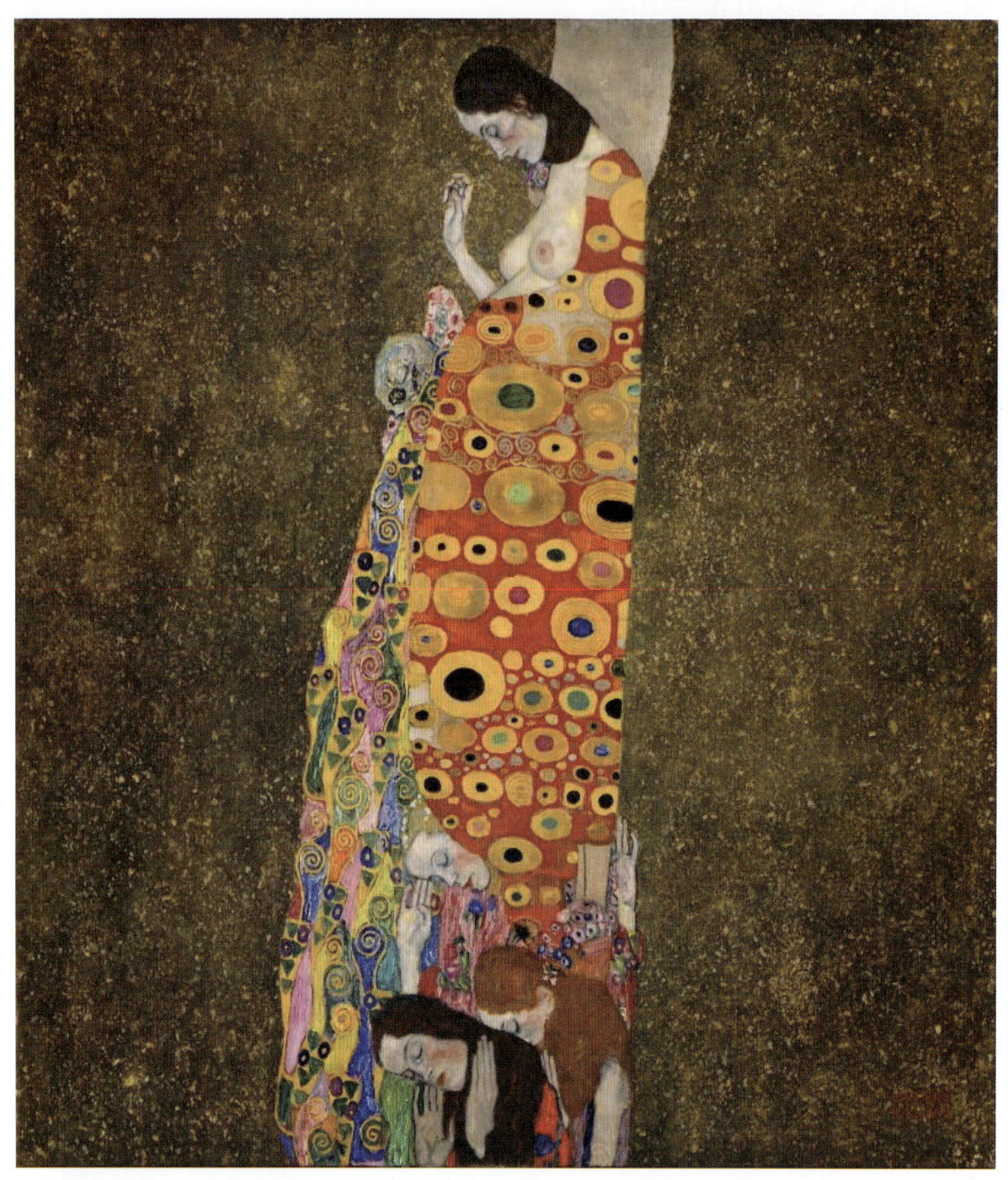

▶ 희망2

2. 마티스

프랑스의 화가. 빨강, 파랑, 초록과 같은 강렬한 색을 사용하고, 거친 붓질을 특징으로 하는 '야수파'를 이끌었습니다.

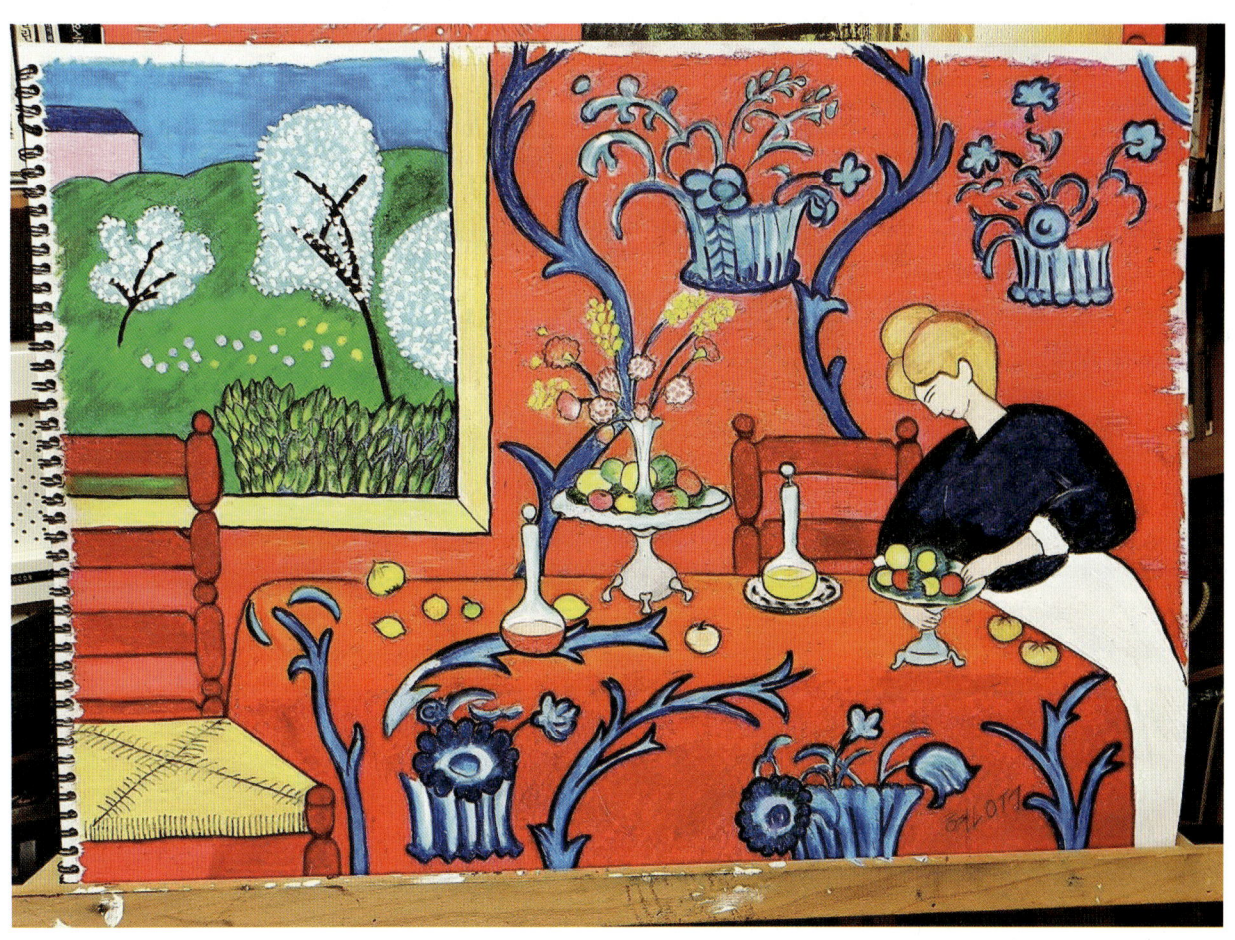

▶ 붉은방

3. 르누아르

프랑스의 대표적인 인상주의 화가. 여성 육체를 묘사하는 데 특수한 표현을 사용했으며 풍경화에도 뛰어났다. 인상파 중에서 가장 아름답고 뛰어나게 화려한 멋을 보인다는 평을 받고 있다.

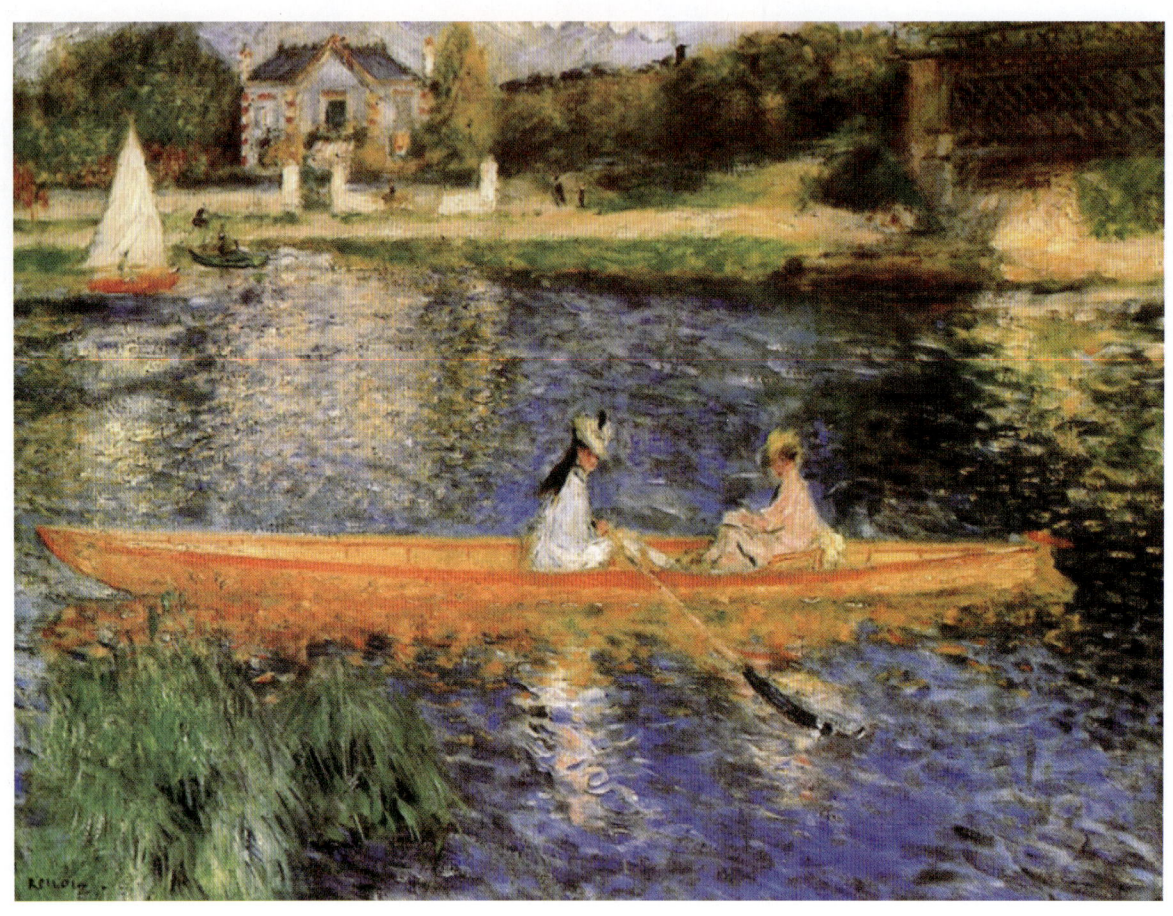

▶ 작은 배

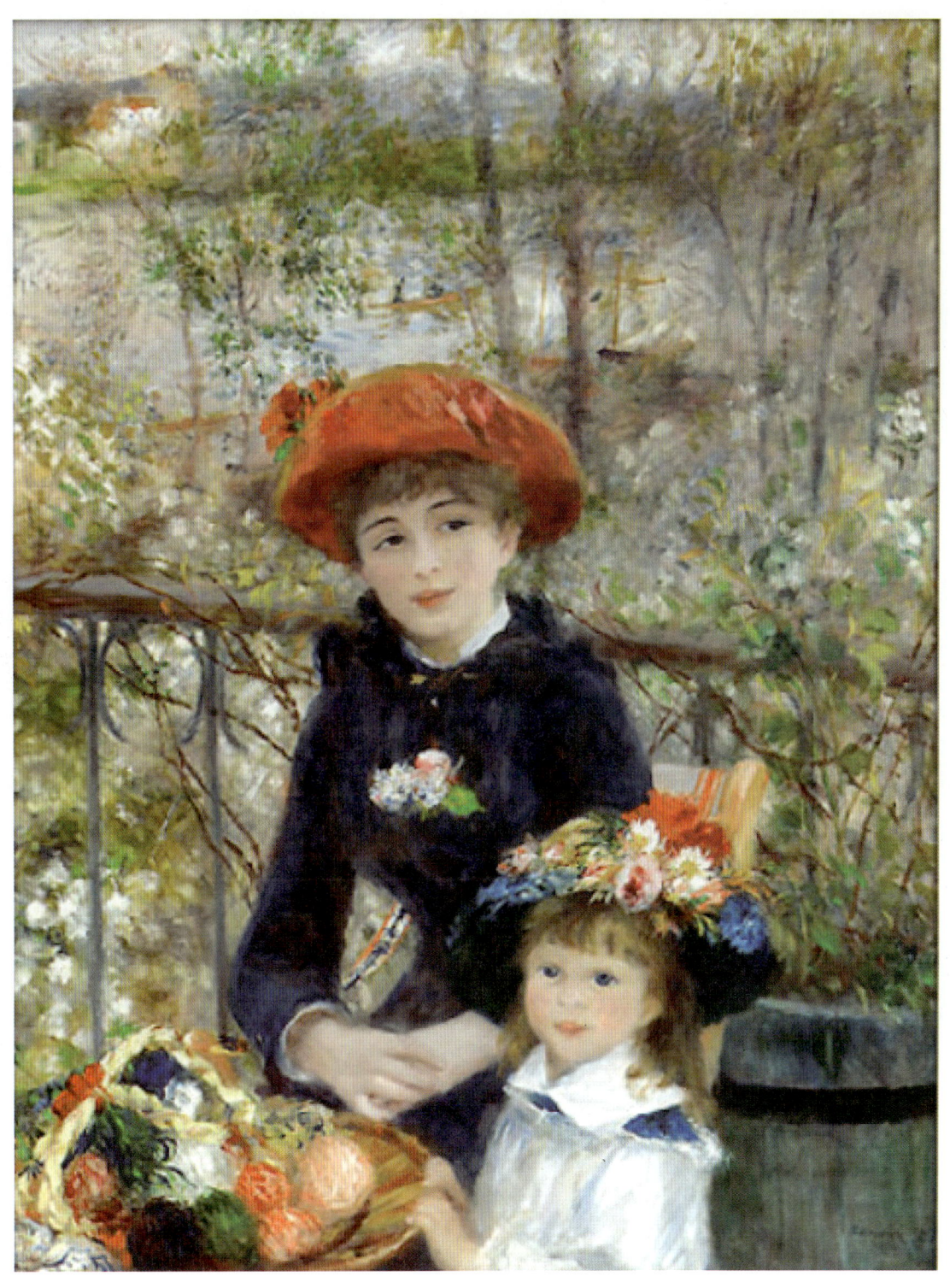
▶ 테라스에서 (두자매)

4. 렘브란트

렘브란트는 빛과 그림자의 사용으로 유명하며, 특히 자화상과 성경 이야기를 다룬 그림으로 잘 알려져 있습니다.

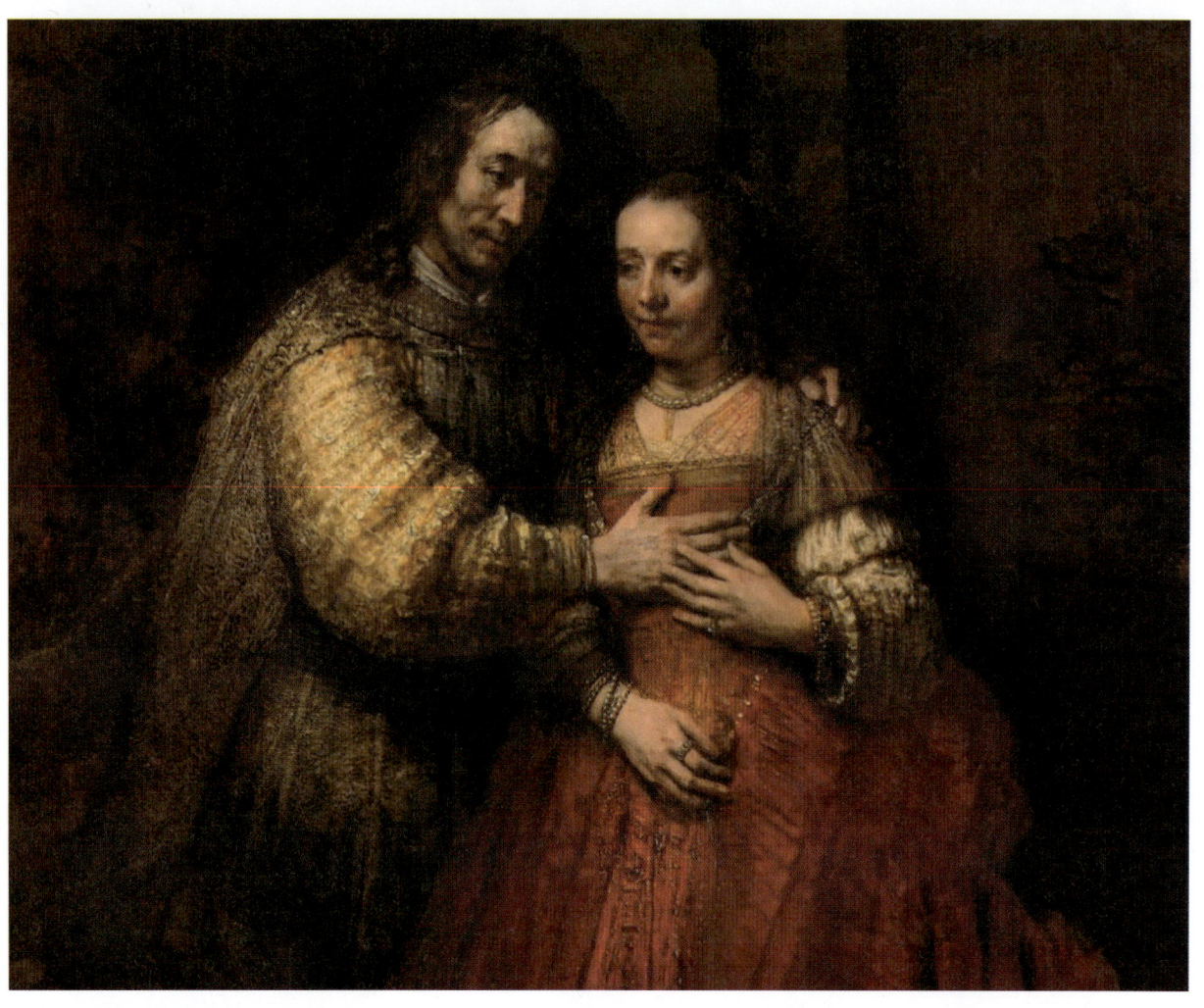

▶ 유대인 신부

5. 드가

프랑스의 화가. 파리의 근대적인 생활에서 주제를 찾아 정확한 소묘능력 위에 신선하고 화려한 색채감이 넘치는 근대적 감각을 표현했습니다. 인물동작의 순간적인 포즈를 교묘하게 묘사해 새로운 각도에서 부분적으로 부각시키는 수법을 강조했습니다.

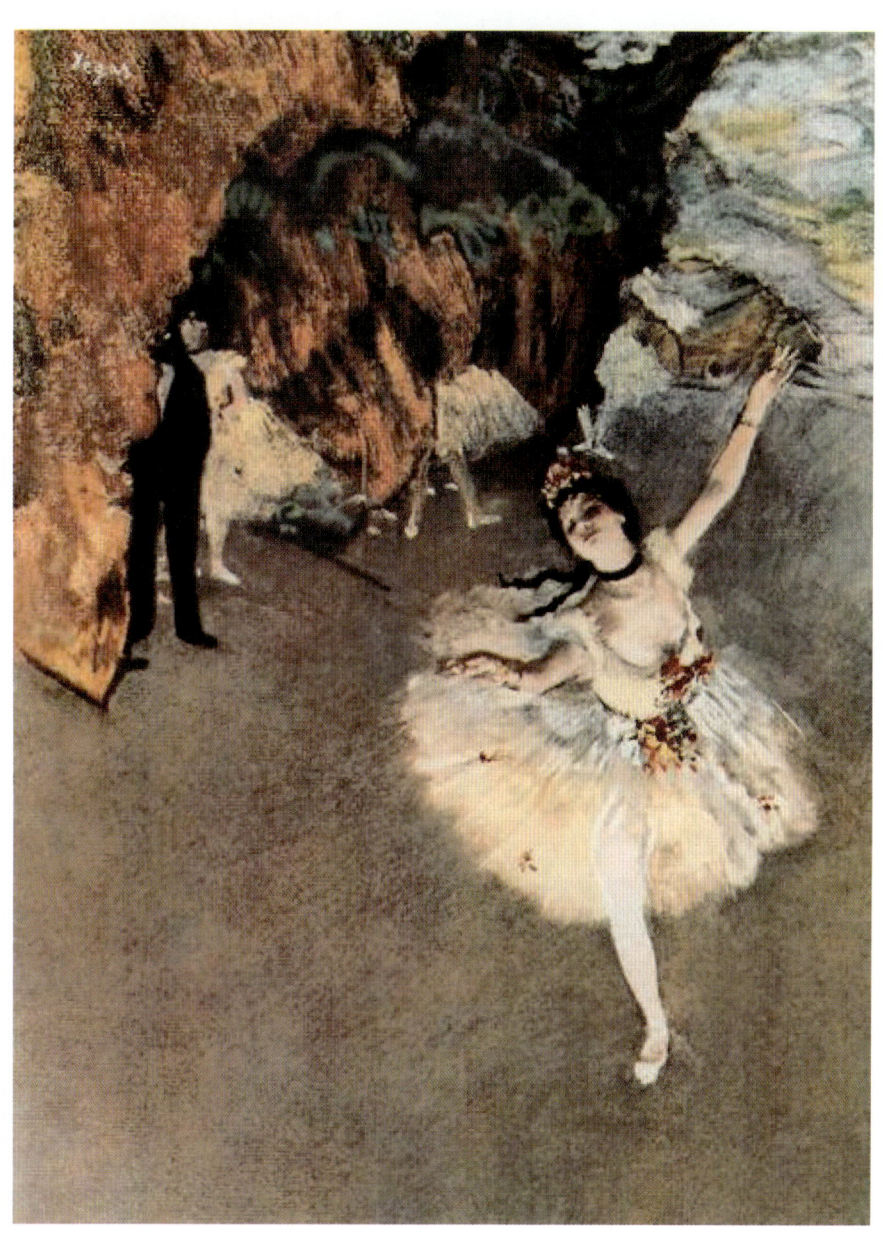

▶ 별, 무대 위의 무희

6. 모네

19세기 프랑스의 유명한 인상파 화가로 알려져 있습니다. 그의 작품은 주로 자연 풍경, 꽃, 물고기, 그리고 도시 풍경을 다루며, 색채와 빛의 변화에 주목한 작품들로 유명합니다.

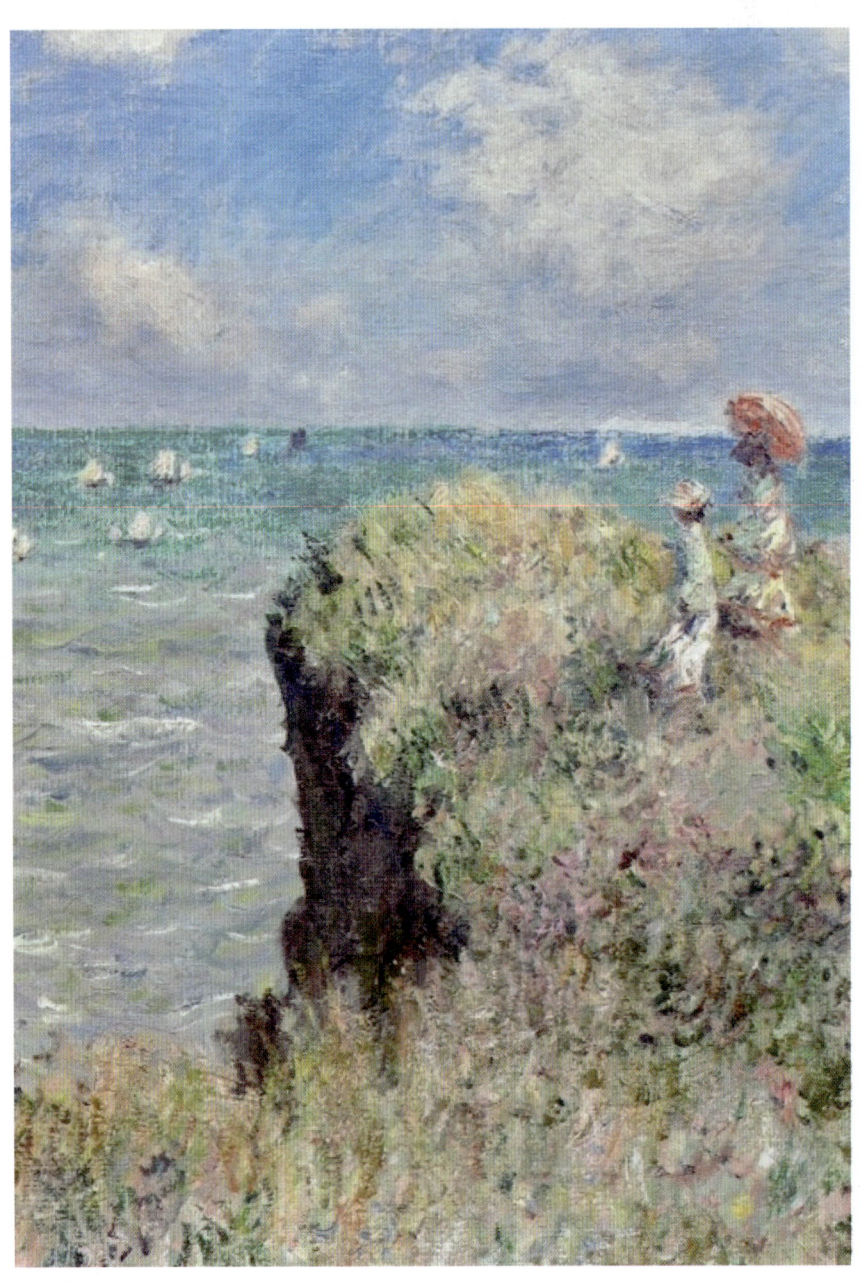

▶ 절벽 위의 산책

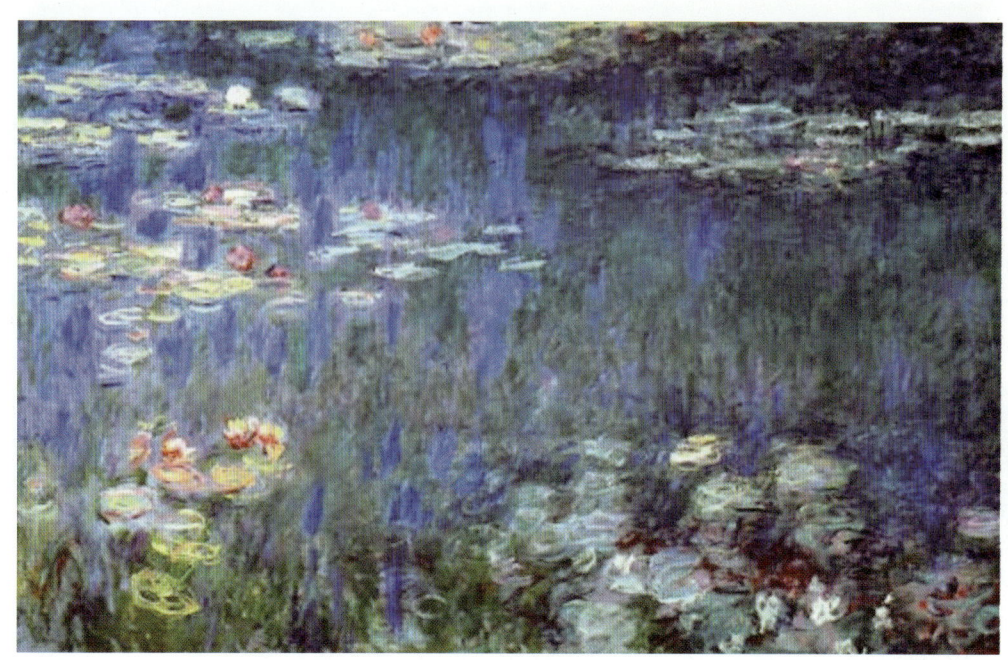

▶ 수련

7. 쇠라

신인상주의 미술을 대표하는 프랑스의 화가. 색채학과 광학이론을 연구하여 그것을 창작에 적용해 점묘화법을 발전시켜 순수색의 분할과 그것의 색채대비로 신인상주의의 확립을 보여준 작품을 그렸습니다.

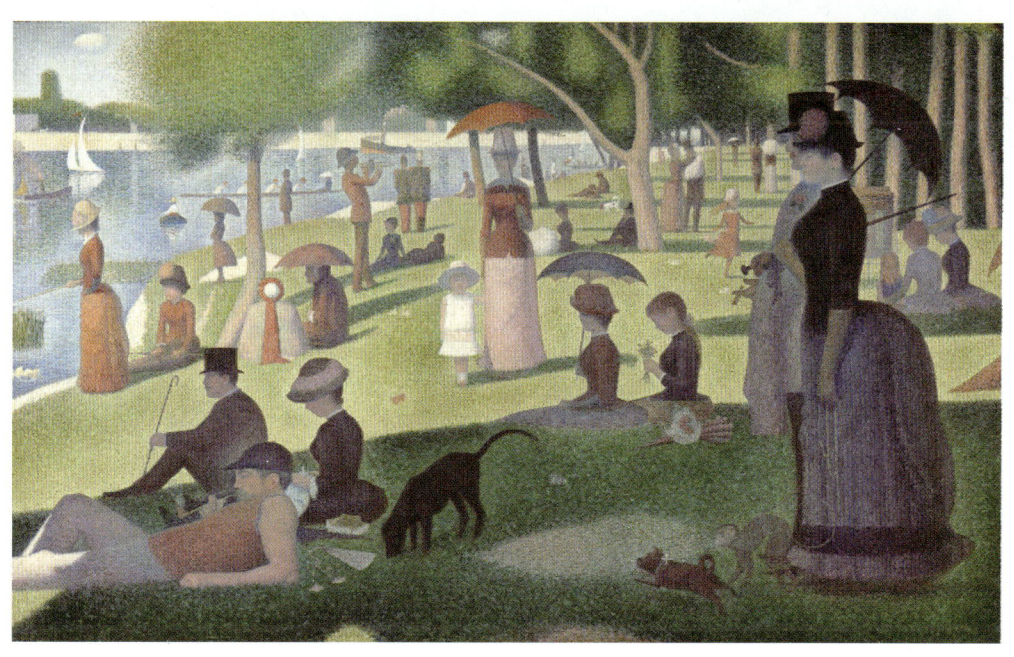

▶ 그랑자트의 일요일

8. 고흐

19세기 후반 프랑스의 화가로, 후기 인상주의의 대표적인 예술가 중 한 명입니다. 그의 작품은 밝은 색채와 강렬한 붓질로 유명하며, 사회적 이슈나 인간의 삶을 표현한 작품들이 대표적입니다.

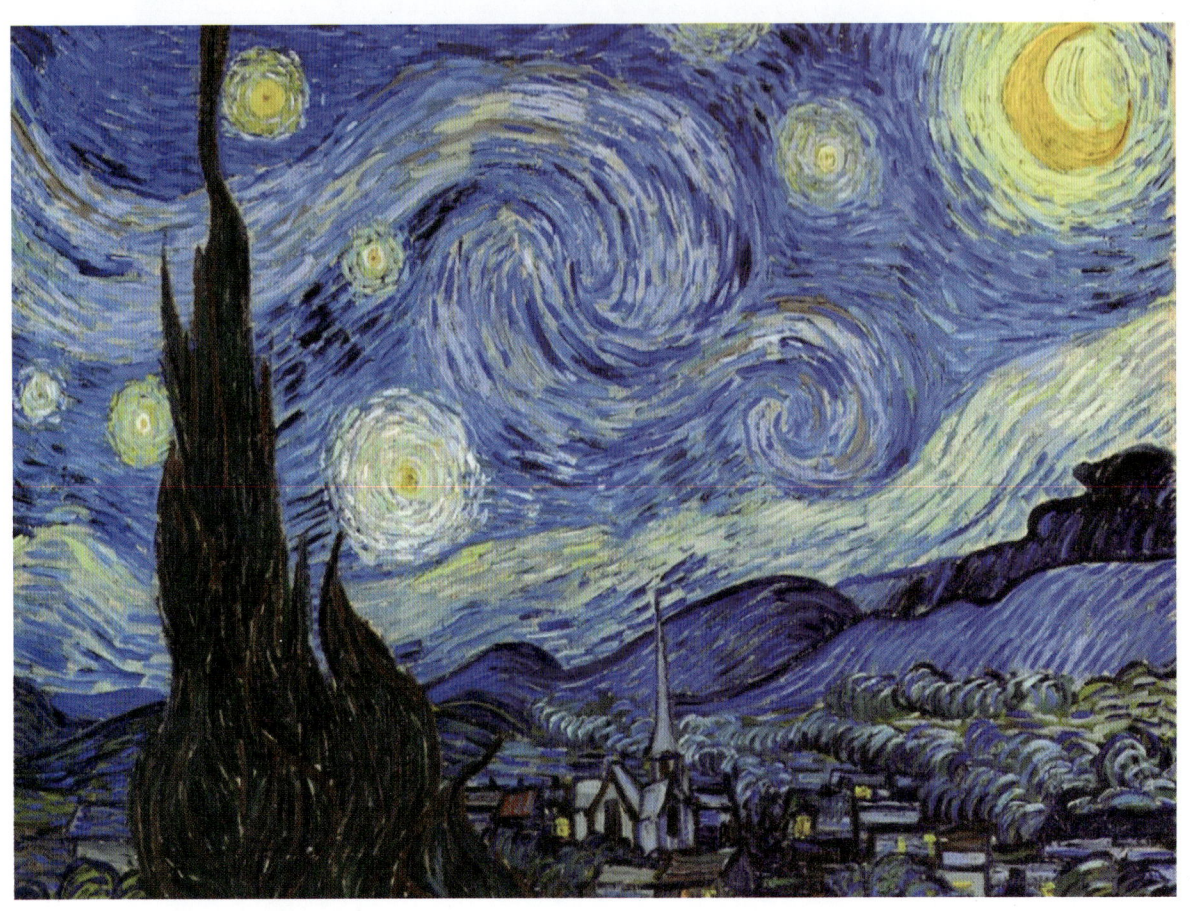

▶ 별이 빛나는 밤에

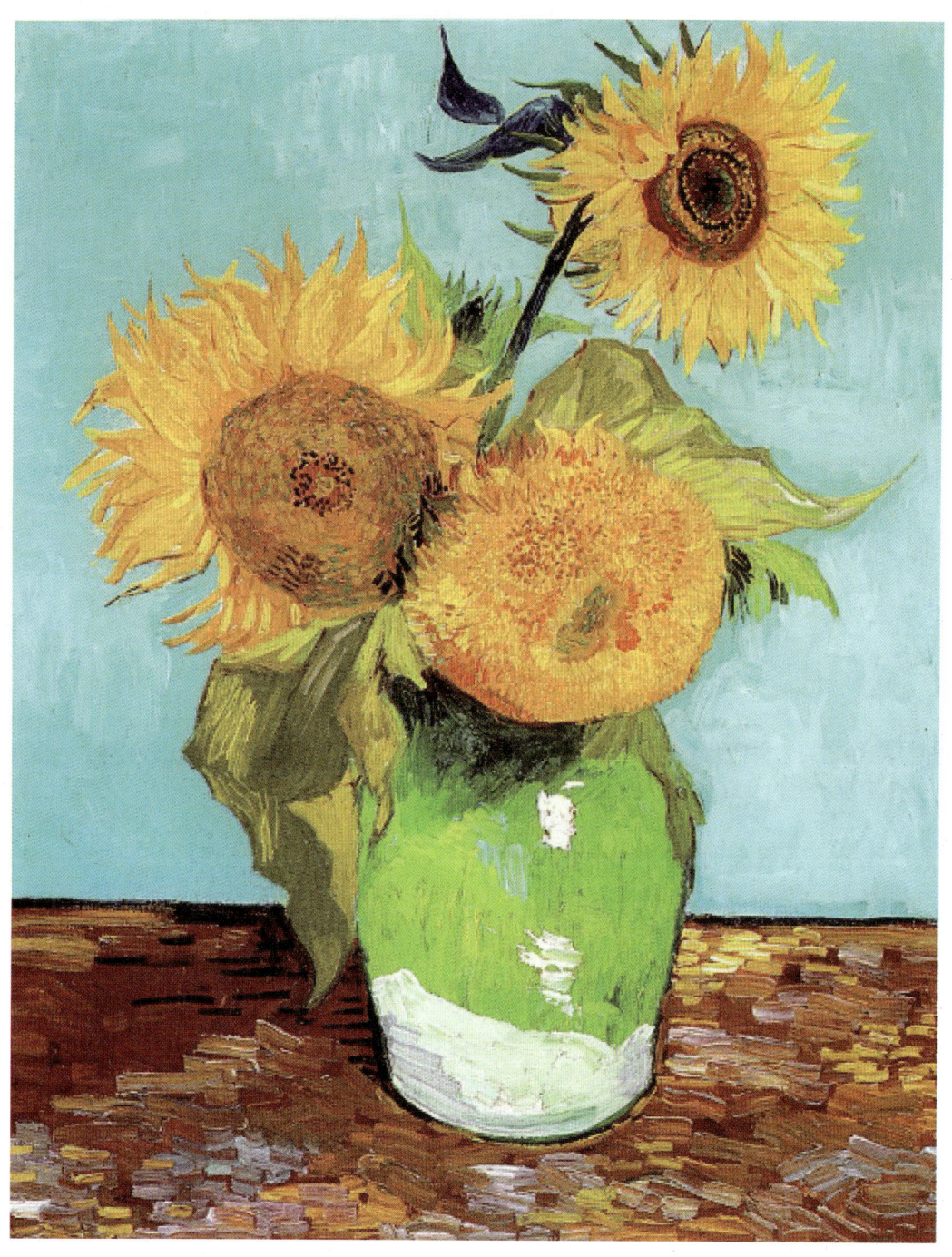

▶ 해바라기

9. 페르메이르

렘브란트와 함께 네덜란드의 황금시대라고하는 17세기를 대표하는 화가 중 하나로 델프트에서 태어나 활동했습니다.

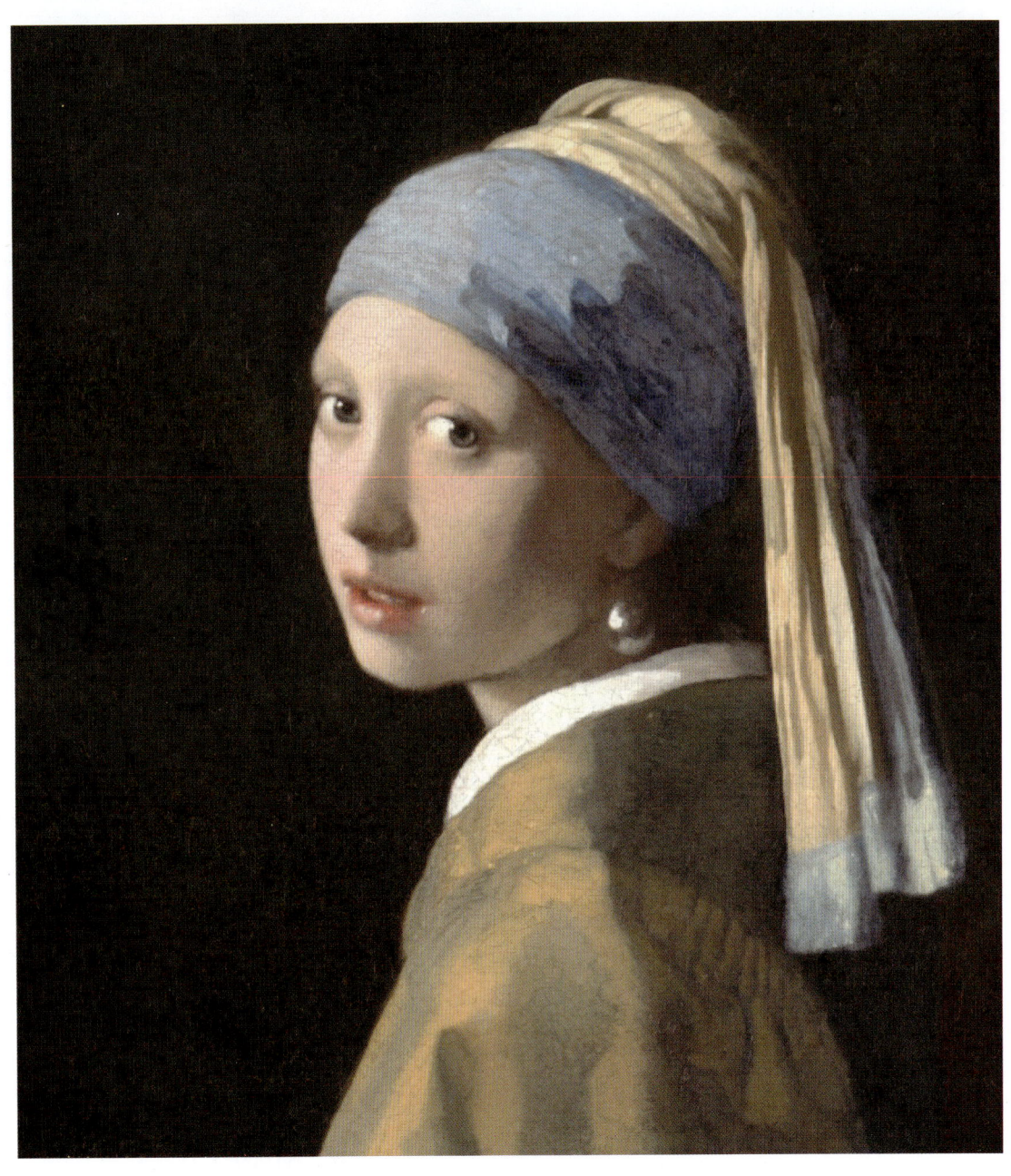

▶ 진주귀걸이를 한 소녀

10. 카사트

인상주의 전시에 참여한 유일한 미국 여성 화가로 빛을 가장 중요한 요소로 여긴 인상파 화가들에게 화실 바깥에서의 작업은 무척 중요했지만 19세기 당시 여성들에게는 쉽게 허락되지 않았어요. 남성과 여성의 공간이 구별됐던 시대였던 만큼 주요 소재가 실내인 여성들의 소소한 일상을 다룬 그림을 주로 그리며 여성의 공간과 세계를 담아냈습니다.

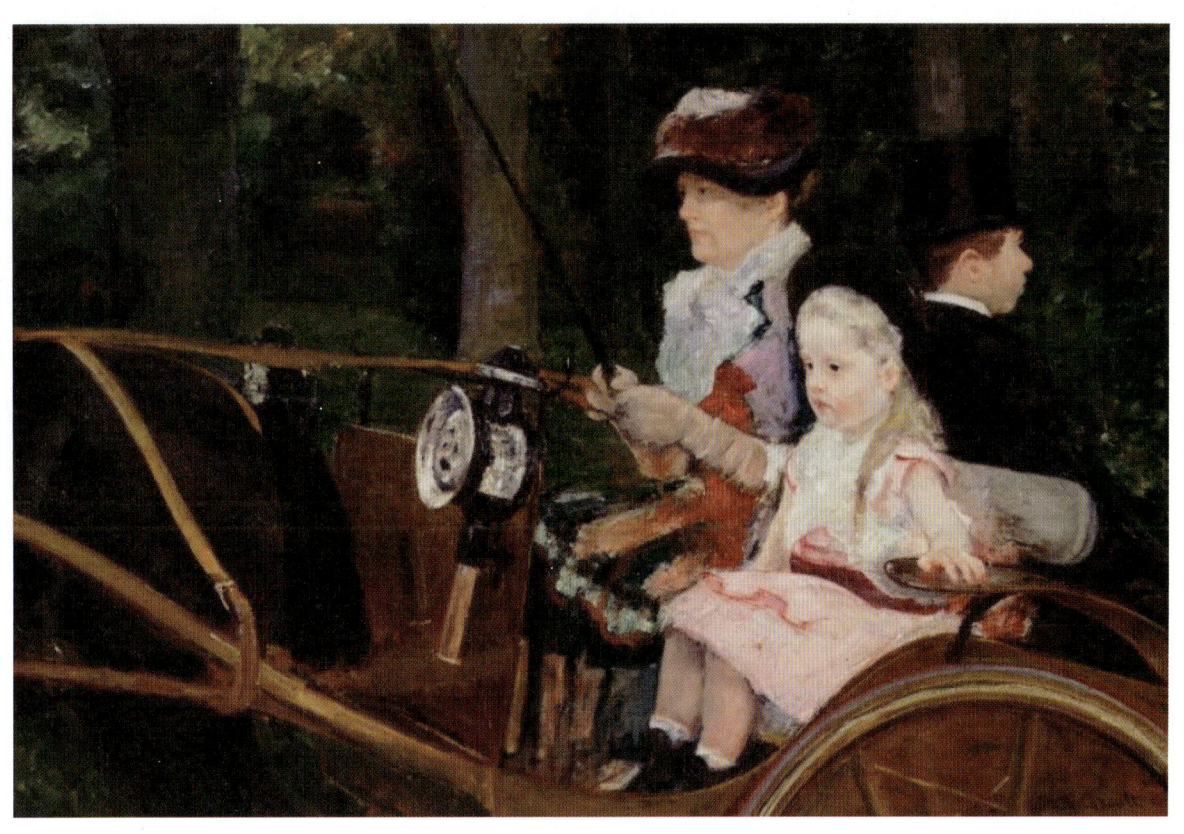

▶ 마차 고삐 잡은 소녀와 여인

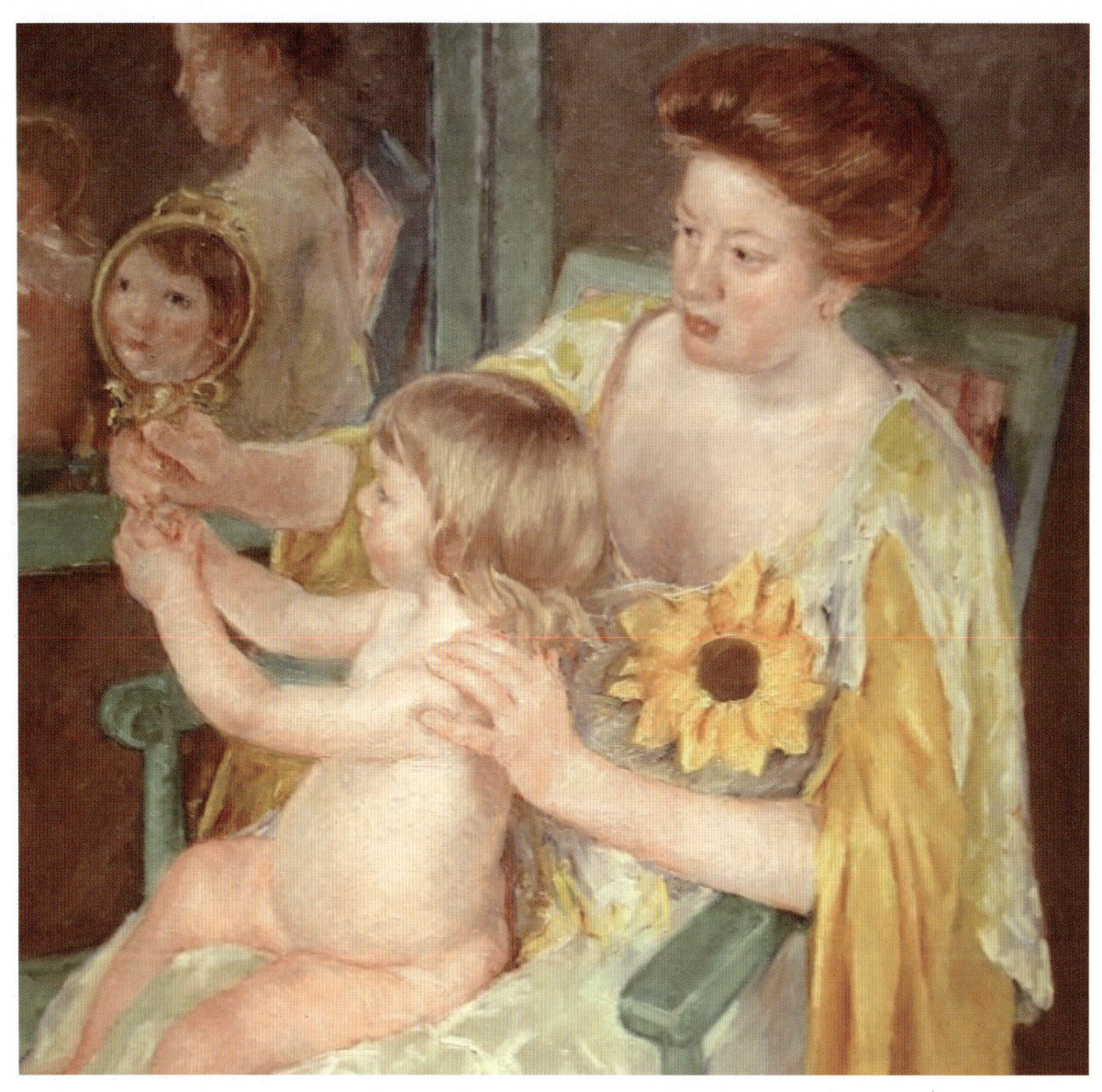

▶ 엄마와 아이

11. 밀레

프랑스의 화가. 진지한 태도로 농민생활에서 취재한 일련의 작품을 제작하여 독특한 시적(詩的) 정감과 우수에 찬 분위기가 감도는 화풍을 확립, 바르비종파의 대표적인 화가입니다. 그러나 다른 화가들과 달리 풍경보다 농민생활을 더 많이 그렸습니다.

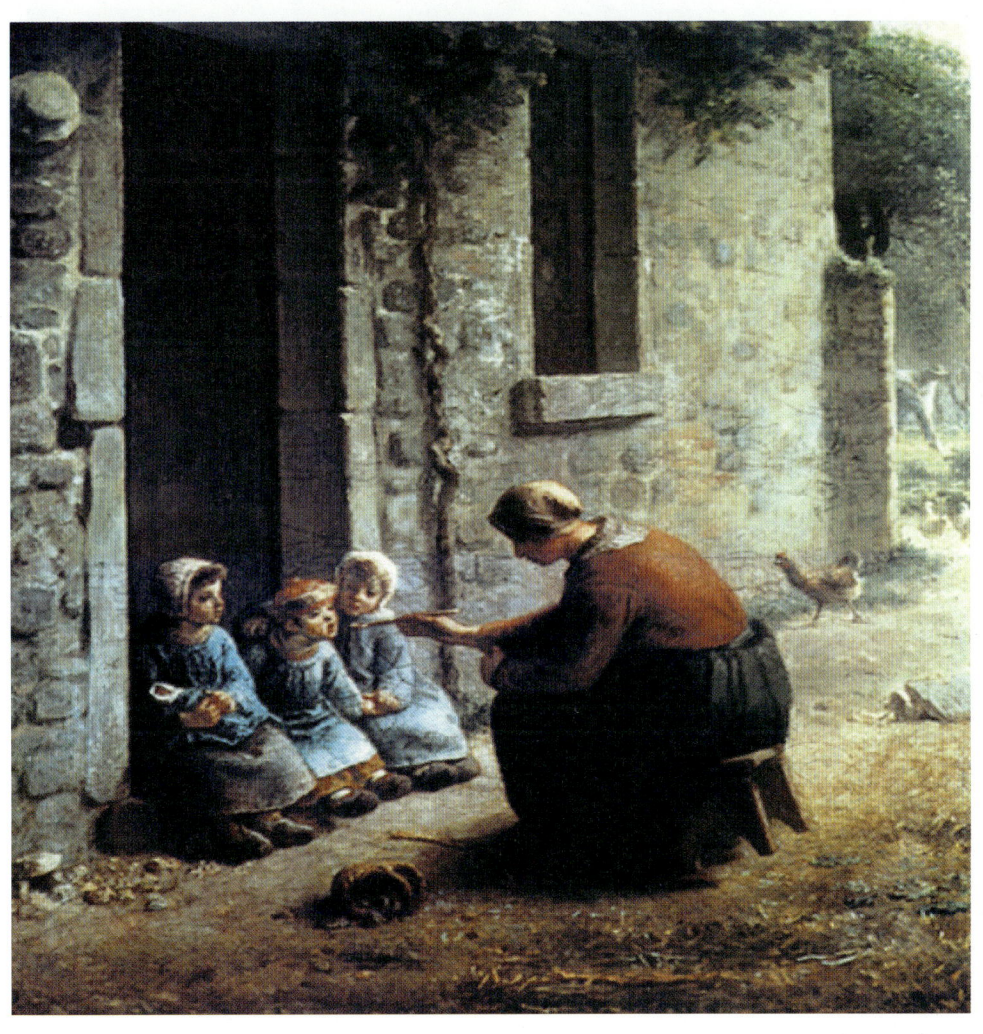

▶ 아이들에게 수프를 떠먹이는 어머니

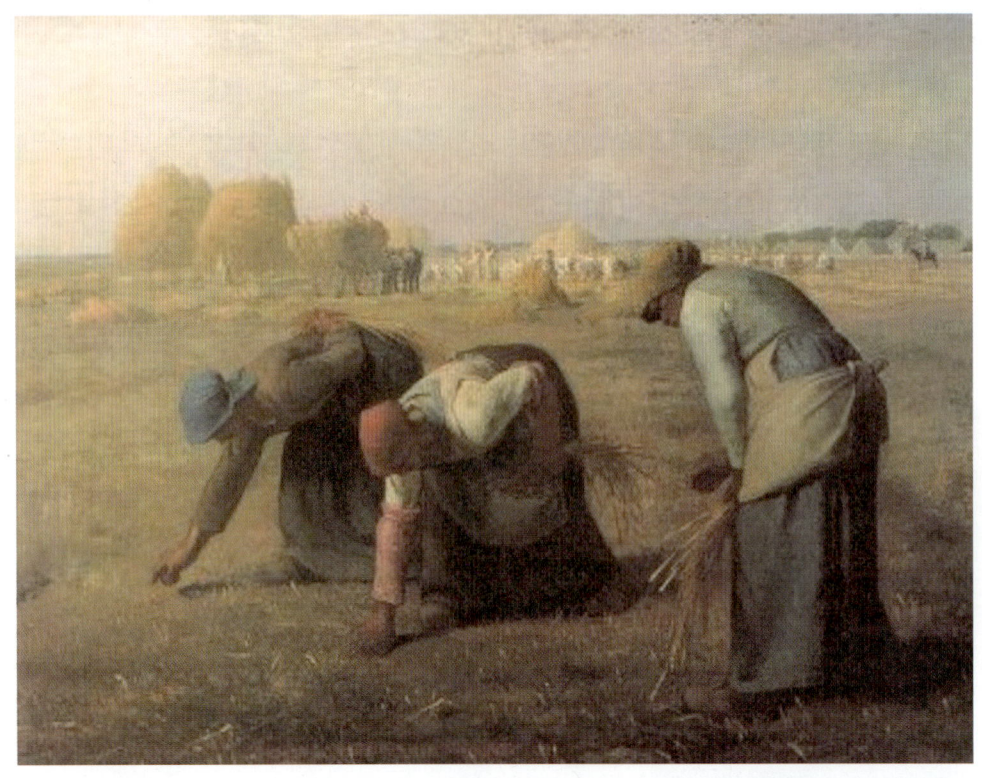

▶ 이삭줍는 여인

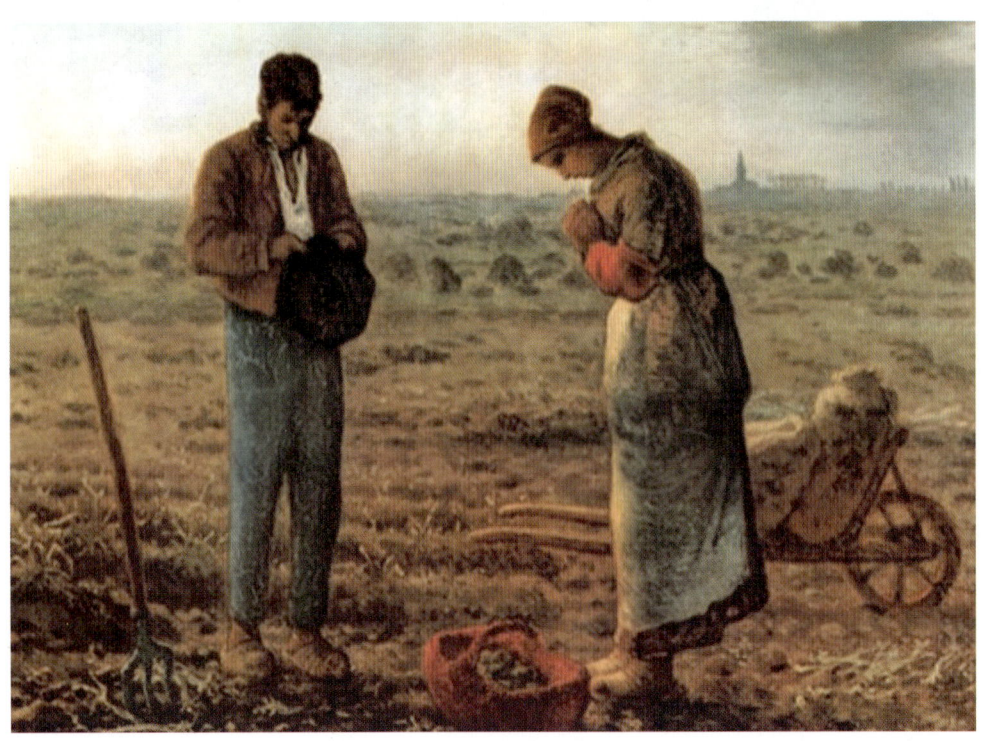

▶ 만종

12. 샤갈

사랑꾼이었던 20세기 최고의 러시아 출신의 프랑스 화가, 판화가. 샤갈의 작품 주제는 중력의 법칙을 벗어난 영원의 사랑이었습니다. 샤갈은 인간이나 동물들, 특히 연인들은 자유롭게 하늘을 나는 것으로 표현했습니다. 이것은 사랑의 신화를 신선하고 강렬한 색채로 작품을 표현한 것입니다.

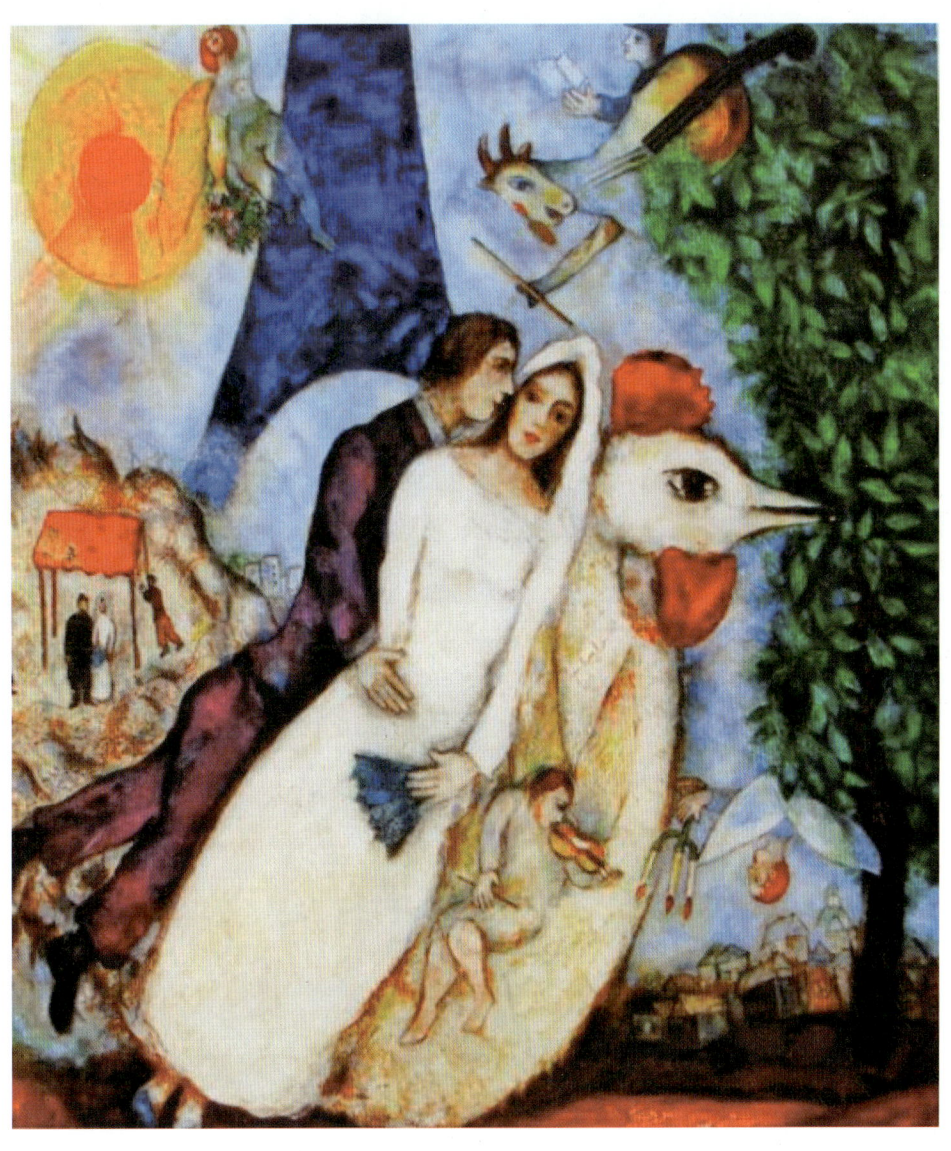

▶ 에펠탑의 신랑신부

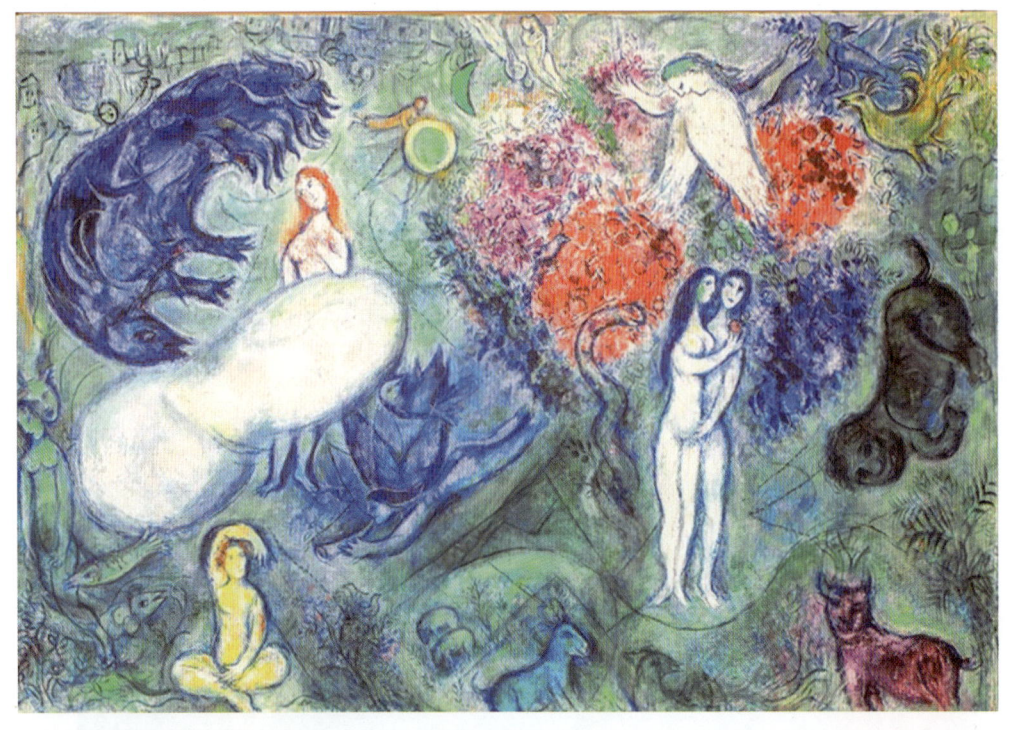

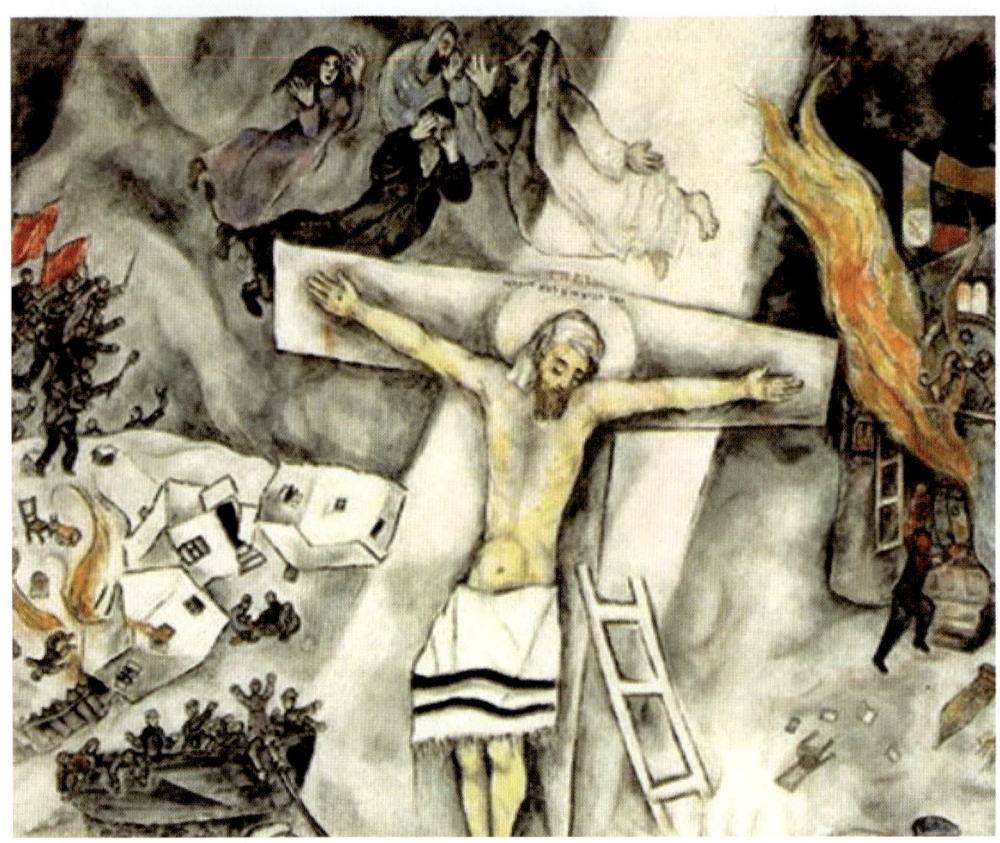

▶ 에덴 동산에서 추방되는 아담과 이브 / 하얀십자가

13. 무리요

스페인의 화가(1617~1682). 벨라스케스·리베라와 함께 에스파냐 바로크 회화의 대표적인 화가로, 성모와 성자들을 생생하게 그렸습니다.

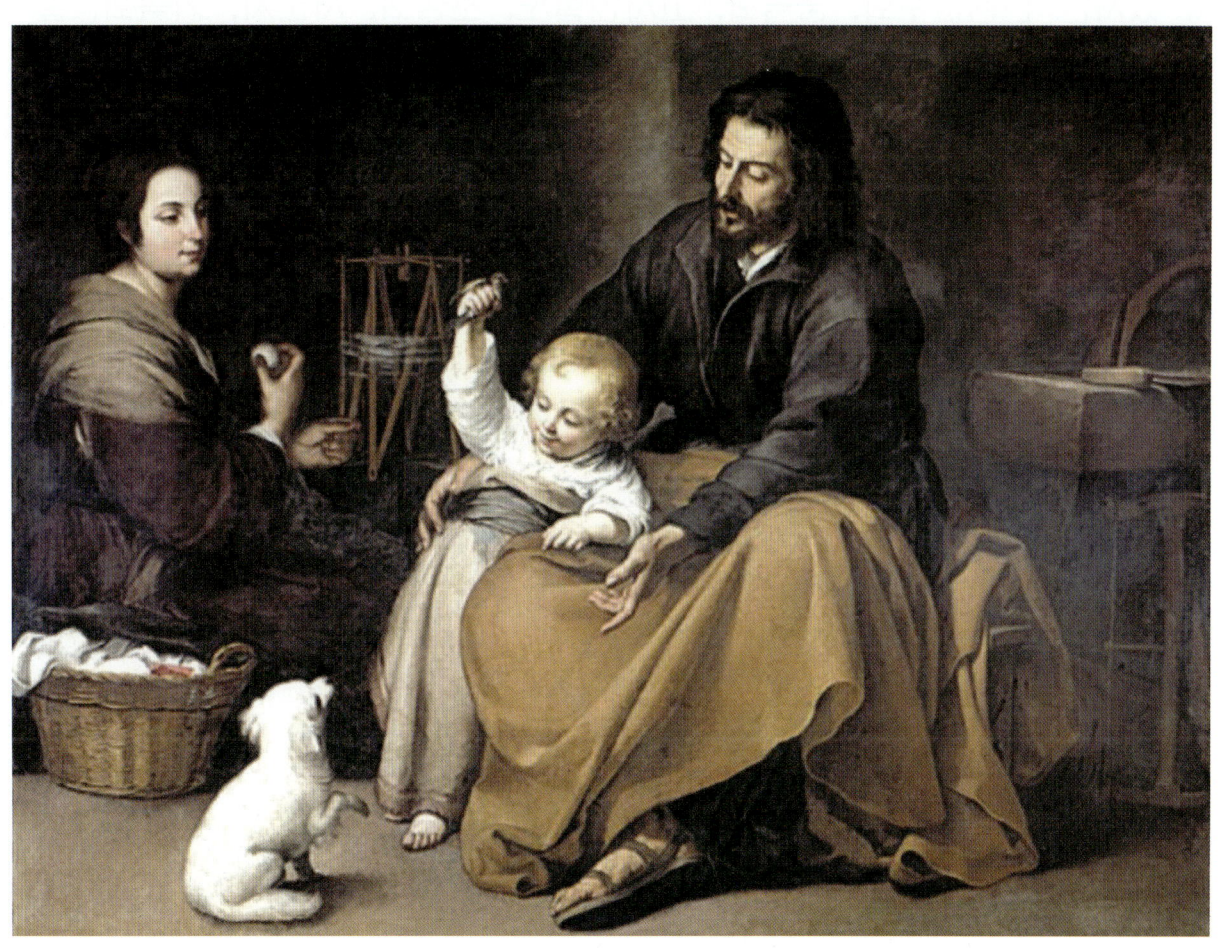

▶ 작은 새와 성가족

14. 김홍도

서민의 삶을 그림에 담은 단원 김홍도, 그는 인물됨이 신선과 같아서 '화선(畵仙)'이라고 불리고, 또 나라 안의 으뜸가는 화가라는 뜻으로 '국화(國畵)'라고도 불렸습니다. 요즘으로 치면 국민화가입니다. 그만큼 당대에 많은 사람들이 그와 그의 작품을 좋아했습니다. 풍속화가로 알려져 있지만 진경산수화, 풍속화, 고사인물도, 초상화, 사군자, 기록화, 불화 등 할 것 없이 모든 회화 장르를 섭렵했다고 할 수 있습니다.

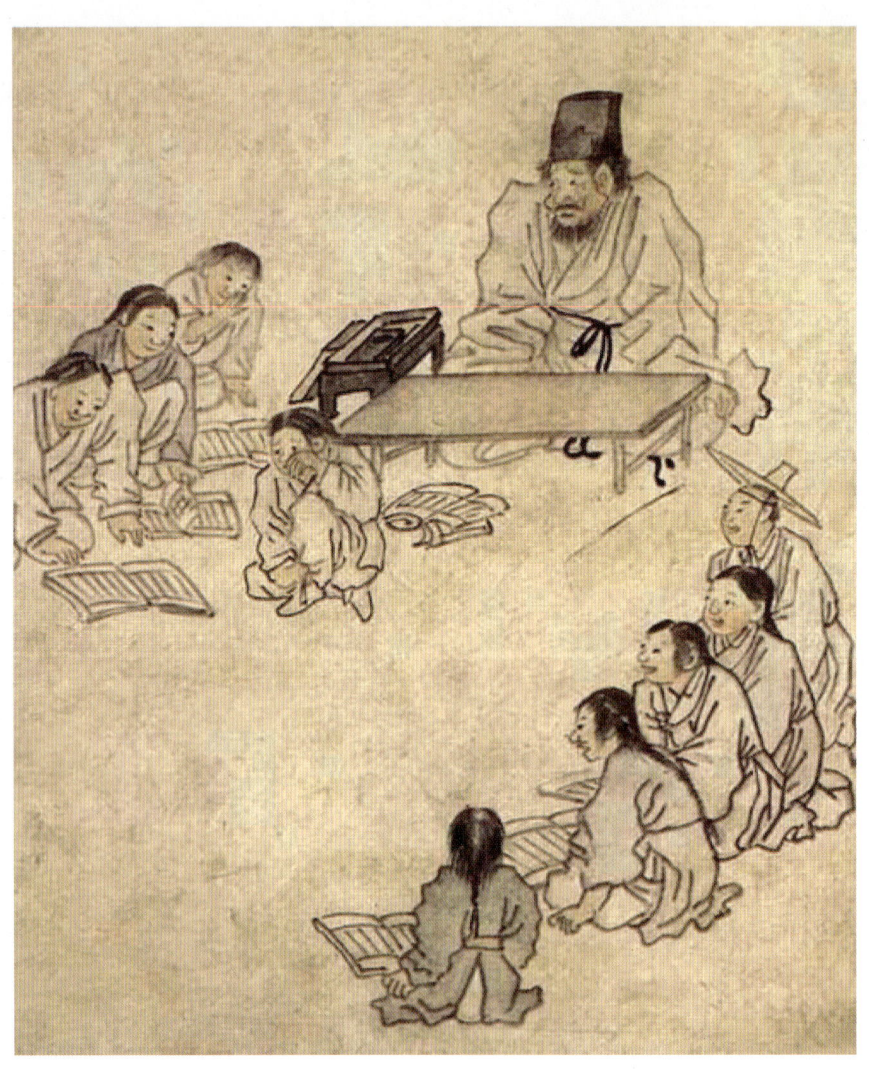

▶ 서당

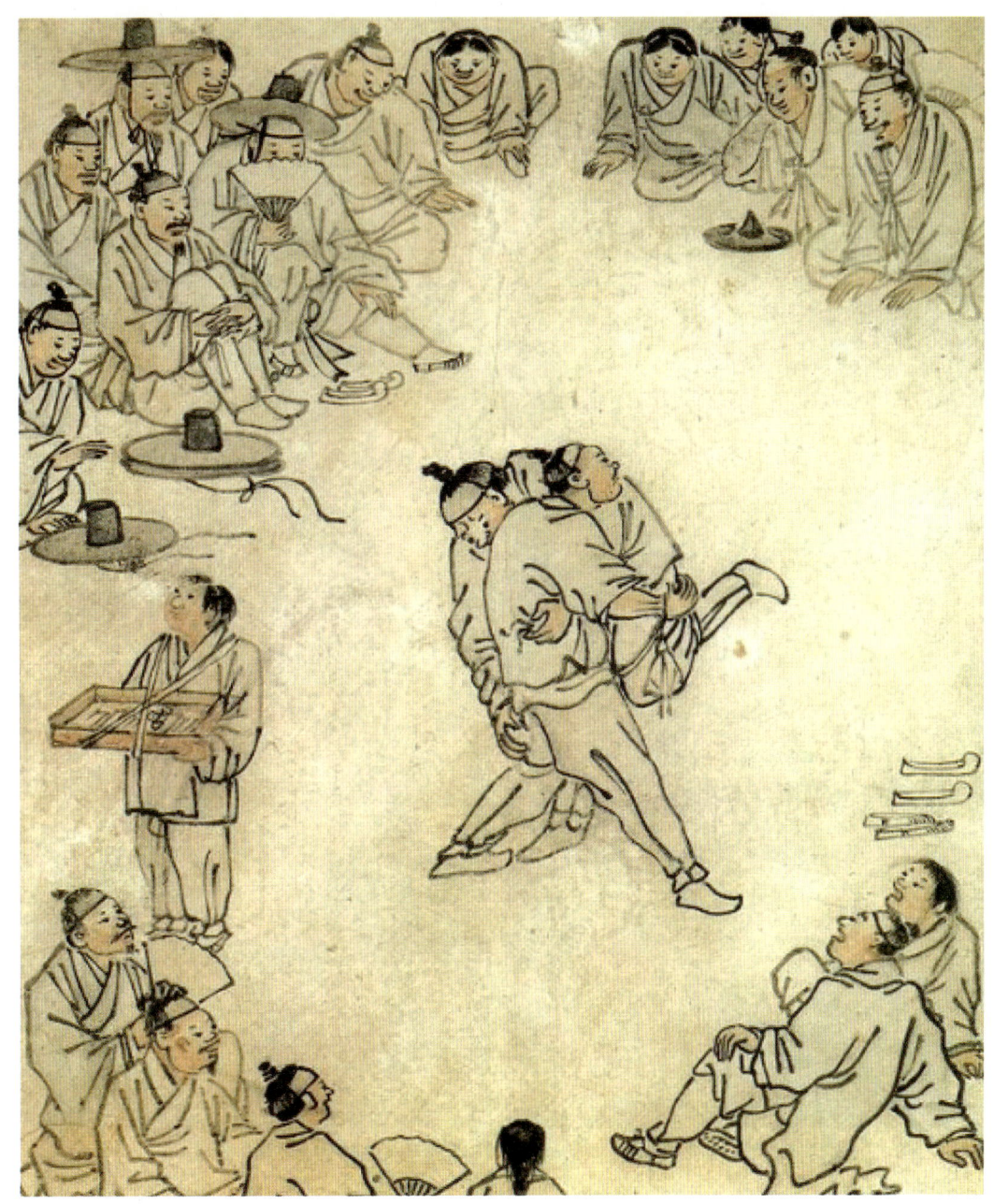
▶ 씨름

15. 신윤복

　조선 시대 양반의 권위 의식에 도전장을 내민 화가. 법도를 따지고 체면을 앞세우며 점잖은 척 위선을 떠는 조선의 양반들에게 그들의 비행을 적나라하게 담은 그림으로 일격을 가했던 화가로 알려져 있습니다.

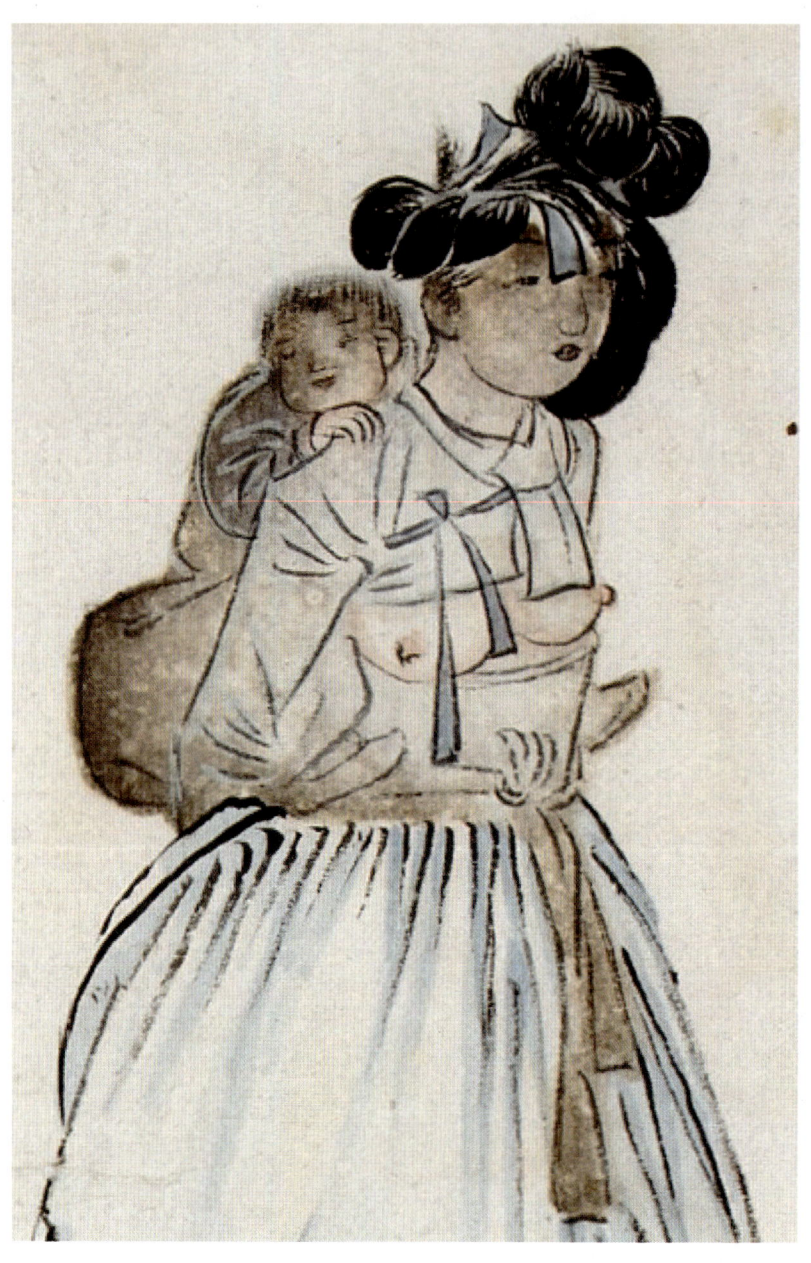

▶ 아기업은 여인

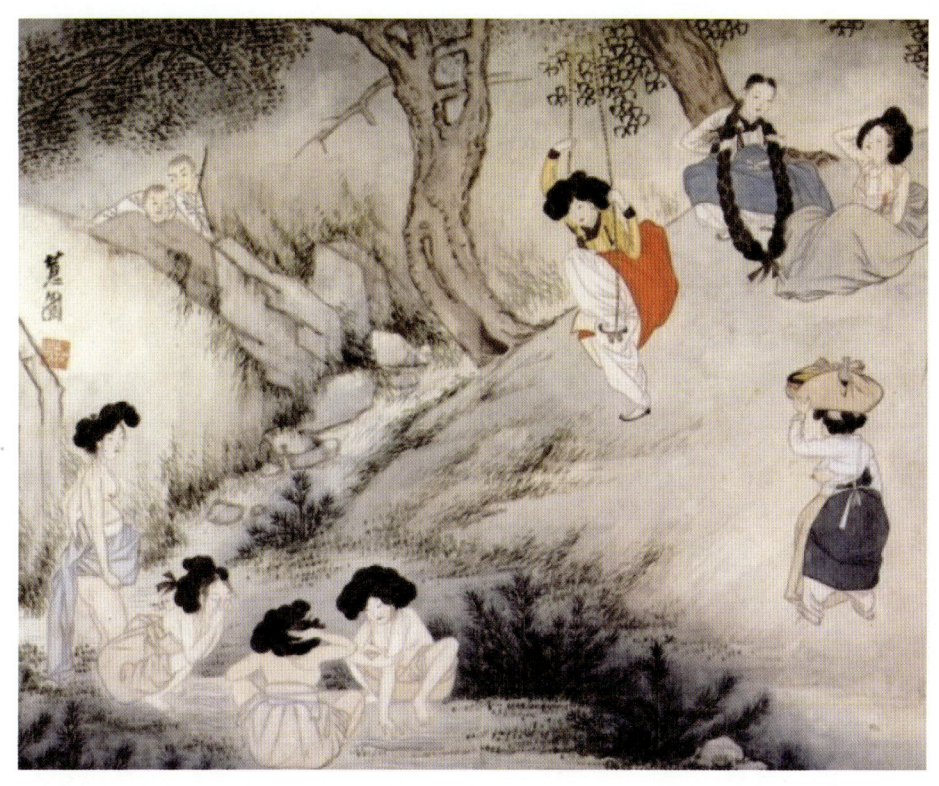
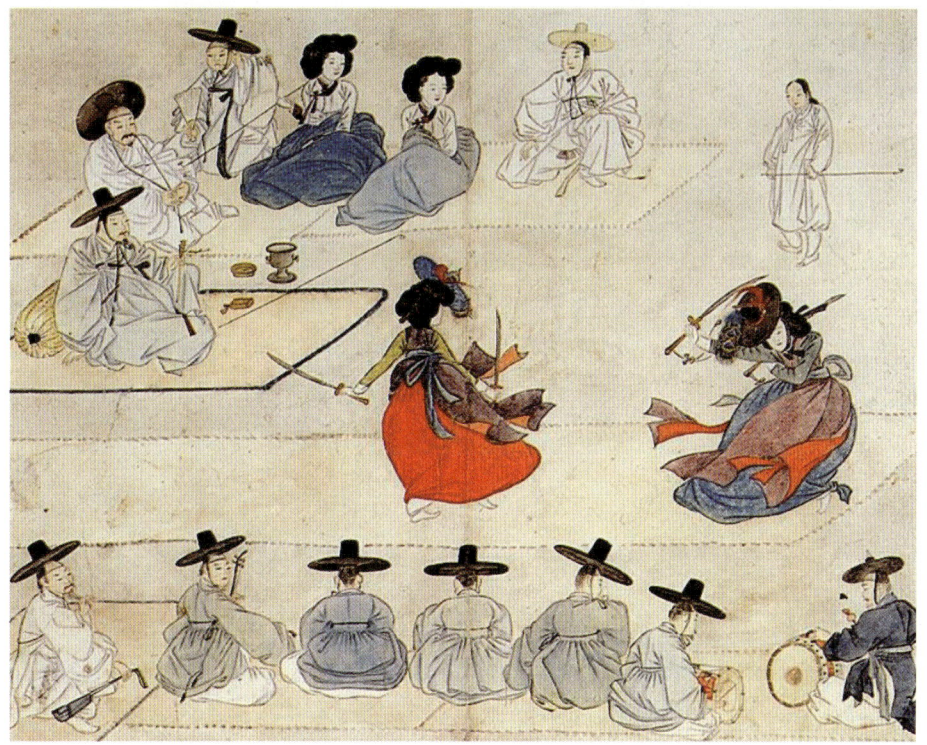

▶ 단오풍정 / 쌍검대무

16. 전기

자는 위공, 호는 고람, 두당. 약재상을 하는 중인으로서 서화를 수장하고 감식하였을 뿐만 아니라 서화 거래에 관여하기도 했다고 합니다. 서른 살이라는 젊은 나이에 세상을 떠났지만, 전해져 오는 작품들을 보면 남다른 품격이 느껴집니다.

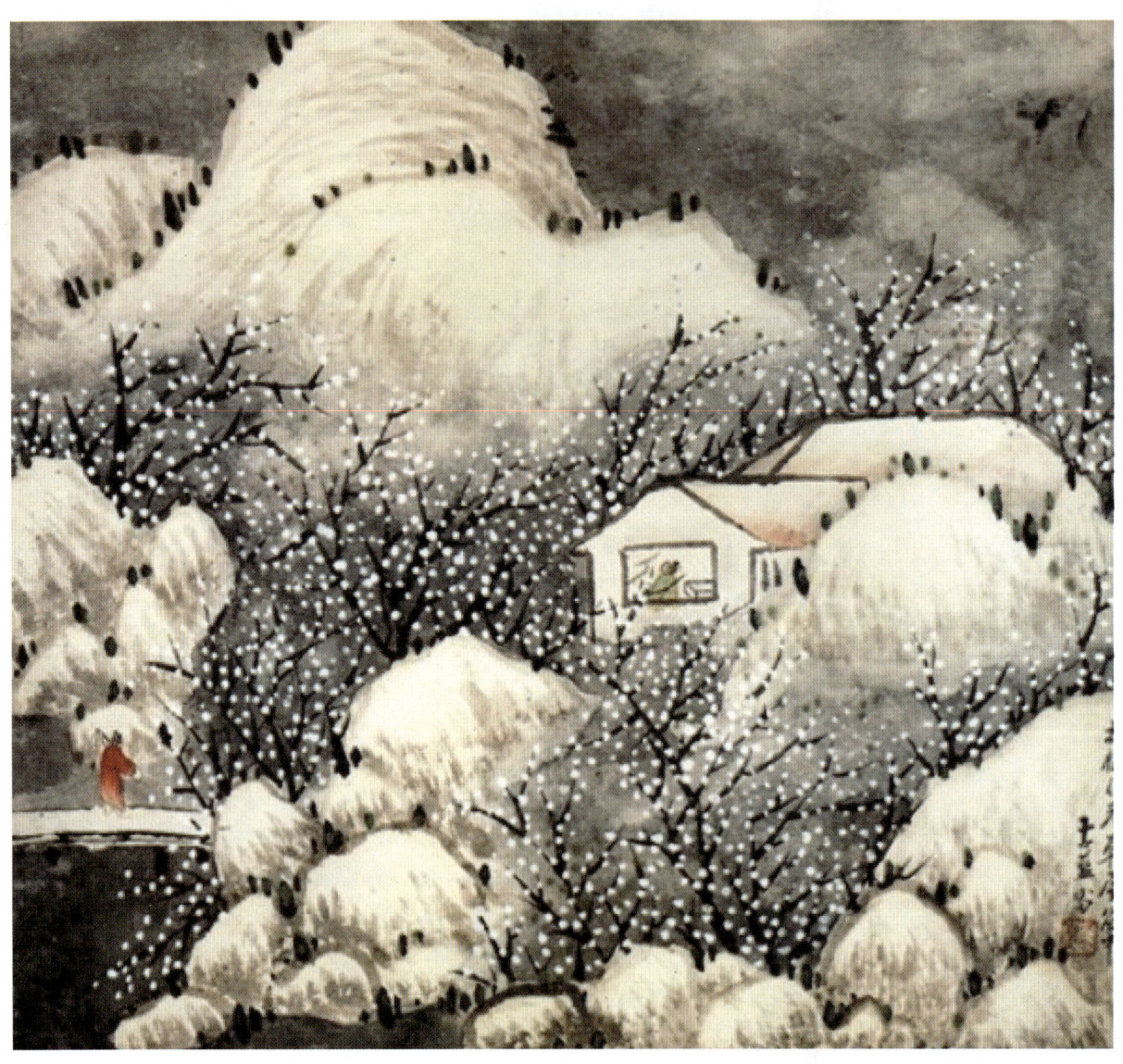

▶ 매화초옥도

17. 신사임당

조선시대의 대표적인 여류 문인. 본관은 평산, 조선시대의 대표적 학자이며 경세가인 율곡 이이의 어머니입니다. 신사임당은 5만원권 지폐에서 볼 수 있는 인물이랍니다. 현모양처의 삶으로도 살아온 인물이지만, 어릴 적부터 그림 및 글씨, 시 분야에서 능력이 뛰어난 인물이었다고 해요. 화가로 시인으로 예술가로서의 삶도 살아왔기 때문에 멋진 그림과 시를 많이 남겼답니다.

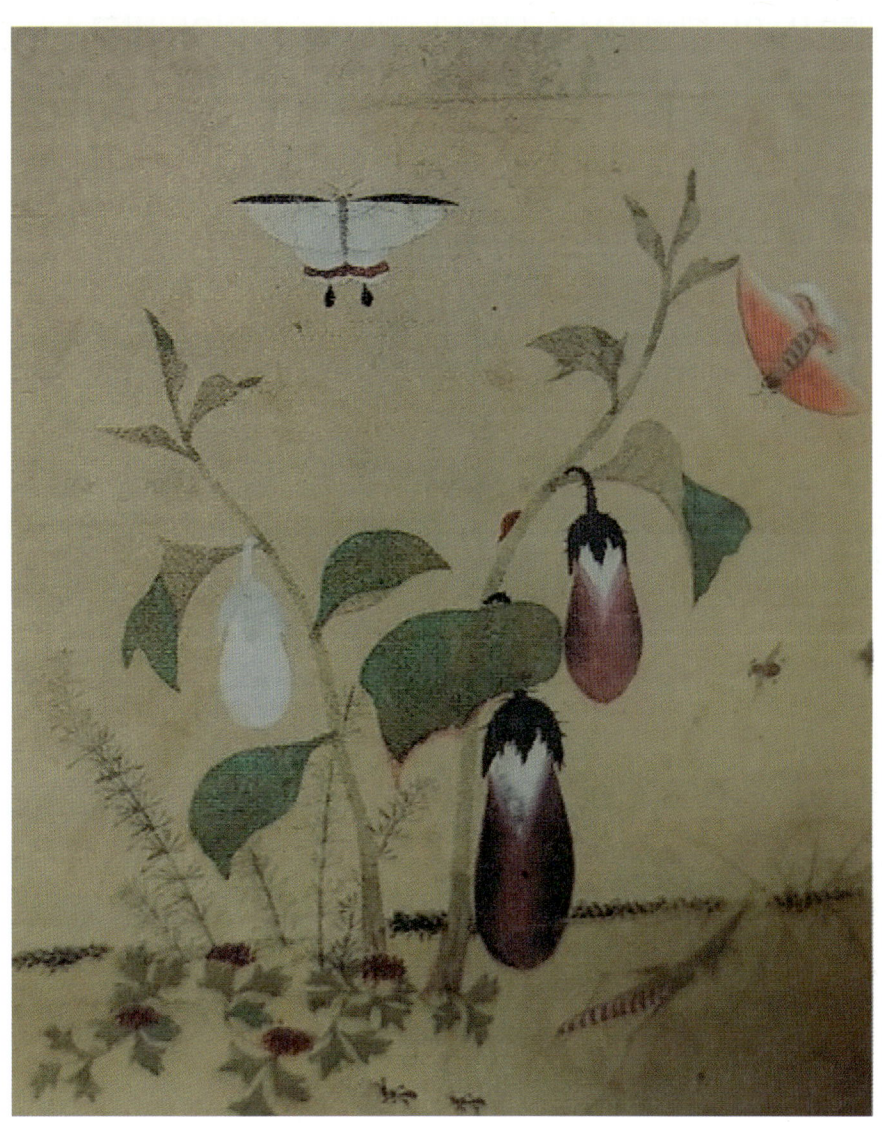

▶ 가지와 벌

18. 추사 김정희

조선 후기의 서예가이자 화가, 학자입니다. 별도로 쓰는 이름인 호는 '추사' 또는 '완당'이라고 합니다. 글씨와 그림, 시에 뛰어난 능력을 보였을 뿐 아니라 금속이나 돌에 새겨진 글을 연구하는 금석학에도 업적을 남겼으며 글씨에도 조예가 깊어 그가 썼던 서체를 '추사체'라고 하며, 〈세한도〉는 우리나라 최고의 문인화로 꼽힌답니다.

세한도(歲寒圖)(논어 자한편)는 사람은 고난을 겪어야 비로소 그 지조의 일관성이나 인격의 고귀함 등이 드러날 수 있다는 의미로 시절이 좋을 때나 고난과 핍박을 받을 때나 한결같이 인격과 지조를 지켜야 한다는 추사의 다짐은 많은 이들에게 감동을 주고 있습니다.

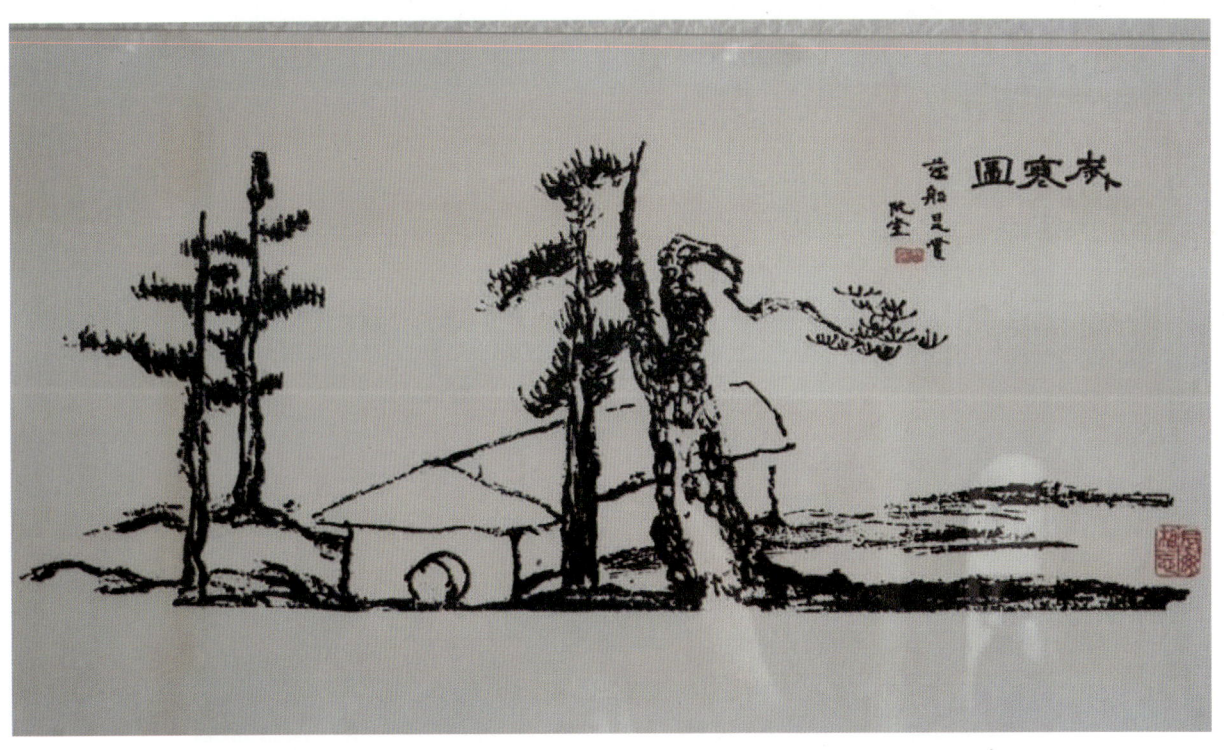

▶ 세한도

19. 신한평(신윤복 아버지)

신한평은 조선 후기의 도화서 화원이며, 영조와 정조의 어진 제작을 비롯한 국가 사업과 궁중 관련 그림을 그렸습니다. 그는 초상화로 잘 알려졌으나, 산수화, 화훼화, 영모화, 풍속화 등 여러 소재의 그림을 두루 잘 그렸다. 조선 후기 풍속화가 신윤복이 신한평의 아들입니다.

*그림 속의 울고 있는 어린아이가 신윤복이라고 합니다.

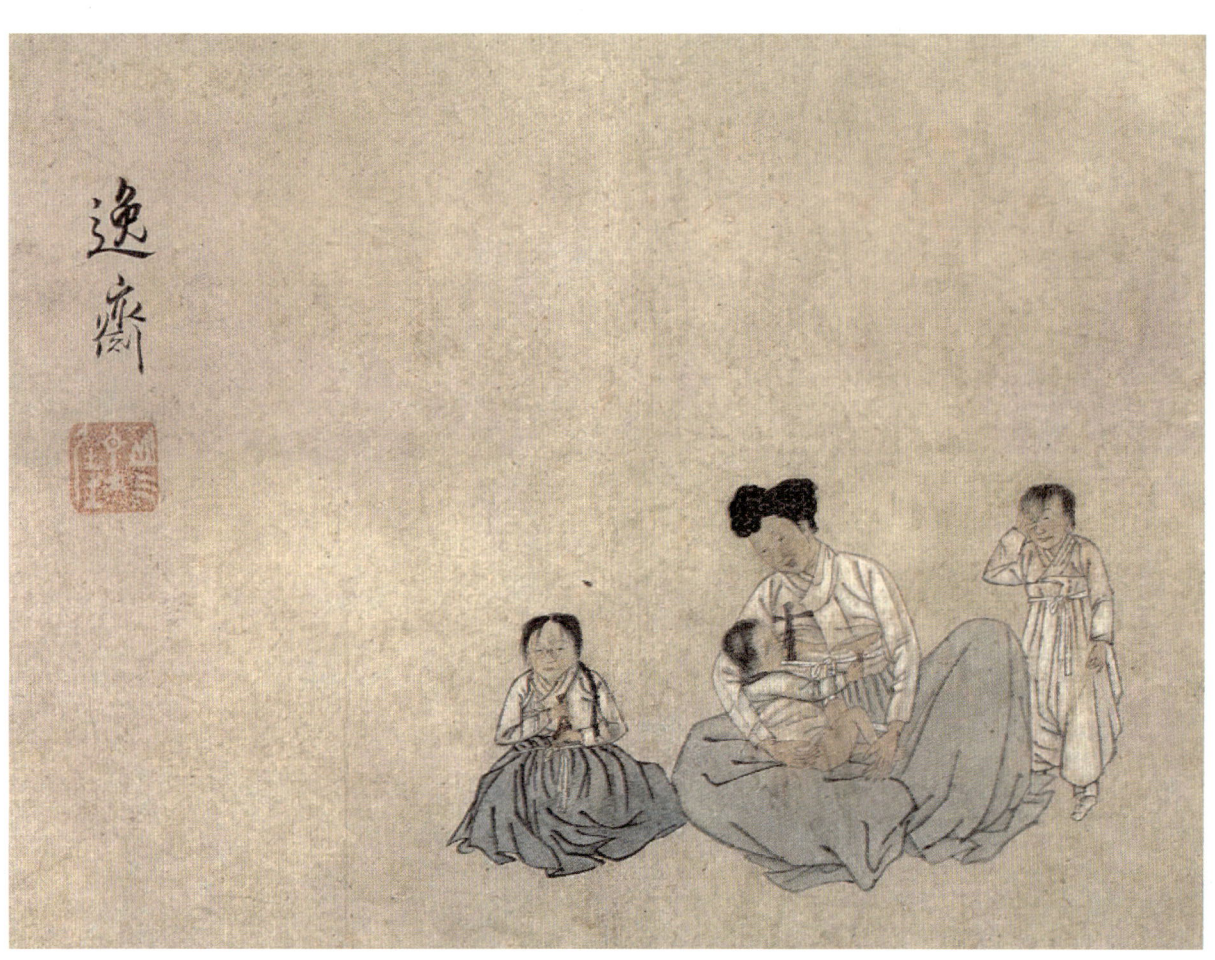

▶ 자모육아

7장

우리아이 영재만들기 방구석 태교여행

7. 우리아이 영재만들기 방구석 태교여행

 임신 중인 부모가 태아의 건강과 발달을 촉진하기 위해 특별히 계획된 여행입니다. 이 여행은 스트레스 해소, 긍정적인 정서 강화, 그리고 태아와의 교감을 목표로 합니다. 태교여행을 계획할 때 고려할 점들은 다음과 같이 정리할 수 있습니다.

여행 시기 선정
임신 중기인 4~6개월이 여행하기 가장 좋은 시기로 여겨집니다. 이 시기에는 입덧이 줄고, 태아의 안정성이 높아집니다.

여행지 선택
임산부의 건강과 안전을 고려하여, 과도한 활동이 필요하지 않고, 의료 서비스 접근이 용이한 지역을 선택하는 것이 좋습니다.

안전한 이동 수단 선택
장시간의 이동은 피하며, 가능한 한 편안하고 안전한 이동 수단을 선택하는 것이 중요합니다.

숙박 시설
편안하고 청결한 숙박 시설을 예약하는 것이 좋습니다. 임산부에게 필요한 편의 시설이 갖춰져 있는지 확인하는 것도 중요합니다.

영양과 수분 섭취
건강한 식사와 충분한 수분 섭취를 유지하는 것이 중요합니다. 여행지에서의 식사는 깨끗하고 영양가 있는 음식을 선택해야 합니다.

휴식 시간

임신 중에는 피로를 빨리 느낄 수 있으므로, 충분한 휴식을 취할 수 있는 시간을 계획에 포함시켜야 합니다.

태아와의 교감

자연 속에서 조용한 시간을 보내며 태아에게 이야기를 해주거나 음악을 들려주는 등 태아와의 교감을 위한 활동을 포함하는 것이 좋습니다.

비상 상황 대비

여행지의 의료 기관 정보를 미리 알아두고, 비상연락처를 준비하는 것이 중요합니다.

스트레스 관리

여행 동안 스트레스를 최소화하고 긍정적인 태도를 유지하는 것이 중요합니다.

태교여행은 태아 뿐만 아니라 임산부에게도 유익한 경험이 될 수 있습니다. 태아의 건강한 발달을 도모하고, 임신 중인 부모가 행복하고 긍정적인 기운을 느낄 수 있는 소중한 시간이 될 것입니다.

태교여행도 아이와 산모를 위해서 유익한 여행일 것입니다. 거기에 우리는 방구석에서 하는 두뇌활성화 여행을 통하여 산모의 정신과 두뇌의 활성화는 물론 장차 태어날 우리 아이가 영재로 태어날 수 있도록 하는 방구석 두뇌여행을 설계하였습니다.

그것은 내비게이션 기억법으로써 그동안은 태어난 사람들의 두뇌활성화를 위해서 사용되었으나 이번에는 장차 태어날 우리 아이들을 위해서 사용하는 컨셉으로 설계를 한 것입니다.

여기서는 일단 번호 100개중 50번대 번호 10개 만을 기준으로 놀이하는 방법을 적용해 보려고 합니다. 50번은 발음상 오공으로 발음하는데 착안하여 손오공을 연상하였습니다. 51번은 오일(기름, 5일장), 52번은 오이, 53번은 53불고기, 54번은 오사마빈라덴, 55번은 꼬꼬닭, 56번은 오륙도, 57번은 옻칠한 밥상(제사상), 58번은 오빠, 59번은 59쌀피자를 이미지로 상상하였습니다.

이것은 우리가 발음을 하다 보면 비슷한 이미지임을 쉽게 알 수 있고 그 내용을 이미지화 함으로써 기억하는 도구로 활용하려고 하는 것입니다. 그 다음에는 해당번호와 장소를 연결하여 스토리텔링을 하였고, 이를 토대로 이미지를 만들어서 연결하면 되는 것입니다. 지금부터는 여행을 시작하면서 하나씩 알아보도록 하겠습니다.

* 50번대 이미지

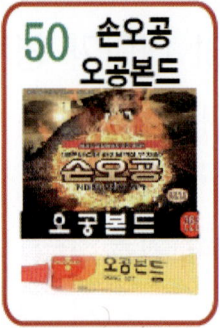
50 손오공 오공본드

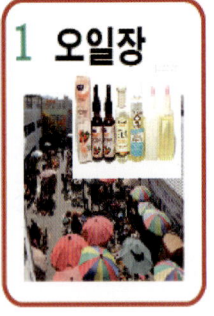
1 오일장
OIL

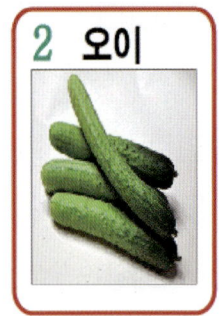
2 오이

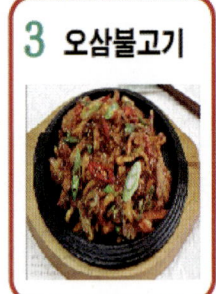
3 오삼불고기

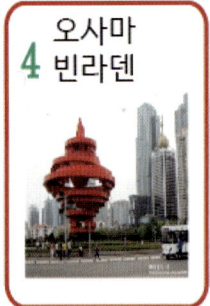
4 오사마 빈라덴

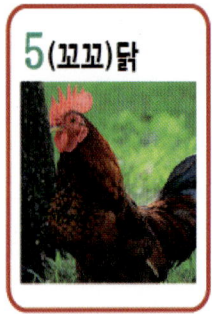
5 (꼬꼬)닭

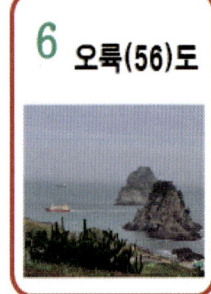
6 오륙(56)도

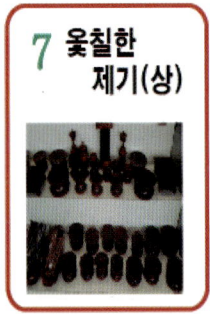
7 옻칠한 제기(상)

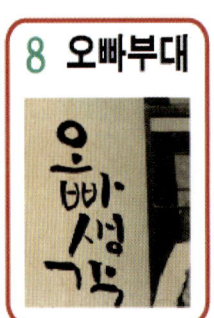
8 오빠부대

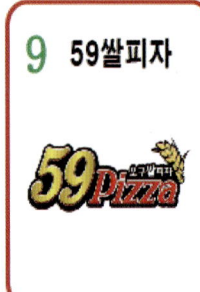
9 59쌀피자

내비게이션 기억법은 장소기억법입니다. 장소를 기억하기 위한 번호 이미지가 100개가 있답니다. 이 책에서는 그 중에서 50번대에 있는 10개의 이미지를 활용하여 장소를 기억하는 여행을 즐겨보려고 합니다.

이것이 바로 우리의 소중한 아이를 위해 시작하는 내비게이션 기억법으로 태아부터 영재 만들기의 핵심입니다. 여기에는 우리나라 명소들을 여행하는 곳마다 역사. 문화. 문학의 스토리가 있습니다.

그런 지식과 스토리가 아직 태어나지 않은 태아에게 영향을 주어 아이의 두뇌를 활성하는 것입니다. 엄마가 느끼는 감동과 감성, 지식이 아이에게 전달된다는 것은 이미 검증이 된 사실입니다.

이런 과정은 아기의 두뇌발달과 창의력을 자극하며, 미래의 영재로서의 기반이 됩니다. 아기의 두뇌는 다양한 자극을 받게 됨으로써 가장 효과적인 영재교육의 기초가 됩니다. 엄마는 이 과정을 통하여 두뇌가 활성화 되고 몸이 가벼워지는 효과를 느끼게 될 것입니다.

이 세상 모든 임산부들에게는 가장 우선적인 꿈이 있습니다. 바로 아이가 건강하게 태어나서 세상에 똑똑하고 창의적인 영재로 성장하기를 바라는 것입니다. 여기에 안정적인 수익원만 있다면 더 이상 바랄 것이 없겠지요?

엄마가 읽는 책의 문장, 듣는 음악의 한 구절, 여행하는 장소의 하나하나는 아기의 두뇌에 깊은 인상을 남깁니다. 아기의 미래를 바꾸는, 가장 아름다운 두뇌 훈련의 순간이 되는 것입니다.

내비게이션 기억법(이하 내비기억법이라고 합니다)은 이러한 특별한 순간을 극대화 시켜주는 역할을 합니다. 각 지역의 풍부한 스토리와 함께하는 여행은 단순한 여행이 아닙니다. 전국에 많은 장소들이 있지만 이번 챕터에서는 특별히 태아에게 좋은 장소를 선정해 보았습니다.

그럼 당신의 아기를 위한 가장 특별하고 감동적인 여행을 시작해 볼까요? 당신의 아이는 내비게이션 기억법 두뇌놀이를 통하여 똑똑한 영재로 성장할 것입니다.

내비기억법이란 무엇일까요?
무엇이든 기억시켜 주는 기억법의 새로운 세계입니다. 우리가 다 알고 있는 익숙한 내용들이 매개체가 되어 스트레스 없이 게임하듯 여행하듯이 기억할 수 있다는 것이 가장 큰 장점입니다.

누구나 특별한 노력을 하지 않고서도 많은 것을 체계적으로 기억할 수 있으면 최상의 결과일 것입니다. 평범한 일반인들이 쉽게 활용할 수 있으면 더욱 좋을 것입니다.

내비기억법은 지구상에 존재하는 지역을 기준으로 대한민국 행정구역을 적극 활용하였습니다. 각 행정구역의 기억할 만한 명소를 기준으로 선정하였습니다.

 전국을 12개 권역으로 나누고 각 권역마다 100개의 장소를 선정하였습니다. 그리고 각각의 지역에 일정한 숫자와 명소를 배치함으로써 일관성있고 쉽게 기억할 수 있게 설계되어 있습니다.

내비기억법은 여행을 하는 가운데 자연스럽게 번호와 장소를 연결하는 놀이를 함으로써 자동적으로 그 번호와 장소가 기억되는 기억의 틀입니다. 이렇게 기억하는 놀이를 통해 우리의 두뇌가 활성화 되는 것을 느낄 수 있습니다.

이제 좀 더 친숙한 여행을 위해서 50번 지역 4개를 여행면서 두뇌훈련을 해 봅니다.

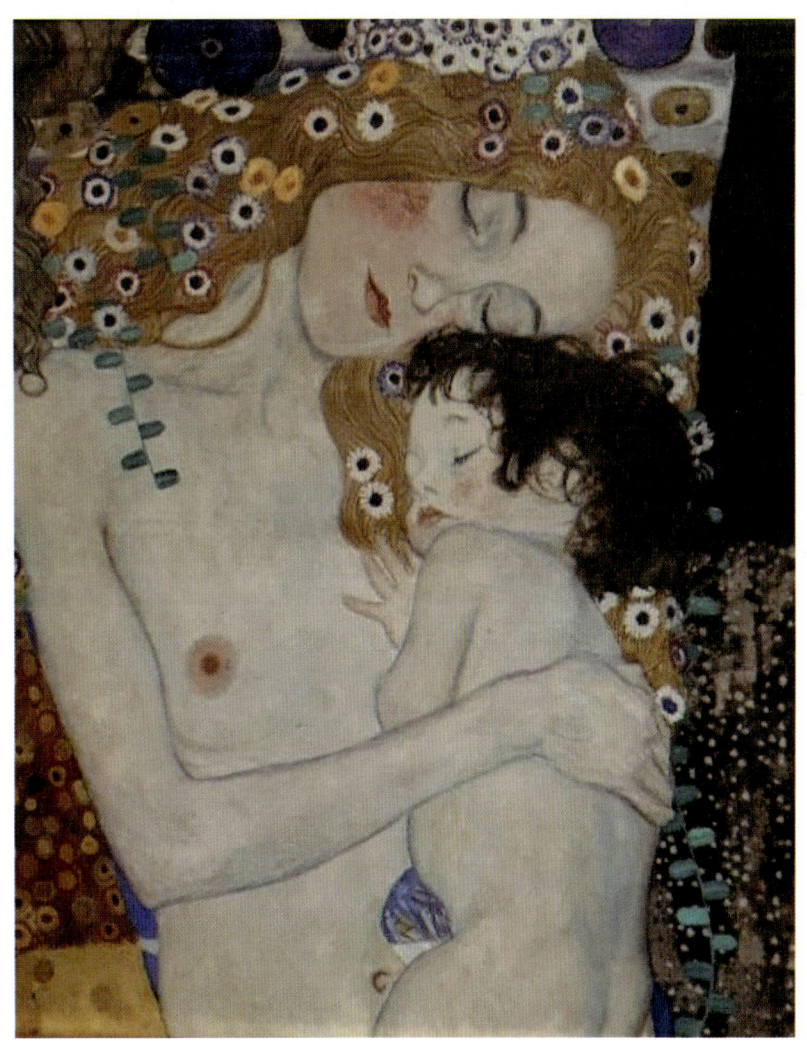

▶ 구스타프 클림트/ 엄마와 아기

7-1 50번대 기억을 위한 4개지역 여행하기

50. 관악산 호수공원(서울 한강이남 지역의 50번대)

손오공이 서울대학교 옆 관악산 입구 호수공원에 가서 물속에 들어갔다 나왔다 하고 있는 이미지를 상상합니다.

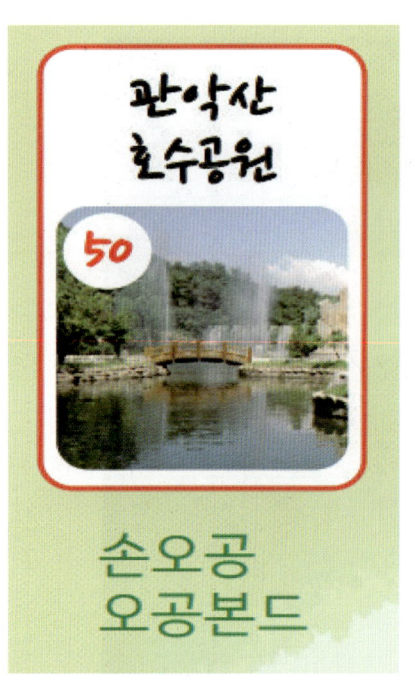 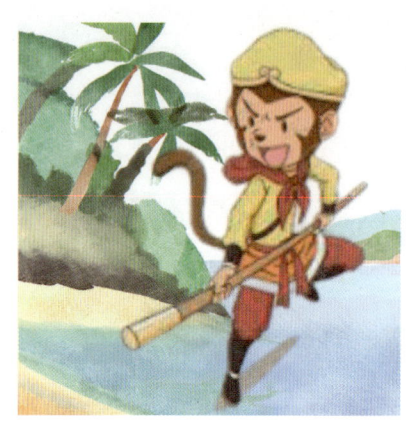

서울대 정문 오른쪽으로 들어가는 관악산 등산로에 위치 관악산을 찾는 사람들이 한 번쯤 들러서 쉬어갈 수 있는 곳으로 산책로가 잘 조성되어 있습니다. 가을이면 알록달록 단풍으로 물든 자연의 아름다움을 즐길 수 있는 곳입니다.

51. 서울대 호암교수회관

호암교수회관 앞에서 오일장이 열렸어요. 호암은 삼성그룹을 설립한 고 이병철 회장님의 호입니다. 서울대학교 후문 바깥에 위치하고 있어요. 오일장에서 참기름, 들기름, 홍화씨 기름도 판다는 이미지를 상상합니다. 교수들과 이병철 회장이 오일장에 와서 기름을 구매한다고 이미지를 만들면 됩니다.

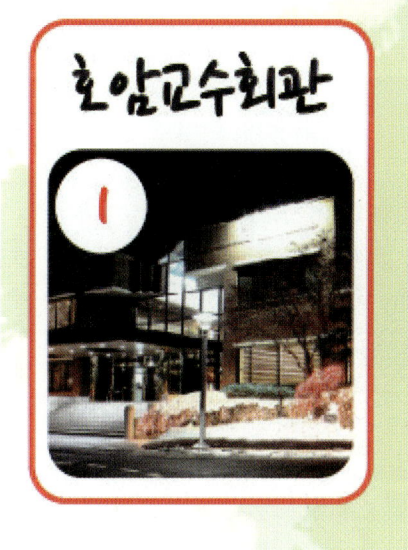

오일장

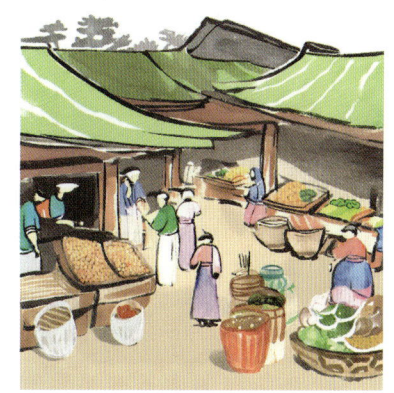

교수들의 연구 및 학술 활동을 지원하기 위해 사용되는 공간으로 삼성그룹이 기증하였고 국내외 학술 컨퍼런스, 세미나, 심포지엄 등 다양한 학술적인 행사 하는 곳입니다.

52. 서울대 기숙사

지방에 있는 학생들 우선으로 선발을 해주고 있어서 지방출신 학생들의 숙식에 우선권을 주고 있답니다. 기숙사에 있는 학생들이 오이를 먹는다는 이미지를 상상하면 됩니다.

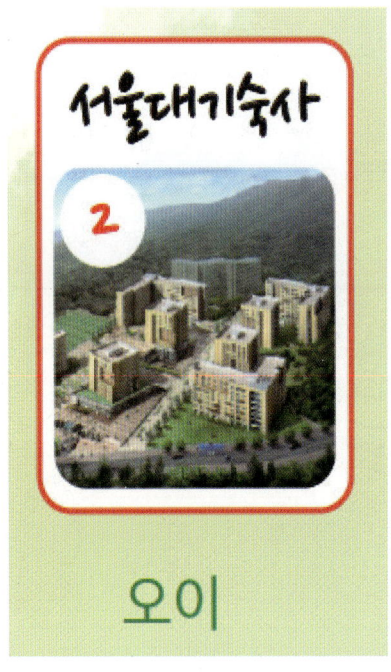
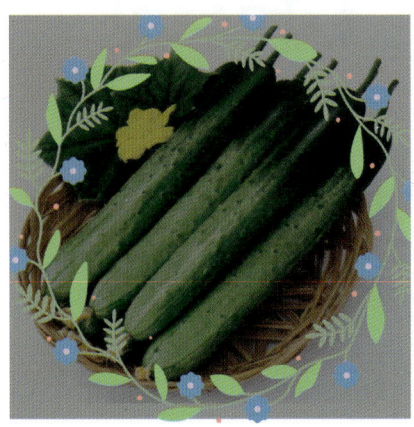

서울대학교 기숙사는 지방출신의 학생들의 숙식을 지원하기 위하여 운영되고 있습니다. 학생들의 안전과 편의를 고려하여 관리되고 있으며, 개별 방이나 공용침실 형식의 생활공간을 제공하고 학생들의 성장을 위한 안전하고 편리한 환경을 제공합니다.

53. 서울대 도서관 아크로폴리스

서울대 도서관에서 공부를 마치고 아크로 폴리스(계단식 광장)에서 친구들끼리 모여 오삼 불고기 먹는다는 이미지를 상상합니다.

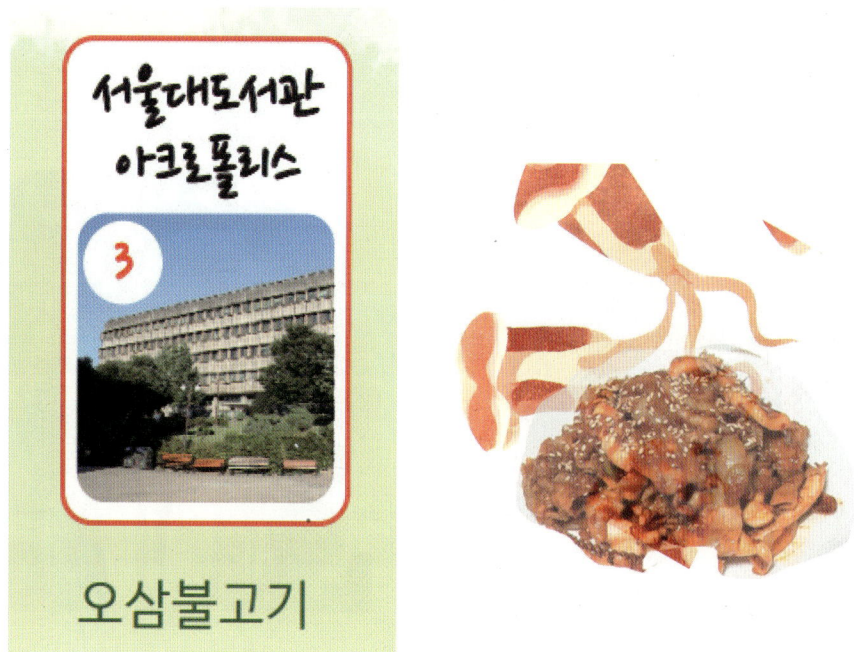

서울 관악구 위치한 학술 도서관
국내외의 다양한 학술 자료와 정보를 보유하고
개인과 공동 학습을 위한 스터디룸, 독서실
세미나실, 전자자료검색실, 전자도서관 등
학문 발전에 큰 역할을 하고 있습니다.

54. 서울대 음악대학, 조수미

오사마 빈라덴이 세계적인 성악가 조수미 공연을 보러 왔습니다.
폭탄 제조 전문인 오사마 빈라덴이 공연하는 것을 보면서 몰래 폭탄을 던지려는 이미지를 상상합니다.

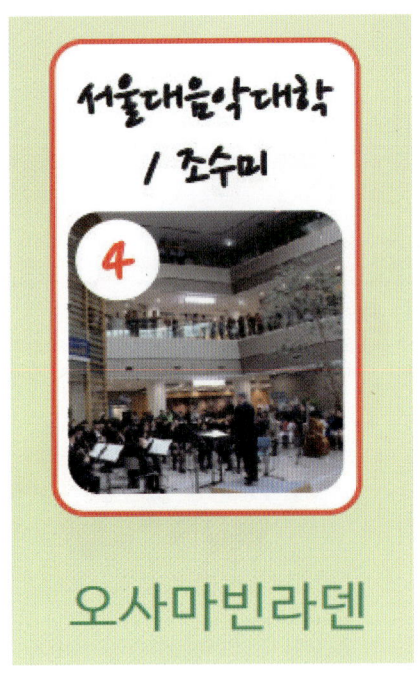
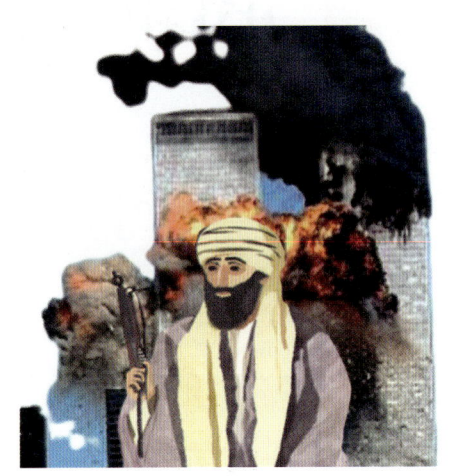

서울대학교 음악대학은 한국의 대표적인 음악 교육기관 중 하나입니다.
국내외에서 주목받는 음악 교육기관으로, 우수한 교수진과 학생들이 함께 음악 분야에서 성장하고 있는 곳입니다.

55. 서울대 유전공학연구소

서울대 유전공학 연구실에서 꼬꼬닭을 해부 실험한다는 이미지를 상상합니다. 꼬꼬는 오오를 발음하기 쉽게 하기 위해서 사용합니다.

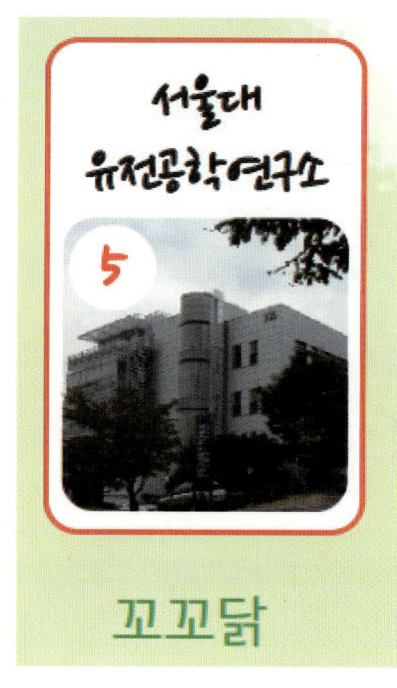
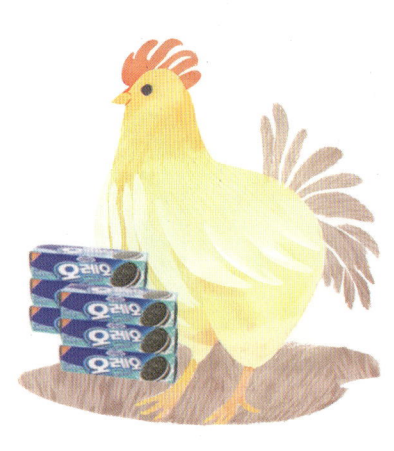

유전공학 전문가를 양성하는
석·박사 학위과정 중심으로 운영되고 있고
대학원생들은 주로 유전공학연구소 내에서 연구하고 있습니다.
교수들이 중심이 되어 운영하고 있고
이 과정은 실험실에서 산업화까지의 과정입니다.

56. 서울 공대 건물

서울 공대 학생들이 MT를 다녀왔습니다. 어디로 갔을까요?
부산 오륙도에 다녀온 이미지를 건물에 걸어둔다고 하는 이미지를
상상합니다.

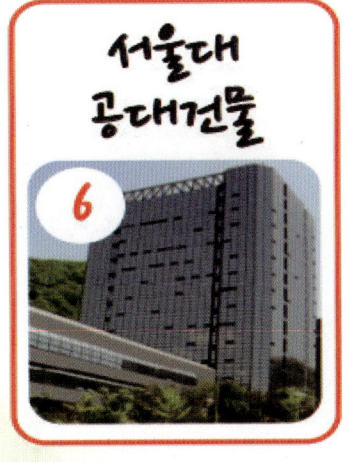
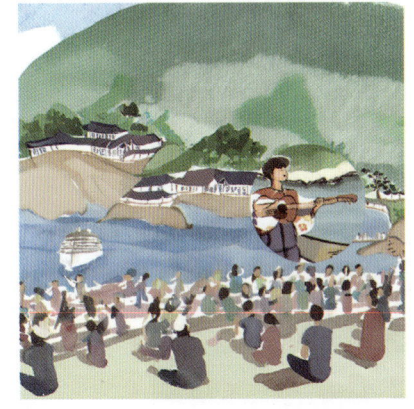

오륙도
조용필

서울대학교 관악캠퍼스 안에 있는
공과대학 건물에는
학부, 대학원, 연구소 등으로 구성되어 있고
다양한 공학분야 교육과 연구를
수행하고 있습니다.

57. 낙성대 강감찬 장군

관악구 해시태그는 낙성대입니다.
낙성이란 별이 떨어진다는 뜻입니다. 강감찬 장군이
옻칠한 밥상에서 옻닭을 시켜 먹었다는 이미지를 상상합니다.

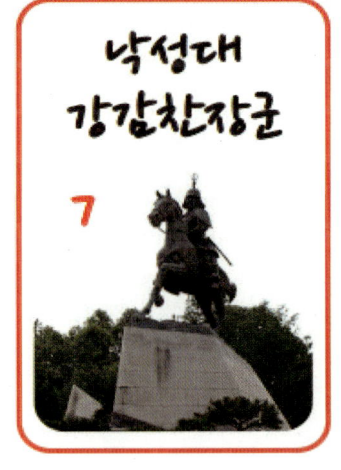

옻칠한 제사상
밥상

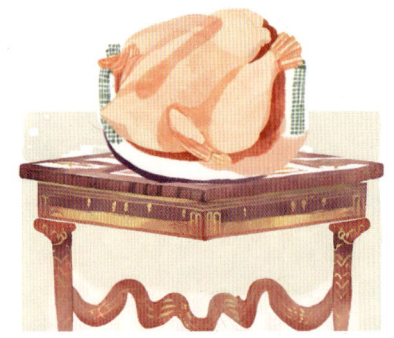

강감찬 장군은
고려시대 거란을 물리친
귀주대첩(1019년)의 주인공입니다.
낙성대는 관악구 낙성대에 위치한
강감찬 장군이 태어난 곳입니다.
이곳에는 강감찬 장군의 동상이 있습니다.

58. 관악구청

구청의 일손이 바빠서 오빠들이 관악구청에 민원봉사를 해주러 갔습니다. 858번 충남 청양의 고추 마을에 갔습니다.
258번 쉬자파크에 갔습니다. 558번 백두대간 수목원 호랑이를 돌봅니다.
458번 이효석문학관에 오빠들이 가서 메밀밭에서 일합니다.
이렇게 오빠들은 일하는 이미지를 상상합니다.

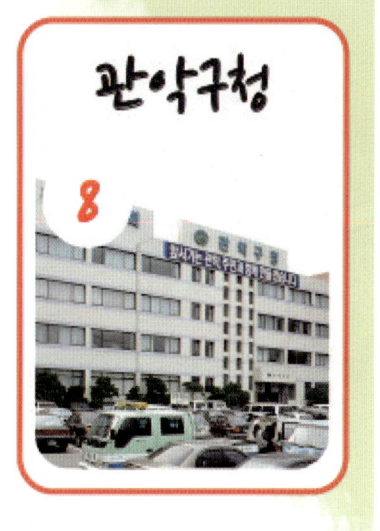 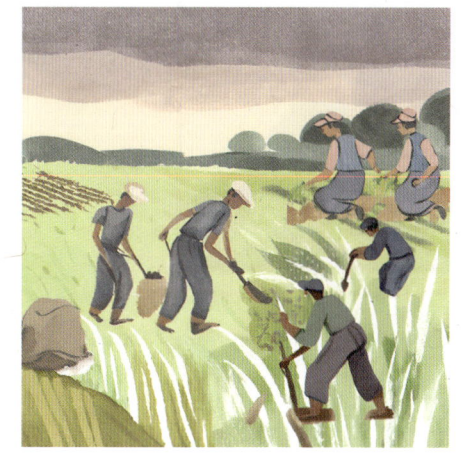

오빠

서울특별시 관악구에 위치한 행정 기관 관악구청은 구민들을 위한 다양한 행사와 프로그램도 개최하여 지역 사회의 발전과 함께 관악구의 매력을 높이기 위해 노력하고 있다는 소식입니다.

59. 순대 골목

서울대 입구역 근처에 있는
순대골목에서 순대를 먹고 나서
후식으로 오구쌀피자를 먹는다는
이미지를 상상합니다.

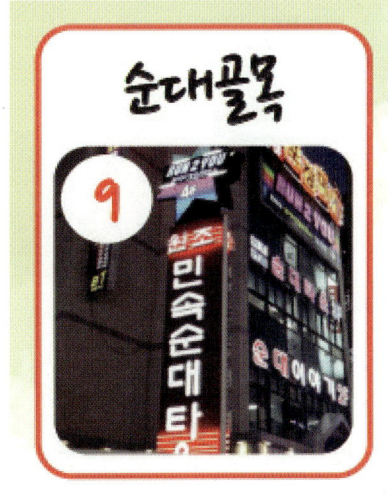
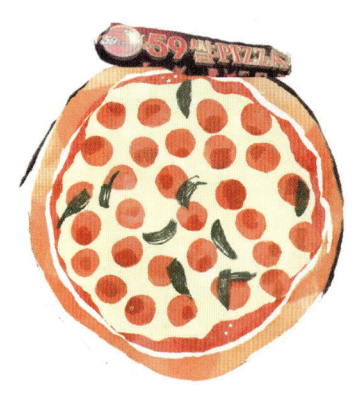

59쌀피자

서울대입구역 인근에는 유명한
순대 골목이 있습니다.
순대를 좋아하는 사람들이 모여
순대를 즐길 수 있는 곳으로 알려져 있습니다.
순대 골목에는 맛있는 순대뿐만 아니라.
분위기 있은 음식점들이 많아서
특색 있는 문화를 즐길 수 있습니다.

250. 자라섬(경기 북동부 지역)

가평에 있는 자라섬에 재즈축제를 보러
손오공이 갔다는 이미지를 상상하면서
자라섬이라는 장소를 기억합니다.
50번 이미지는 손오공입니다.

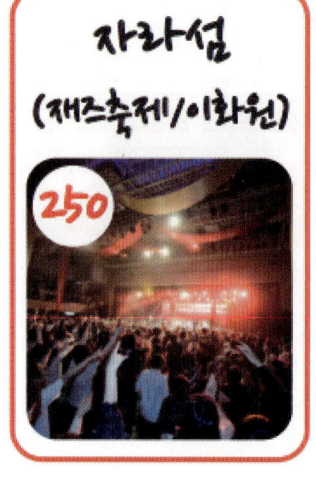
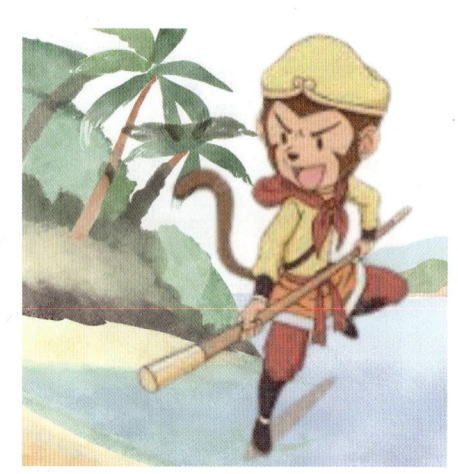

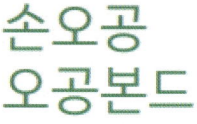
손오공
오공본드

엄마 자라섬은 어떤 곳이에요?
자라섬은 예로부터 왕족들의 휴양지로 알려져 있단다.
고려시대 궁궐과 아름다운 정원이 있었단다.
요즘에는 재즈축제로 유명하단다.
와우! 정원에서 산책하면 좋겠다.
우리도 함께 산책할까?

251. 아침고요수목원

별아, 오늘은 아침고요수목원에 가볼까?
엄마 아침고요수목원은 어떤 곳이에요?
아침고요수목원을 내비기억법 방법으로 말해줄게,
오일장이 열린 곳이야, 참기름, 들기름, 홍화씨 기름 등등
오일장에서 살 수 있다는 이미지를 상상하면
더 쉽게 기억할 수 있단다.

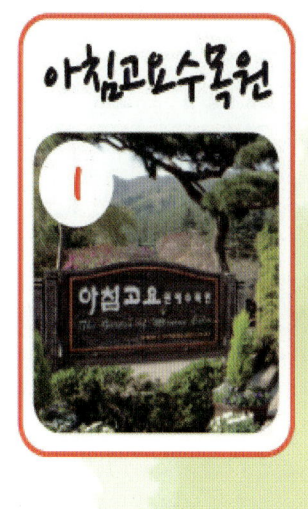

오일장

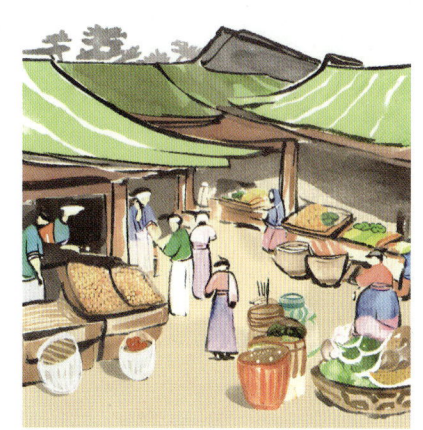

와우!!! 오일장 구경하면 좋겠어요.
조용하고 평화로운 분위기 함께 쇼핑을 즐겨볼까?
그럼 꽃들도 많이 있겠네요?
얼른 태어나서 우리 함께 가보자!

252. 쁘띠프랑스

별아, 쁘띠프랑스는 작은 프랑스라는 뜻이란다.
이곳에서는 오이를 먹었어요. 프랑스 사람들은 오이를 좋아하나 봐.
유럽의 다양한 문화 체험과 공연을 즐길 수 있는 곳이란다.

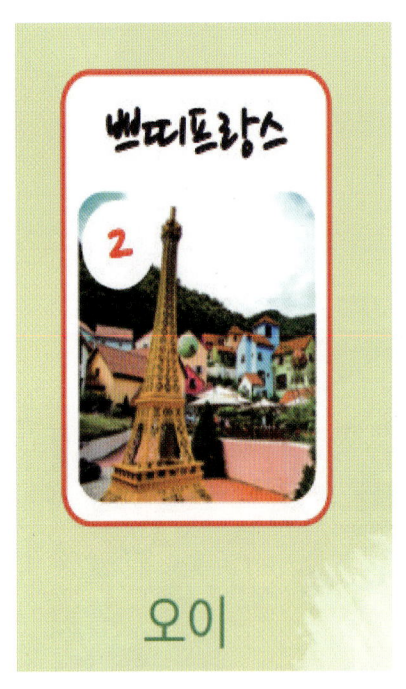
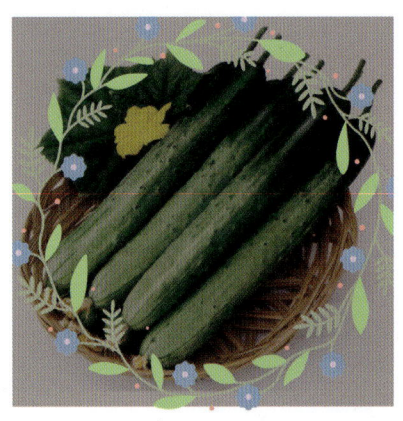

와우! 진짜 프랑스 같아요.
별아, 맞아 이곳은 프랑스 문화를 경험할 수 있어.
멋진 곳 같아요! 예쁜 꽃들도 많겠네요?
그렇지 화려한 꽃들이 많아서 사직 찍기도 좋단다.
와~ 정말 멋진 곳 같아요! 언제 가볼까요?
어서 태어나서 우리 함께 가보자

253. 스위스 에델바이스 마을

엄마 스위스 에델바이스 마을은 어떤 곳이에요?
별아, 에델바이스 마을은
스위스의 작은 마을 축제를 주제로 만들어진 곳이란다.
이곳에서는 오삼불고기를 먹었단다. 스위스 사람들이 제일 좋아하는 음식이 오삼불고기라는 이미지를 상상한단다.

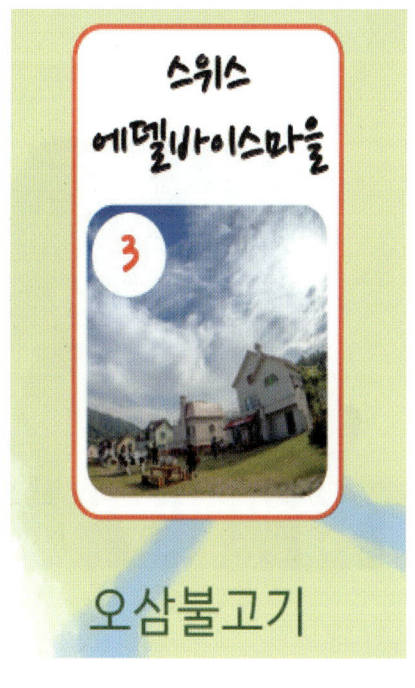

오삼불고기

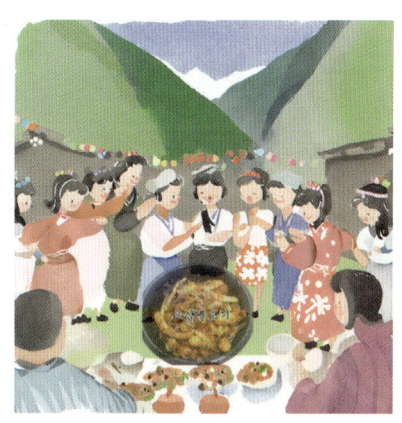

사방으로 둘러싸인 아름다운 산과 호수.
와우~ 산에서 산책하면 좋겠네요.
우리 별이랑 신선한 공기 마시며 풍경 구경하기에 딱이야.
엄마, 초콜릿도 맛볼 수 있을까요?
그럼! 스위스는 초콜릿으로 유명하거든
에델바이스 마을에서는
신선한 스위스 초콜릿도 맛볼 수 있단다.

254. 양수리 두물머리

엄마, 양수리 두물머리는 어떤 곳이에요?
양수리 두물머리는 연잎 핫도그가 유명한 곳이란다. 내비기억법으로 양수리 두물머리에 오사마 빈라덴이 왔다고 기억하렴.
핫도그 사 먹으려고.....

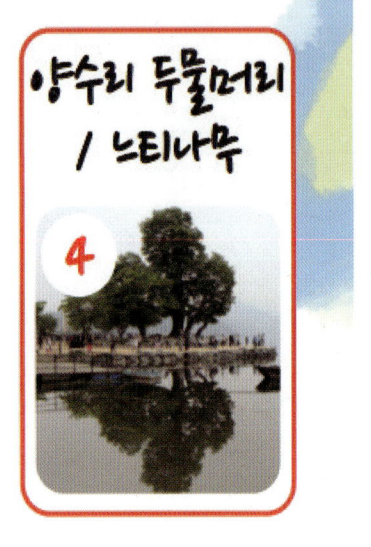
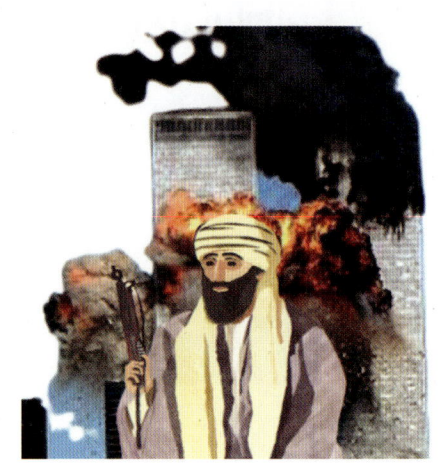

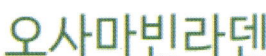
오사마빈라덴

별아, 오늘은 양수리 두물머리에 가볼까?
와우! 좋아요.
'두머리나루'라고도 한다. 남한강 수운의 하항이었어요.
마을에 40가구 정도 거주하던 시절에
배가 30척 넘게 있었던 곳,
1990년대에 간헐적으로 운영되었던 나룻배는
현재는 완전히 중단되었답니다.

255. 세미원

엄마, 세미원은 어떤 곳이에요?
세미원은 수생식물을 이용한 자연 정화공원으로 연꽃이 있어요.
연꽃밭에 꼬꼬닭을 키웁니다. 꼬꼬닭은 오레오 과자를 먹고 산단다.
꼬꼬는 오레오를 먹고 산다는 이미지를 그리며 내비기억법으로 기억을 합니다.

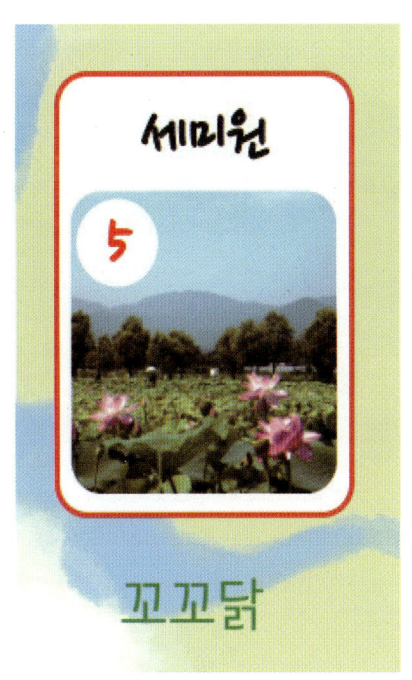
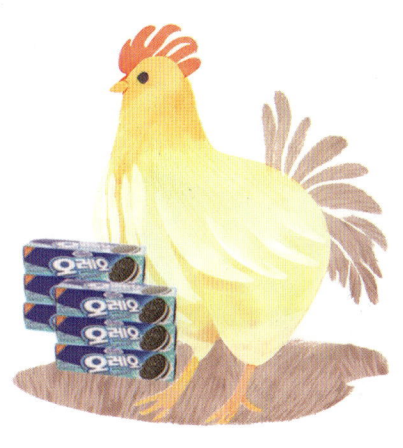

엄마 세미원은 연꽃이 참 예뻐요!
맞아 세미원은 연못이 6개나 있단다.
엄마 세미원 함께 가고 싶어요!
그래, 꼭 한번 가볼 만한 곳이야.
100여 종의 수련을 심어놓은 세계수련원,
모네의 정원도 있다고 하네.

256. 소나기 마을, 황순원

엄마, 소나기 마을은 어떤 곳이에요?
소나기 마을 황순원은 부산 오륙도에까지 유명한 문학촌으로 소문이 났단다. 그래서 부산에서 조용필 가수가 방문 공연을 한단다.
"돌아와요 부산항에"를 공연하는 이미지를 가져보세요.

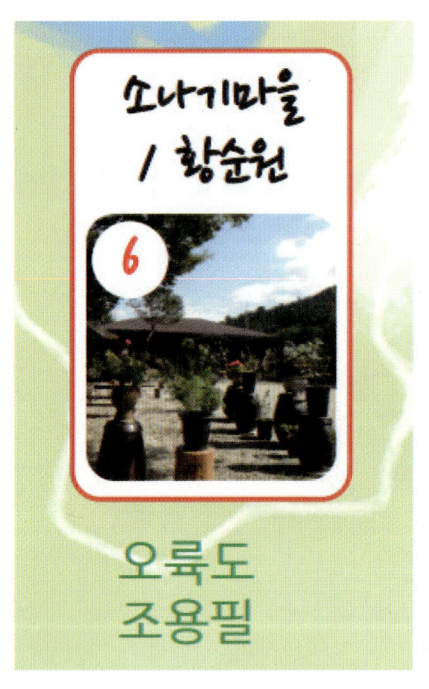
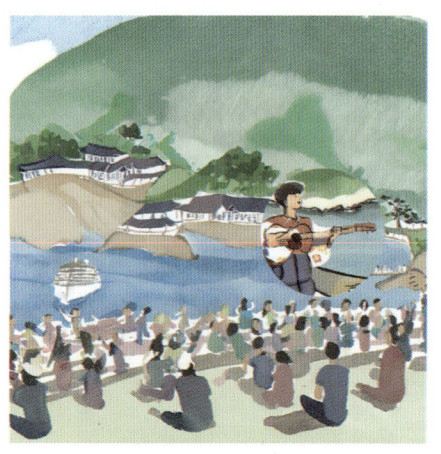

오륙도 사람들이 소나기마을에 함께 와서
조용필 공연을 보고 있어요.
황순원 작가의 소나기는
교과서에 나올 정도로 유명하답니다.

257. 용문사, 은행나무

마의태자 전설로 유명한 용문사 근처에는 식당이 많아요.
그 중 한 식당에서 옻칠한 밥상에서
옻닭을 시켜 먹는다는 이미지를 상상하며
57번을 기억하기 위한 내비게이션 기억법이예요.

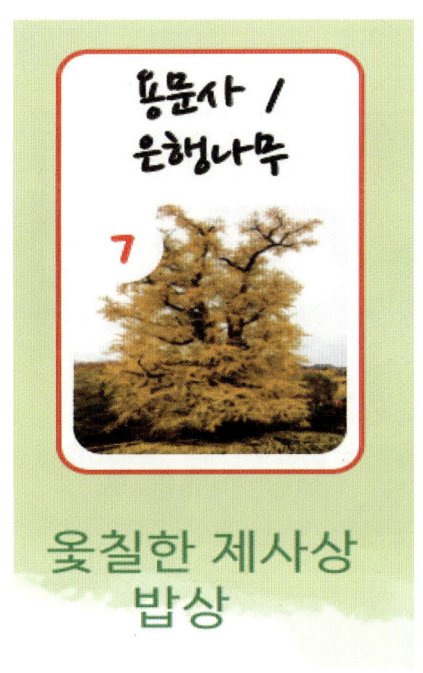

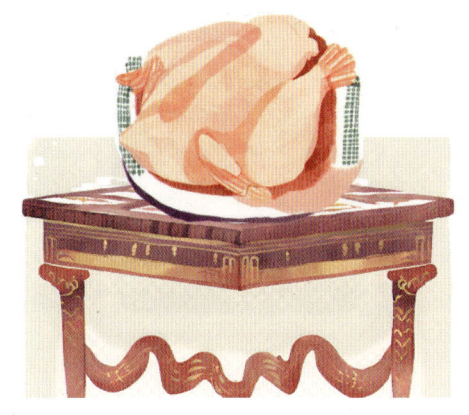

엄마, 용문사는 어떤 곳이에요?
은행나무는 신라 마지막 임금
아들 마의태자가 지팡이를 꽂아
놓은 것이 용문사 은행나무가
되었다는 전설이 있어요.

258. 양평 쉬자 파크

58번의 이미지는 오빠랍니다.
오빠들이 양평 쉬자파크에 일하러 갔어요.
그런데 오빠들은 또 일을 해요.
오빠들은 일하는 사람입니다.

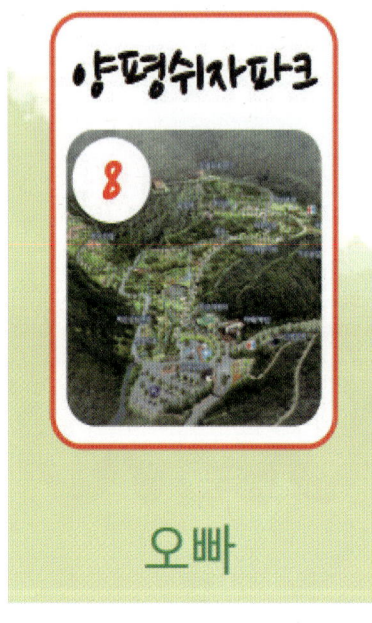
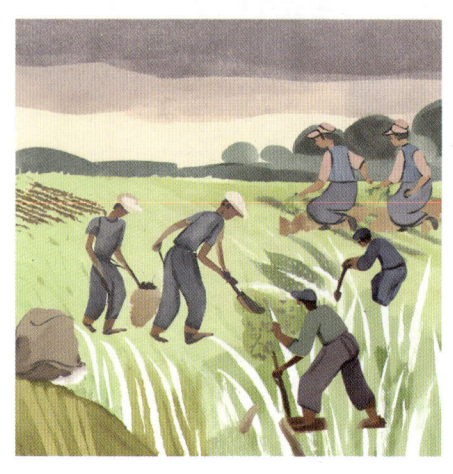

양평 쉬자파크는 잘 놀고 잘 쉬라는 의미에서 지어진 이름입니다.
오래되지 않았지만 기존의 숲을 잘 활용하여
오래된 공원처럼 조용하고 평화롭습니다.
산림치유, 숲해설, 산림교육, 유아체험숲 등
다양한 프로그램이 운영 중입니다

259. 산나물 두메 향기

59쌀피자를 시켜 먹어요. 산나물에 오구쌀피자를 비벼 먹는다는 이미지를 상상하며 기억합니다.

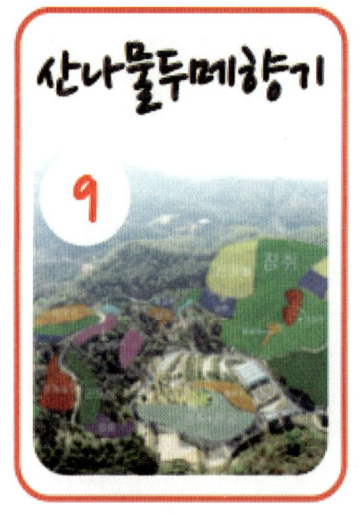 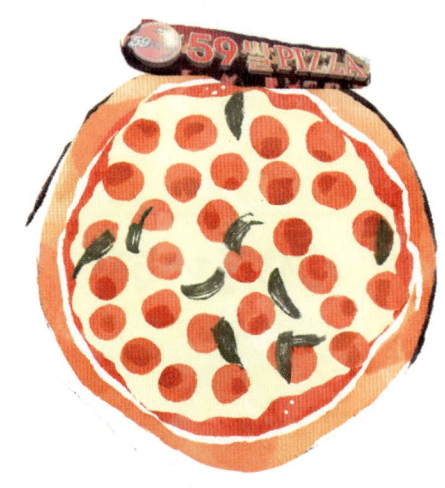

59쌀피자

경기도 양평에 위치한 곳으로 무농약으로 재배한 참취, 곤드레등 20여 종의 산나물 체험학습장입니다. 몸과 마음을 치유할 수 있는 국내 최초, 최대 산나물 테마공원입니다.

350. 안산갈대습지(경기 서남부 지역)

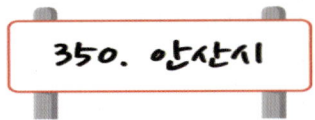

50번의 해시태그는 손오공입니다. 그래서 350번 안산갈대습지에 손오공이 갔습니다. 갈대 습지는 생태공원입니다.
손오공은 갈대 습지 물속에 들어갔다 나갔다 하면서 놀고 있다는 이미지를 상상합니다.

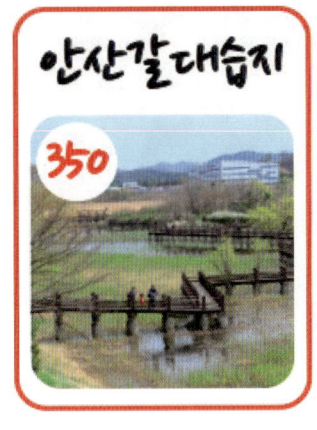
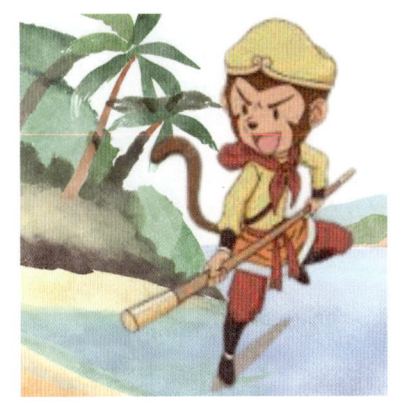

손오공
오공본드

시화호의 수질 개선을 조성한
국내 최초의 대규모 인공습지로
수생식물과 야생화를 약 290여 종이 분포하고 있습니다
철새들은 약 150여 종 15만 마리 분포
매년 30만 명 이상 방문한다고 합니다

351. 안산 원곡동 다문화 거리

외국 사람들이 모여 사는 곳입니다. 특히 중국인들이 많습니다.
51번은 오일장이 열렸어요. 다양한 기름을 팝니다. 참기름, 들기름, 홍화씨 기름 등등, 오일장 재래시장 이미지를 상상힙니다.

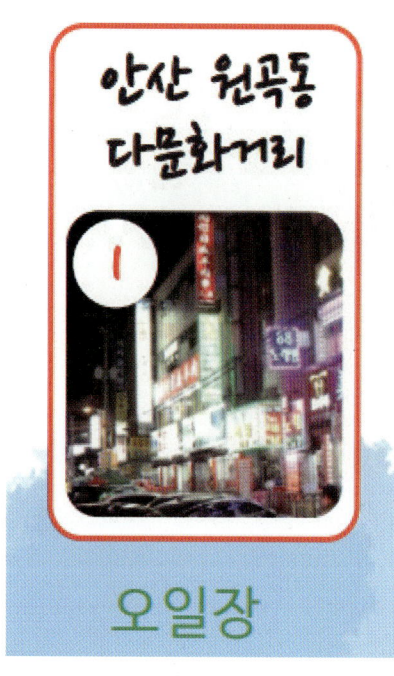
오일장

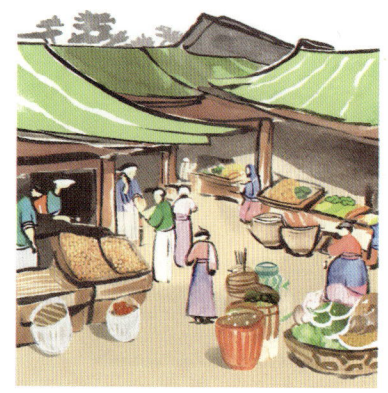

세계 각국의 문화와 음식을 즐길 수 있는 곳입니다
여러 나라의 문화를 직접 체험하고 맛볼 수 있는 장소
특히 중국제품을 쉽게 살 수 있는 곳입니다.

352. 안산 화랑유원지/와 스타디움

와 스타디움은 축구경기장입니다. 축구경기장에 관중들이 오이 먹고 있습니다. 선수들이 하프 타임에 오이 먹는다는 상상으로 352번 와 스타디움 장소를 기억합니다.

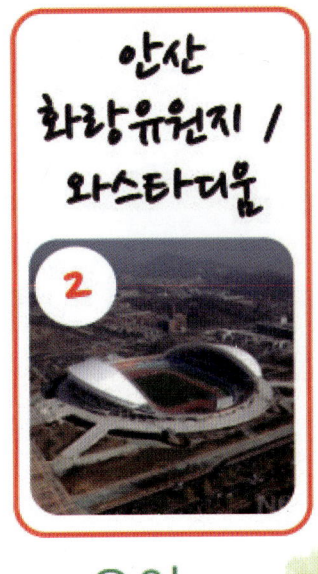 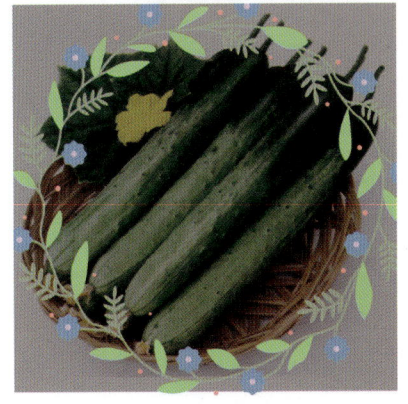

오이

천연 잔디축구장과 육상 경기장으로 갖춘 종합운동장 입니다. 국내 경기장 중 최초로 브랜드 네임을 도입한 와 스타디움은 "와~하는 관중의 함성, 웰컴투 안산, 월드 안산 등의 복합적 의미입니다.

353. 서울예술대학교

서울예술대학교에서 축제를 하고 있습니다. 축제할 때 술 마시면서 안주로 오삼불고기를 먹고 있다는 상상을 합니다. 유명 연예인 송은이, 유재석, 등등 353번 서울예술대학교를 자연스럽게 스토리를 통해 기억하게 됩니다.

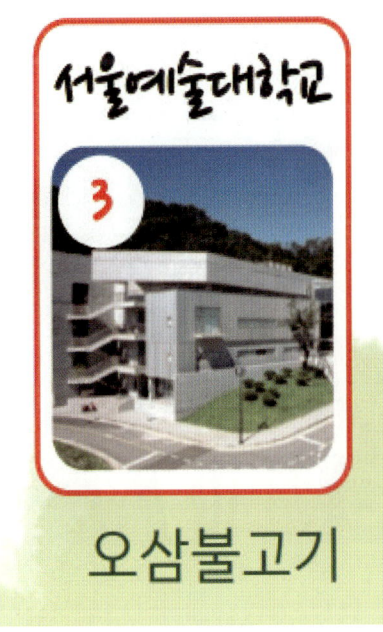

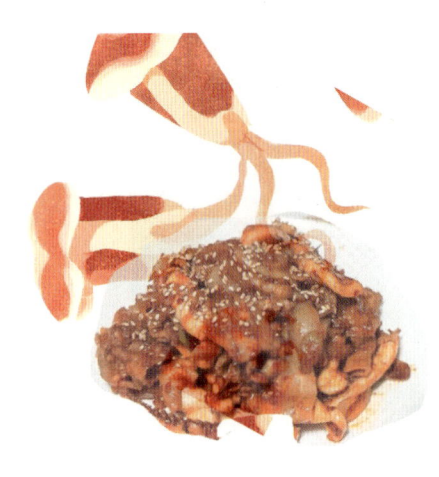

1962년에 설립한
대한민국 연예인 배출의 명문대학입니다.
현재 총동문회장 박상원을 비롯,
신구. 최동욱. 전무송. 임동진
최창혁, 백의현, 정동환, 최종원, 독고영재까지
역대 회장들이 쟁쟁합니다.

354. 한양대학교 안산캠퍼스

오사마 빈라덴이 한양대 안산캠퍼스에 왔어요.
폭약 제조법을 가르치러 왔다고 상상하면서
354번 한양대학교 안산캠퍼스를 기억합니다.

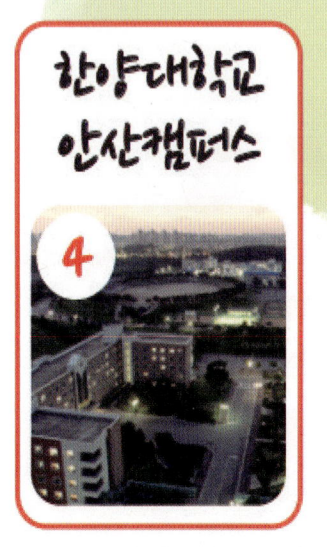

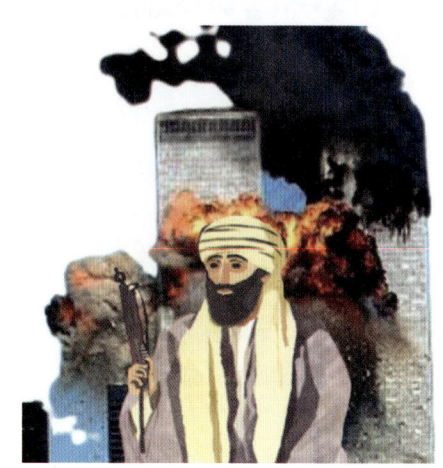

오사마빈라덴

안산시의 유일한 4년제 종합대학 입니다.
ERICA는 학교, 연구원 산업체가 안산에 클러스터를 이뤄
협력을 한다는 뜻이며, 산학협력의 새로운 성공적
모델을 제시하며 사회가 요구하는 뛰어난 실무형
인재를 양성하고자 하는 대학교입니다.

355. 성호 이익공원, 단원조각공원, 노적봉공원

단원조각공원은
민속화로 유명한 단원 김홍도를 기념하는 공원입니다.
조각공원에 꼬꼬닭을 키운다는 이미지를 상상합니다.

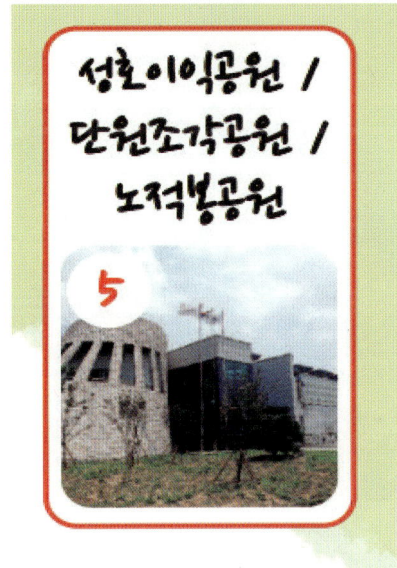

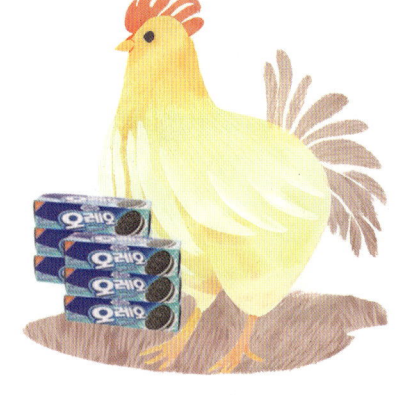

꼬꼬닭

김홍도의 길(단원조각공원)
안산식물원, 성호공원 근처에 있습니다.
단원 김홍도는 조선시대의 화가로 영, 정조의
문예부흥기부터 순조 초기까지 활동했습니다.
김홍도 테마길이 이어지는데 김홍도 미술관,
노적봉공원이 단원조각공원에 묶여 있어서
한 번 가볼 만한 곳입니다.

356. 제일 컨트리클럽

356번 장소는 골프장이 워낙 좋아서
소문이 부산까지 났다고 상상합니다.
그래서 부산 오륙도에서 왔다는 상상을 하며 기억합니다.
조용필이 함께 골프를 친다고 상상합니다.

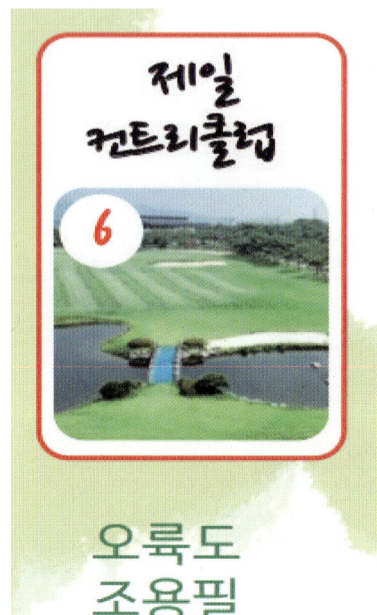
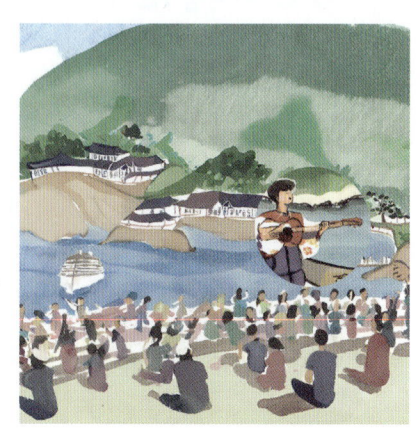

'재일 교포들의 친목과 화합을 위한 대화의
광장이자 재일 교포 후세들의 고향 찾아주기 운동'의
일환으로 만들어 졌어요. 1982년 설립 취지와 목적에 찬성한
재일 교포 유지 70명의 출자로 설립되었다고 합니다.

357. 대부도 풍도

대부도는 포도가 유명한 곳입니다. 바람도 많이 붑니다. 포도나무집에서 옻닭을 시켜 먹습니다. 357번의 장소를 기억하기 위해 옻칠한 밥상을 상상하면 자연스럽게 기억하게 됩니다.

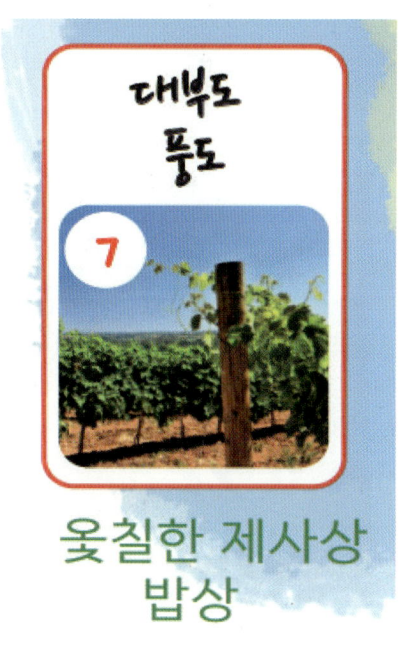 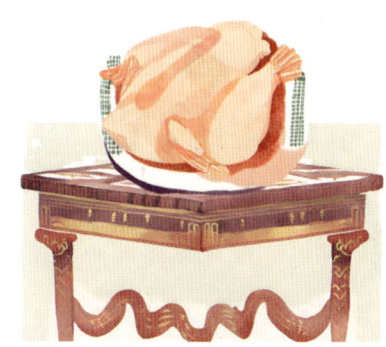

옻칠한 제사상 밥상

대부도에서 조금 떨어진 곳에 풍도가 있습니다. 풍도는 야생화를 보기 위해 많은 관광객이 찾아 갑니다. 예전에는 남양군 부천군 옹진군이었던 때도 있었습니다. 그러나 시화호 간척산업 직후 경기도 본토와 이어지면서 시흥시, 안산시, 화성시 중 새로 소속될 기초자치단체를 뽑는 주민투표 실시 결과 안산시가 가장 많은 득표수(50.4%)를 얻어 안산시로 편입 되었습니다.

358. 대부도 유리섬 박물관

오빠들은 유리섬박물관에서 유리를 닦습니다.
358번은 오빠들이 간 곳입니다. 오빠들은 전국으로 다니면서 일을 한다는 이미지를 상상하며 기억합니다.

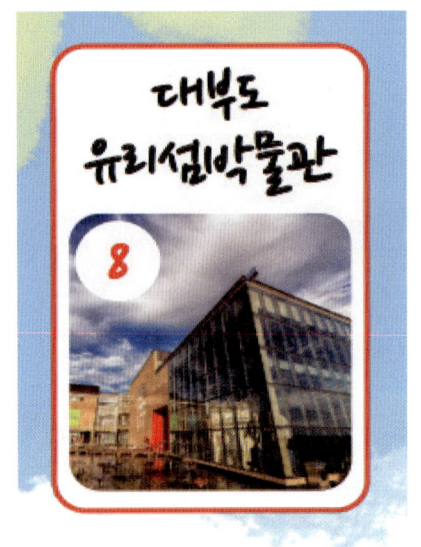

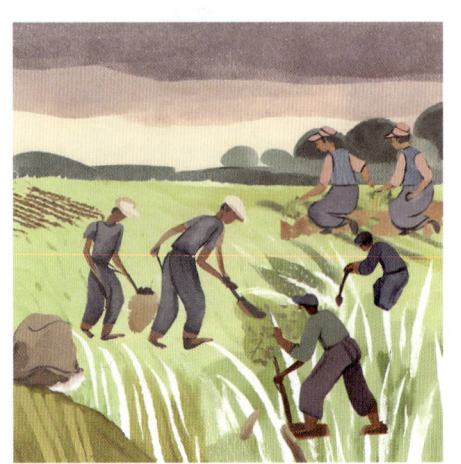

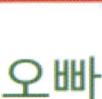
오빠

한국의 무라노(이탈리라 베네치아 인근 섬)로 불리우는
대부도 유리 섬은 드넓은 공간에
최고의 유리 조형 작가들의 예술혼이
녹아 숨 쉬는 환상적인 유리 작품과 아름다운 일몰,
그리고 서해 갯벌이 장관인 문화 체험 공간입니다.

359. 탄도 바닷길, 누에섬 등대, 신비의 바닷길

탄도 바닷길은 오구쌀피자를 시켜 먹는 곳으로 상상합니다.
누에섬 등대, 신비의 바닷길에서
오구쌀피자를 시켜 먹는 이미지를 상상하며 장소를 기억합니다.

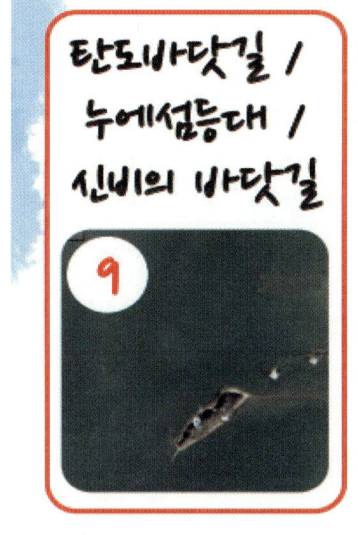 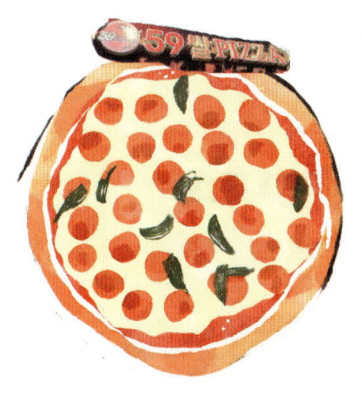

59쌀피자

누에섬 등대는 탄도에서 1.2킬로 떨어진
작은 무인도에 위치하고 있는데
풍력발전기가 설치되어 있고
그 뒤로 산이 보이는 섬입니다.
하루에 두 차례 썰물로 열리는
신비의 탄도 바닷길이 있습니다.

450. 용평리조트(강원도 지역)

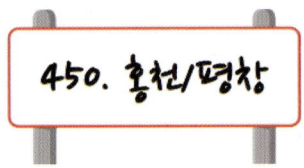

손오공이 스키를 탔습니다. 스키장 올라갈 때 케이블카 타고 갔습니다.
강원도는 400번대 입니다. 장소는 50번 대입니다.
450번을 기억하기 위해 손오공이 용평리조트에 왔다는
이미지를 상상합니다.

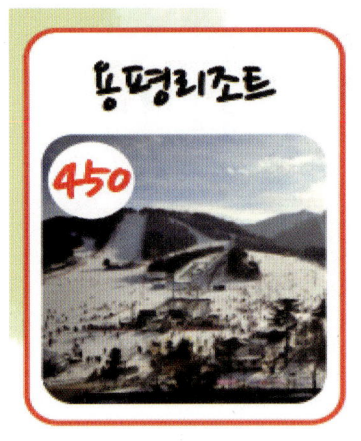 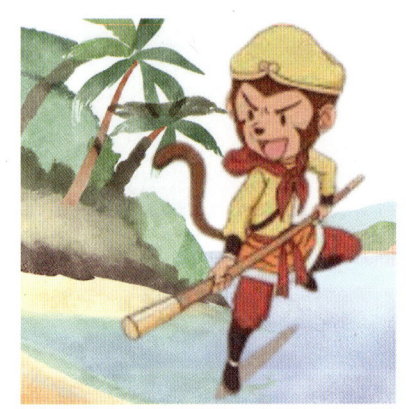

손오공
오공본드

해발 700M 대관령에 위치한 용평리조트는 청정 자연과의 조화와 균형을 추구한 설계로 가장 아름다운 설원이 펼쳐지는 국내대표 스키장입니다.

451. 대명비발디파크 오션월드

오일장이 열렸어요. 오일장에서 비발디 연주를 한다는 이미지를
상상하며 이 장소를 기억합니다. 오일장에 가면
다양한 들기름, 참기름, 홍아씨 기름 등의 오일들을 살 수 있습니다.
그래서 기억하게 됩니다.

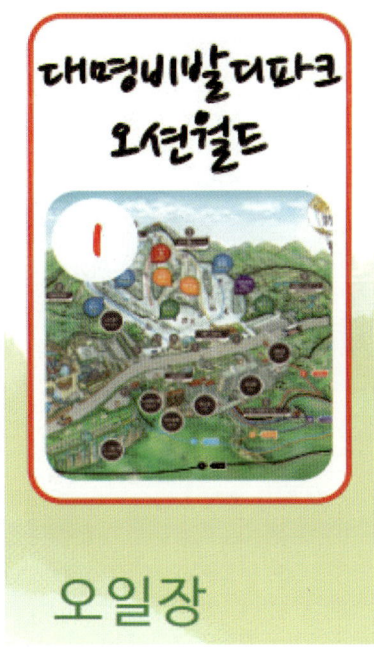

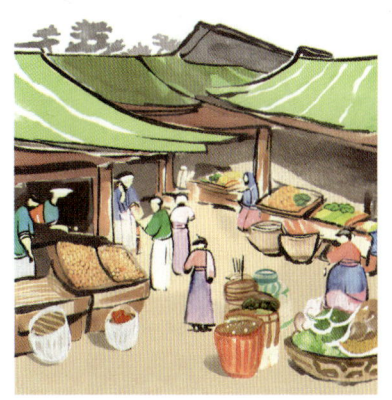

대한민국의 대표적인 레저테마파크 중 하나로
다양한 물놀이 시설과 워터슬라이드,
수상 놀이기구, 파도 수영장 등을 제공하며
가족이나 친구들과 함께 즐길 수 있는
인기 있는 휴양지입니다.

452. 팔봉산 국민관광지, 홍천강, 인삼 송어 축제

52번이라서 오이입니다.
그래서 이곳 인삼송어 축제에서
송어회를 먹으면서 오이도 같이 먹습니다.
인삼송어를 먹는데 오이반찬이 나온다는 이미지를 상상해 봅니다.

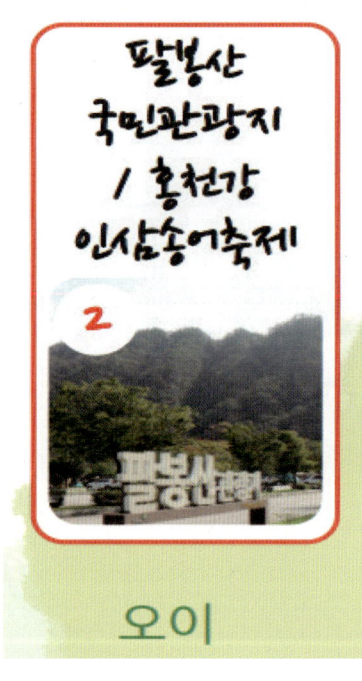
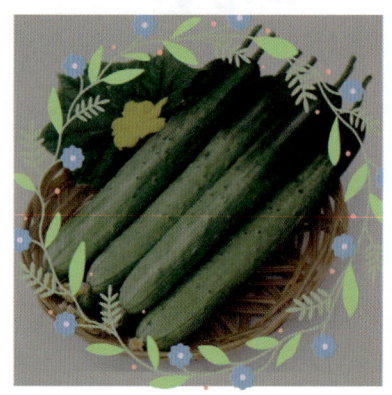

강원도 홍천군 내면에 위치한 산입니다.
인삼과 홍어 축제도 열리며, 많은 사람이
즐길 수 있는 인기 있는 축제 중 하나입니다.
인삼 홍어 축제는 다양한 문화행사와 공연도
함께 즐길 수 있습니다.

453. 강재구소령 기념관

강재구소령은 수류탄이 터지자
자신의 몸을 던져 부하를 구한 의인입니다.
이런 행위를 사자성어로 살신성인이라 하기도 합니다. 453번
강재구소령은 오삼불고기를 먹었다는 이미지를 상상합니다.

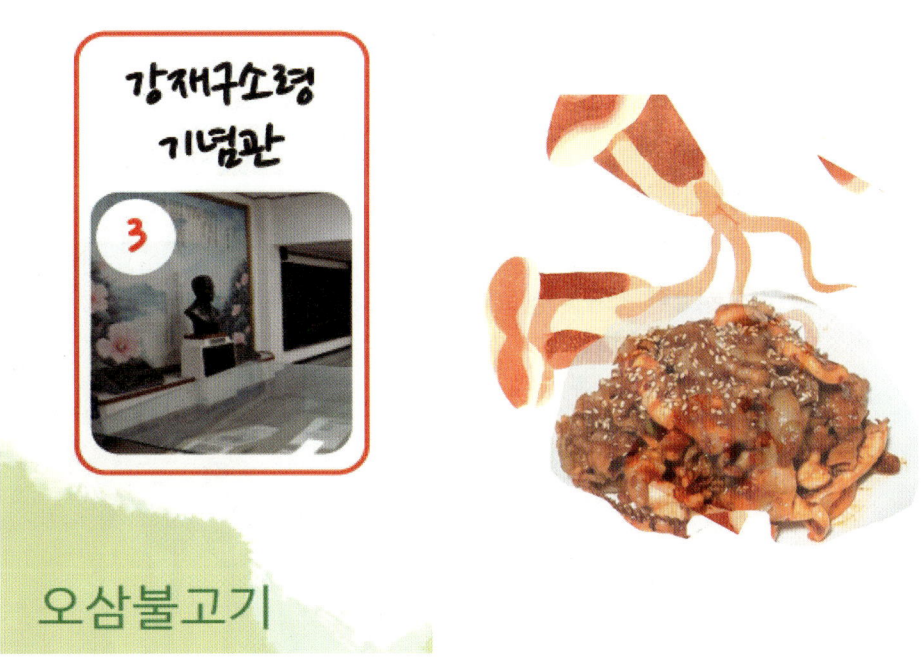

오삼불고기

故 강재구 소령이 1965년 10월 4일 월남 파병을 앞두고 수류탄 투척
훈련 중 부대원이 실수로 떨어뜨린 수류탄에 몸을 던져 부대원의
생명을 구하고 본인은 장렬히 산화한 의인입니다.
이러한 그의 살신성인의 높은 뜻을 기리기 위해
강원도 홍천군 북방면에 1973년 강재구 공원이 건립되었습니다.

454. 오대산국립공원, 상원사, 세조 임금과 문수보살, 평창올림픽 메인스타디움

오사카에서 온 오사마빈라덴이 만난 사람이 세조 임금입니다.
평창올림픽 축사를 하신 분은 세조 임금이다 라고 상상합니다.
세종의 아들이 문종, 문종의 아들이 단종, 세조는 문종의 동생입니다.
세종의 아들이지요. 454번은 세조가 연설을 하고 있는데 오사마
빈라덴이 폭탄을 던졌다는 이미지를 상상해 봅니다.

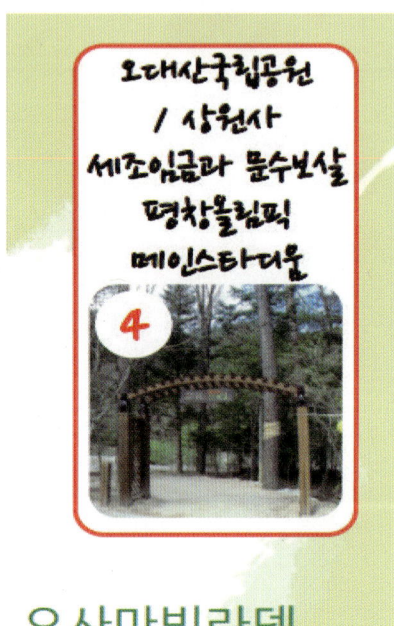

오사마빈라덴

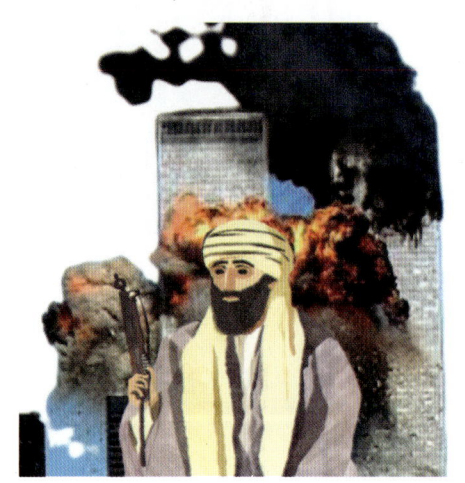

조선시대 세조 임금의 명을 받아 건립된 곳으로
대한민국에서 가장 오래된 사찰 중 하나입니다.
평창 동계 올림픽의 중심지였으며
대한민국의 스포츠 역사상 중요한 장소 중 하나입니다.

455. 대관령 목장, 삼양식품

대관령 목장에는 꼬꼬닭을 키웁니다. 먹이로 오레오 과자를 먹인다는 이미지를 상상하며 대관령 목장을 기억합니다.

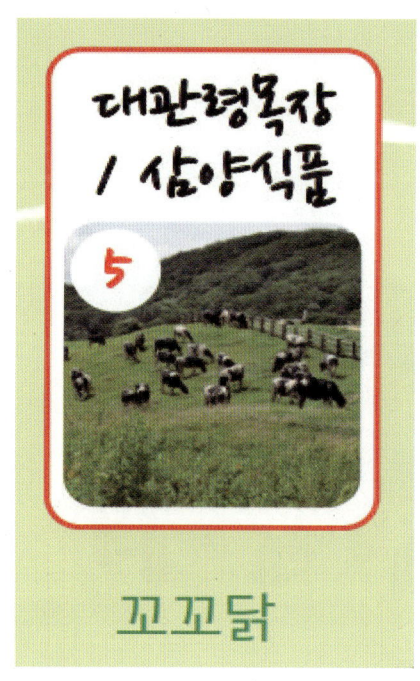
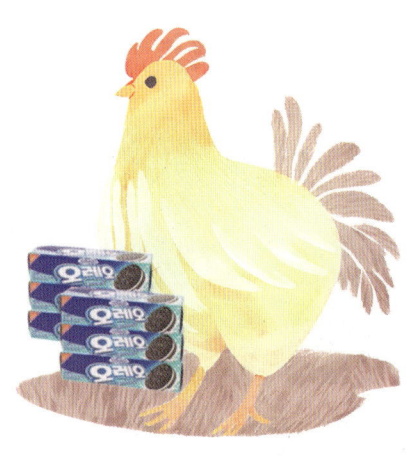

강원도 평창군 대관령면에 위치하고 있는 드넓은 초원이 특징입니다.
말놀이, 양 떼와의 산책, 손으로 소젖 짜는 체험 등 다양한 농장 활동을 체험할 수 있습니다.
자연과 동물과의 소통을 경험하려고 하는 사람들에게 인기 있는 관광 명소 중 하나입니다.

456. 대관령 양떼목장

부산 오륙도에 있는 사람들이 대관령 양떼목장에 왔습니다.
조용필 가수는 공연합니다.
'돌아와요 부산항에'를 부른다는 이미지를 상상합니다.

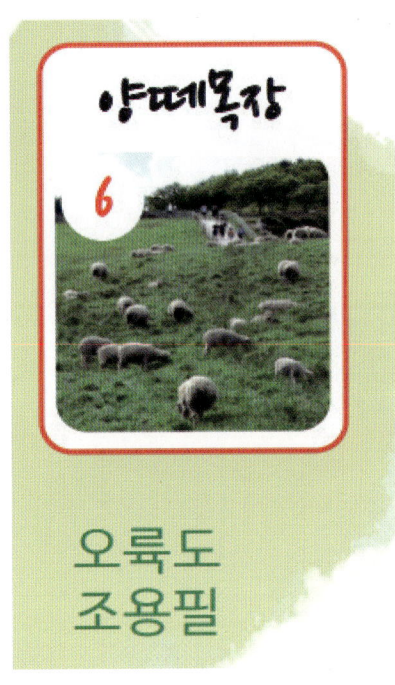
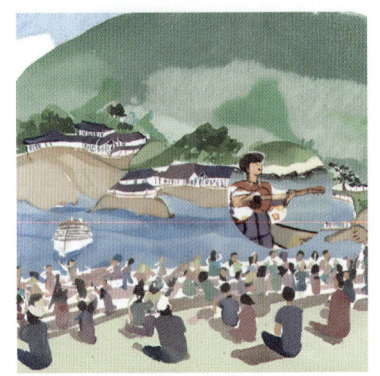

양을 기르고 관리하는 목장입니다.
양들이 방목되며 넓은 초원이나 목장 내에서
자유롭게 뛰어다니고 먹이를 뜯어 먹습니다.
자연의 아름다움과 양들의 사랑스러움을
함께 느낄 수 있는 특별한 곳입니다.

457. 보광 피닉스파크

불사조(피닉스)가 옻칠한 밥상에 앉아 있다고 이미지를 그려봅니다. 그 위에 옻닭을 올려 먹는 이미지를 상상합니다.
그래서 457번 장소 보광 피닉스 파크를 기억하게 됩니다.

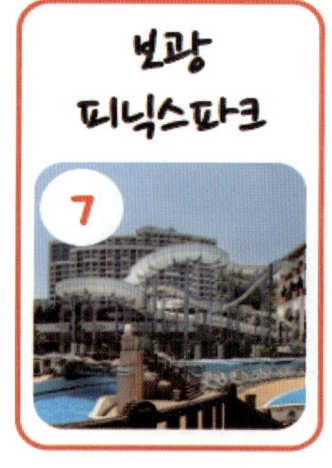
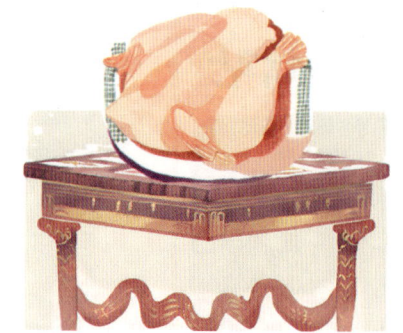

옻칠한 제사상 밥상

강원도 홍천군에 위치한 유명한 리조트로써 천혜의 자연환경과 스포츠 및 레저시설을 결합한 종합 휴양지입니다. 겨울에는 피닉스 파크 스키장, 여름에는 워터파크 등으로 활용됩니다.

458. 봉평 이효석 문학관

오빠들은 이효석문학관에 가서 메밀밭에서 일을 합니다.
점심으로 메밀국수 한 그릇 얻어먹는다는 이미지를 상상합니다.
458번은 오빠들이 일하러 간 이효석 문학관입니다.

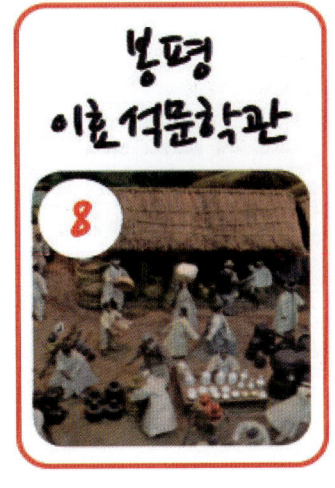 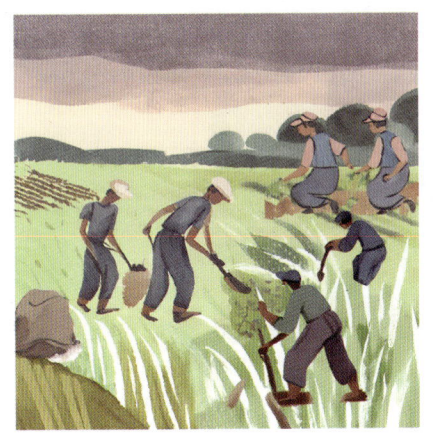

오빠

강원도 평창군 봉평면에 위치한 문학관으로
이효석의 문학과 생애를 기리기 위해 건립된 곳입니다.
그의 작품은 서시, 아리랑, 메밀꽃 필 무렵 등이 있습니다.

459. 이승복 기념관

이승복기념관에서 이승복이 죽기 전에
오구쌀피자 한번 먹고 죽는게 소원이라고 했습니다.
"나는 공산당이 싫어요"를 외치고
오구쌀피자 시켜 먹었다는 이미지를 상상합니다.

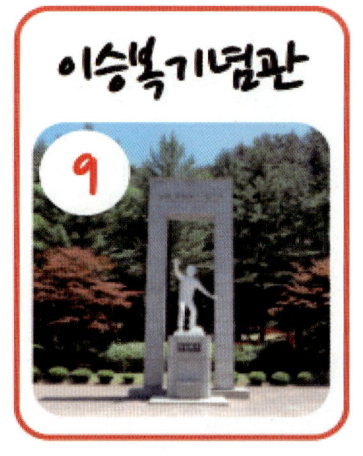 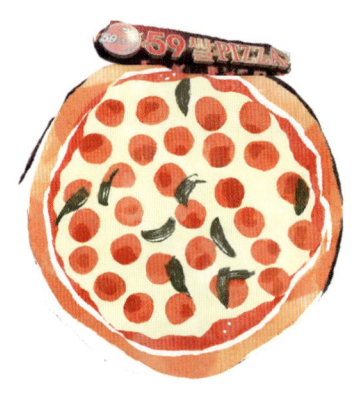

59쌀피자

이승복 소년의 반공정신을 기르기 위해
조성한 기념관입니다.
분단의 아픔을 증언해 주는 역사적인 공간입니다.

7-2. 내비게이션 기억법으로 열어가는 영재의 길

이번에는 내비게이션 기억법을 효과적으로 학습하기 위해서 번호와 장소 100개를 여행하는 시간을 가져보겠습니다.

자연스럽게 100군데 번호와 장소를 연결시켜 여행하면서 기억하는 놀이를 하다 보면, 우리의 두뇌가 활성화되는 것을 느낄 수 있습니다. 특히 산모의 두뇌가 활성화되면 그 효과는 태아에게 직접적으로 영향을 주는 것으로 알려져 있기에 그 어떤 두뇌활성화 방법보다 효과가 클 것입니다.

이 책을 통한 훈련을 공부라고 생각하지 말고 집에서 하는 여행 이야기 책이라고 생각하면서 편하게 읽다 보면 산모는 물론 태아에게도 놀라운 일이 발생할 것입니다.

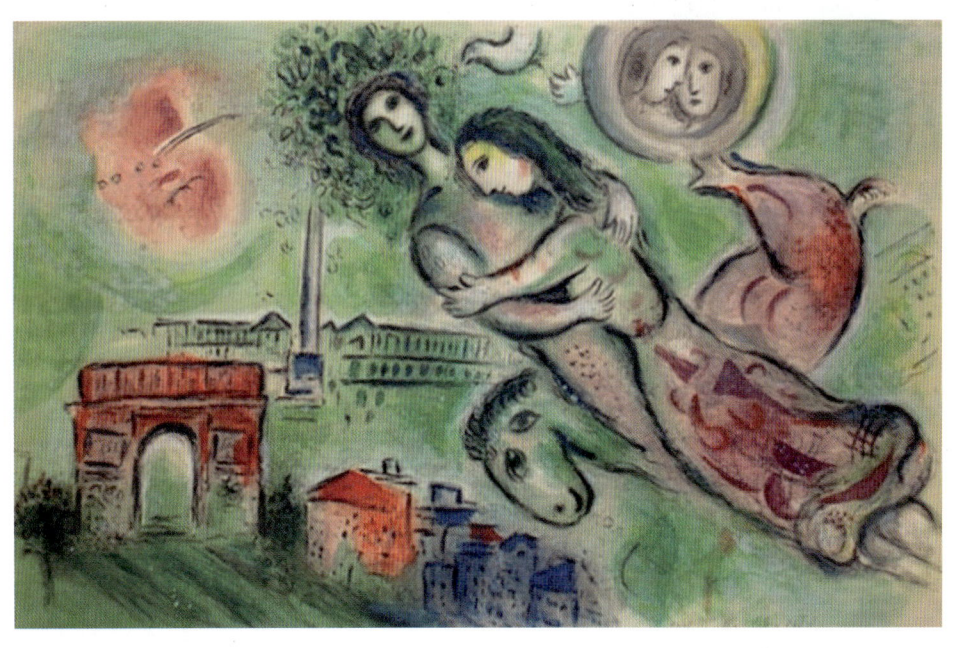

▶ 샤갈 에덴동산

0번 이미지(빵집)

"별아 안녕, 우리가 함께할 첫 여행지에요"
"일자산 허브천문공원에는 빵집이 있어요"
"별이가 이 세상에 나오면 우리 함께 이곳에서
별이 이야기를 해요!"

0. 일자산 허브천문공원(서울 강동구)

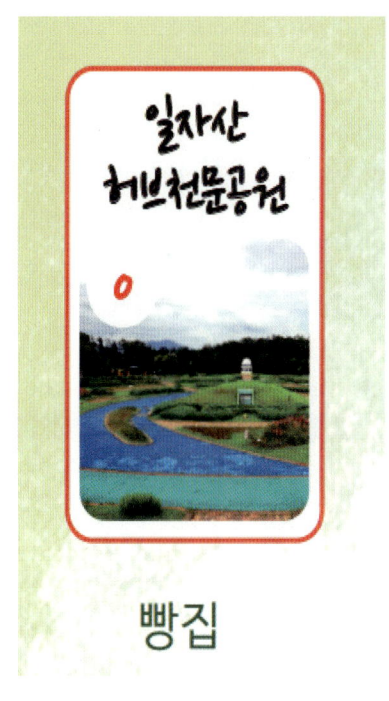

빵집

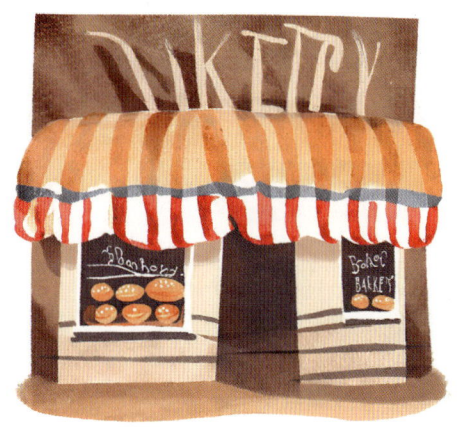

"이곳은 별이와 함께 천문학을 즐기고
천체 관측을 할 수 있는 곳이에요."
서울에서 가장 큰 천문대 중 하나입니다.
하늘에 있는 별과 행성들을 관찰할 수 있는 곳입니다.

1번 이미지(금메달)

"암사동 선사유적지에 금메달을 딴 선수가 왔어요."
"엄마! 어떤 선수가 왔어요?"
"황영조 선수가 금메달을 따고 기분이 좋아서
이곳에 왔다는 이미지를 상상해요."

01. 암사동 선사유적지(서울 강동구)

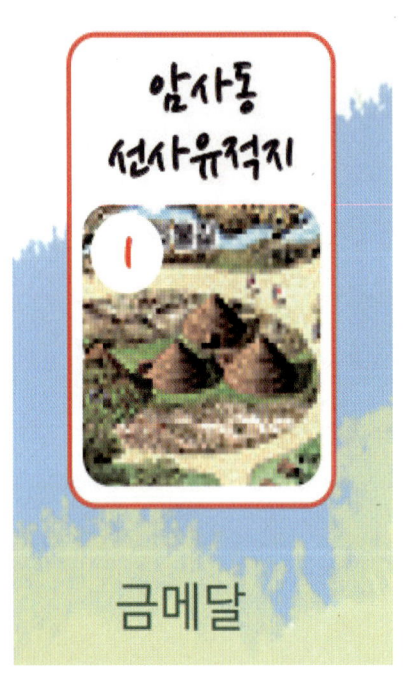
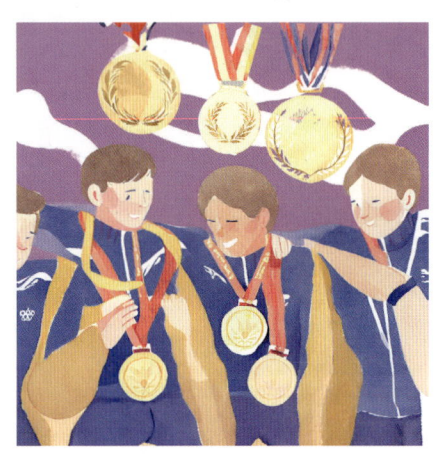

서울 강동구에 위치한 선사시대의 유적지로,
돌 기둥형 돌무덤과 톱니 모양 비단 칼 등
다양한 유물이 발견된 곳입니다.
역사와 문화에 대한 교훈과 재미를 줄 수 있는 장소랍니다.

2번 이미지(서울에 사는 영이)

"엄마, 여기는 떡볶이 맛집이래요!"
"별아! 저기 풍선 터트리기 놀이하는 거 재미있지?."
"엄마 우리 한번 해 볼까요?"
이곳은 서울에서 영이가 왔다는 이미지를 상상하면서 남대문을 기억합니다.

102. 남대문(서울 중구)

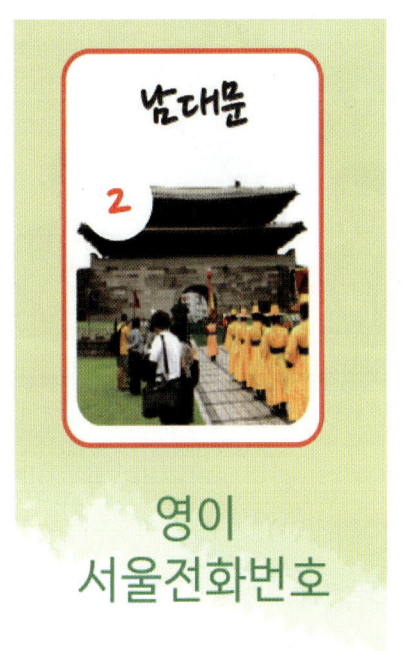
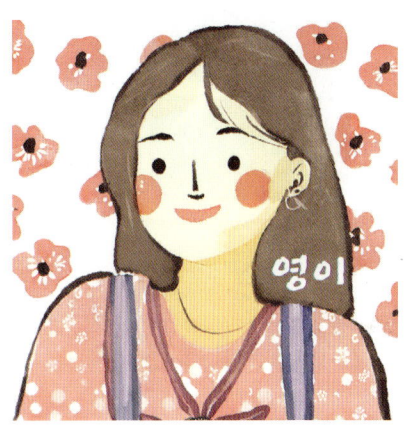

문화와 쇼핑의 중심지로 많은 관광객들이 다양한 쇼핑을 즐기며 방문하는 곳입니다.
남대문은 역사적인 의미와 도시 문화를 함께 간직하고 있는 곳으로, 한국의 역사와 현대문화를 체험하고 이해하는데 좋은 장소입니다.

3번 이미지(산삼, 김영삼대통령)

김영삼 대통령이 산삼을 드시면서 연설하는 이미지를 상상합니다.
"별아! 3번의 이미지를 기억하기 위해 숫자 3을 산삼과 김영삼 대통령을 상상하면서 기억할 수 있단다!"

103. 덕수궁(서울 중구)

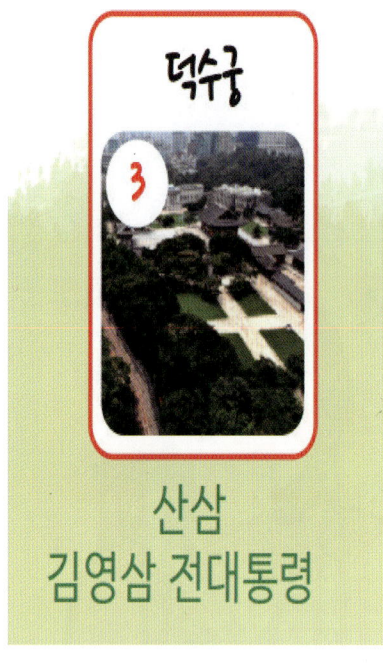
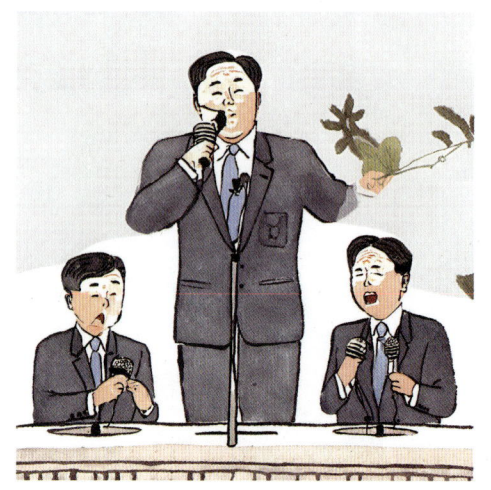

덕수궁은 조선시대의 왕궁으로, 문화, 역사적 가치를 지니고 있어요.
재미있는 것은 첫째 '비밀의 문'으로
덕수궁 내부에서만 볼 수 있는 문입니다. '서편문'이라고도 합니다.
두 번째는 '용감한 소년'입니다. 큰 나무 한 그루의 이름이라 합니다.
세 번째는 "화려한 연등 축제"입니다.
매년 가을에 아름다운 등불들과 함께
전통 음악과 춤. 공연 등 다양한 행사들이 펼쳐집니다.

4번 이미지(공사, 공군사관학교)

"별아! 이곳은 공군사관 학생들이 온 곳이에요."
"엄마 왜 공군사관 학생들이 이곳에 왔어요?"
"여친 선물 사 주려고 알바하러 왔다는 이미지를 상상하면
기억이 오랫동안 남아 있을 것 같아요!"

04. 광진교8번가(서울 강동구)

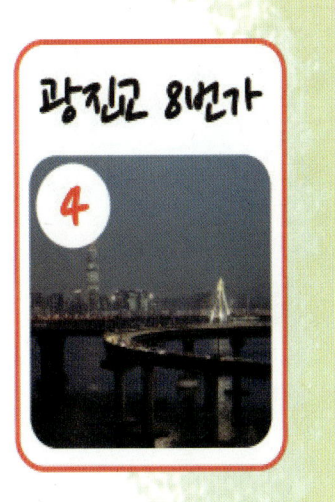

공군사관학교
공사장

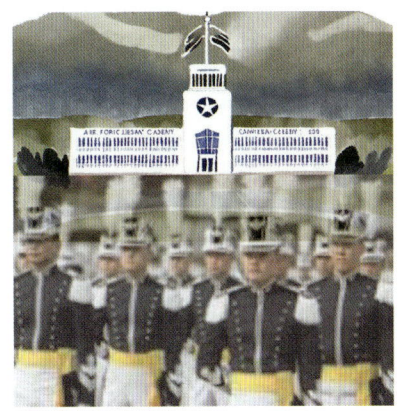

광진교 8번가는
다양한 음식점, 문화시설 등이 모여있어
많은 사람이 찾는 장소입니다.
특히 음식문화로 유명합니다.
이곳을 방문하면 다양한
음식과 문화를 경험할 수 있습니다.

5번 이미지(영어 선생님, 엘리자베스 여왕)

엘리자베스 여왕이 한국에 방문하셨어요. 그중에서도 서울 한강 광나루 드론 공원에서 드론을 날리고 있어요. 그 옆에는 영어 선생님이 통역을 하고 있다는 이미지를 상상합니다.

05. 한강광나루지구 드론공원(서울 강동구)

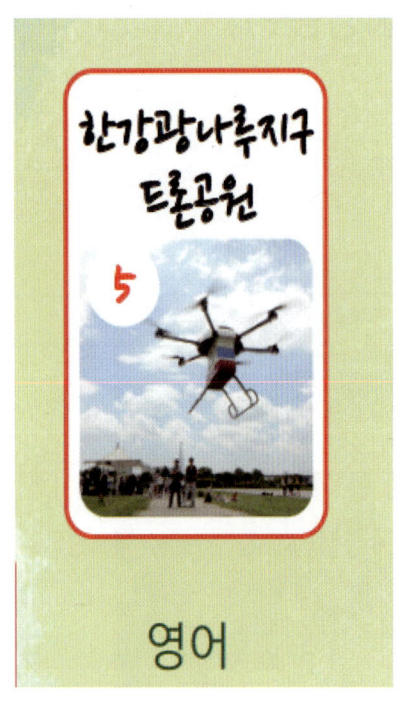
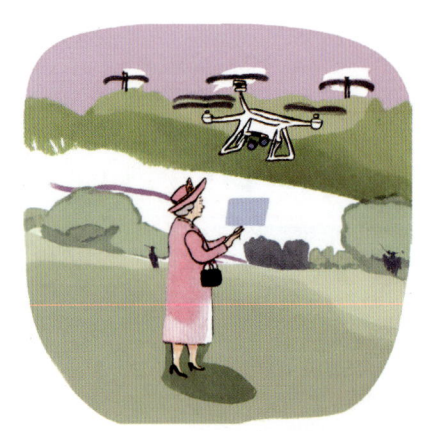

한강 광나루 드론 공원은
드론비행체험을 할 수 있는 공원입니다.
이곳에는 재미있는 이야기들이 있어요.
스릴 넘치는 드론경주,
드론 비행을 체험할 수 있는 드론 체험 프로그램
자유로운 비행의 멋과 함께 서울의 아름다움을
감상할 수 있는 드론타워 전망대입니다.
색다른 경험과 특별한 시간을 체험할 수 있는 곳입니다.

6번 이미지(공유기)

떡볶이 전문점 가게들이 다양하게 모여있는 곳입니다.
"별아! 신당동 떡볶이 타운에는 사람이 모이기 때문에
공유기가 떡볶이 타운에 걸려있어요!"
"네 엄마 우리 떡볶이 여행을 떠나요!"

106. 신당동 떡볶이 타운(서울 중구)

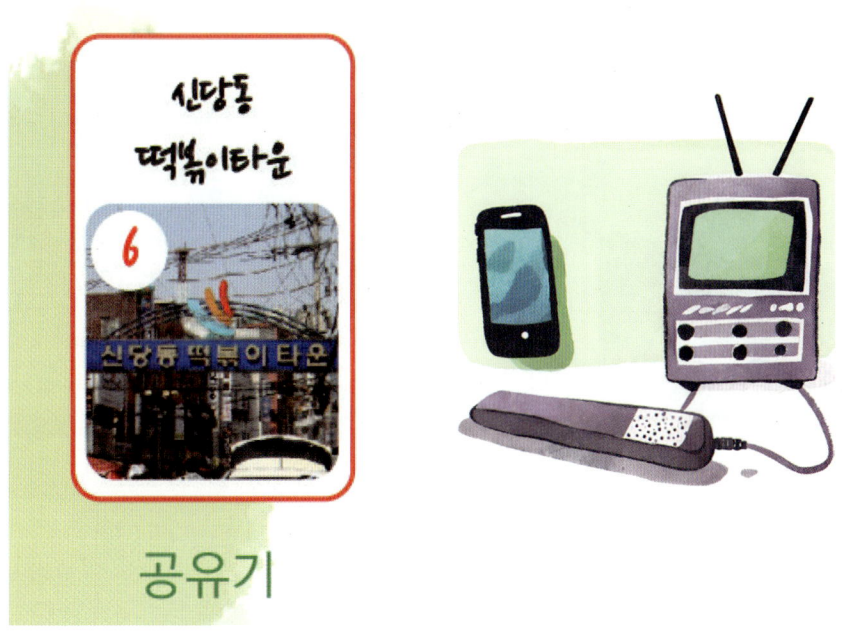

떡볶이 전문 거리입니다. 재미있는 이야기가 있어요.
한국에서 가장 오래된 떡볶이 거리이고 한국의 떡볶이 문화와 역사를
살펴볼 수 있습니다. 특이한 매콤하고 고소한 맛으로 유명합니다.
고추장. 간장. 치즈 등 다양한 소스와 함께 판매됩니다.
계절마다 "축제와 이벤트"가 있어요. 한국의 대표적인 길거리 음식
문화를 체험할 수 있는 장소입니다.

7번 이미지 (007영화, 손흥민)

"별아! 이곳은 내비게이션 기억법으로 이야기하면
007 영화를 찍은 곳이요."
"엄마! 우리도 영화 찍듯이 한옥마을에서 한복 입고 체험해요!"

107. 남산골 한옥마을(서울 중구)

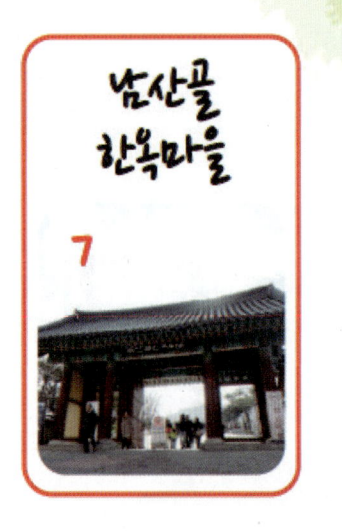
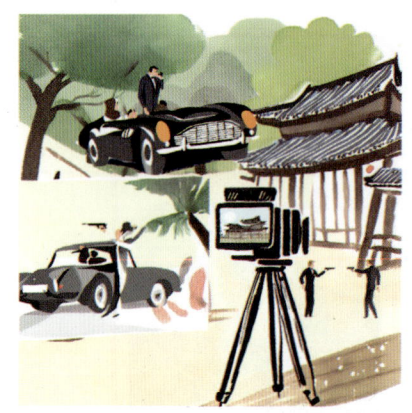

007영화

전통 한옥마을로, 역사와 문화를 경험할 수 있는 장소입니다.
드라마, 영화, 광고 등이 촬영지로 많이 사용되어 왔어요.
방문자들은 영화 속 주인공이 된 기분으로
사진을 찍고 산책을 즐길 수 있습니다.
전통 공연과 체험도 가능합니다.
조선시대부터 현대까지 역사적인 가치를 지니고 있어요.
성종 시대의 문화재와 유적지가 보존된 곳입니다.

8번 이미지(팔도라면)

장충단 공원은 유관순의 희생을 기리기 위해 세운 기념비로 유명한 곳입니다. 유관순 언니랑 함께 팔도 라면을 먹었다는 이미지를 상상하며 기억해 봅니다.
"별아! 우리도 함께 팔도라면 먹어 볼까요?"

08. 장충단공원(서울 중구)

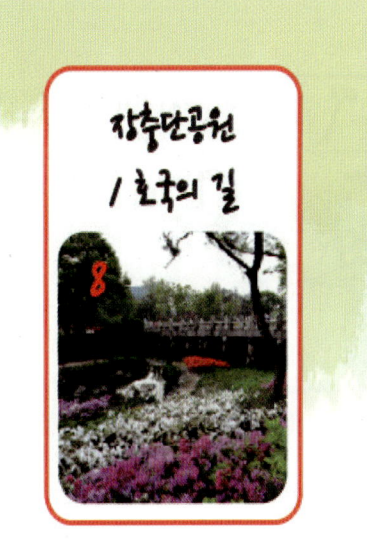 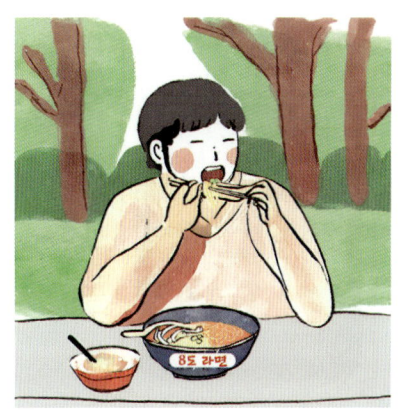

8도 라면

대한민국의 독립운동과 관련된 중요한 장소로 알려져 있습니다.
공원 내에는 독립운동가들의 기념비와 추모관이 있어요.
식물과 생태계를 관찰할 수 있는 곳입니다.
아름다운 꽃들과 나무 등 자연 속에서 산책과 휴식을 즐길 수 있어요.
역사와 자연, 문화가 어우러진 멋진 공간으로
문화적 경험도 함께 할 수 있는 장소입니다.

9번 이미지(공구상가, 영구)

"별아 이곳은 강풀 만화 거리에요.
엄마와 만화세상으로 여행을 떠나볼까요?"
강풀 만화 거리 옆에는 공구상가도 있고 영구는 공구상가에
공구 사러 갔다는 이미지를 상상하며 이 장소를 기억합니다.

09. 강풀만화거리(서울 강동구)

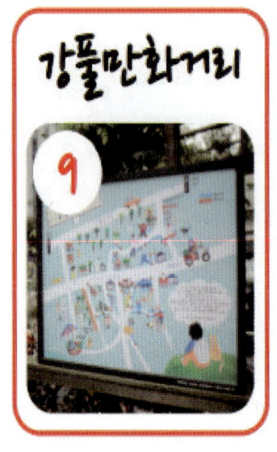
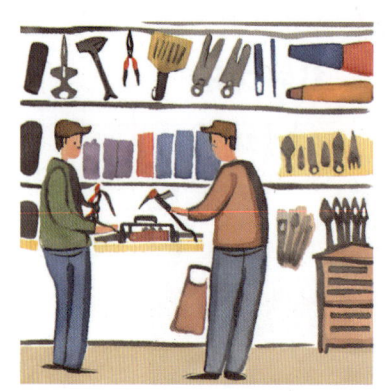

영구
공구상가

만화와 예술이 어우러진 거리로, 만화 팬들과 예술 애호가에게
인기 있는 장소입니다. 강풀은 웹툰 작가 중 한 명입니다.
다양한 만화와 아트워크가 거리 곳곳에 표현되어 있으며
벽화, 조형물, 설치작 등을 통해 다양한 즐거움을 느낄 수 있습니다.
특별한 추억을 남길 수 있는 곳이에요.

10번 이미지(십자가)

"엄마, 장단콩 축제 보러 갈까요?!"
장단콩 축제 행사장에 십자가가 걸려 있다는 이미지를 상상합니다.
"그래, 장단콩 축제하러 가자. 콩으로 만든 맛있는 음식도 먹고,
다양한 체험을 하면서 재미있게 놀아요!."

210. 장단콩 축제(파주시)

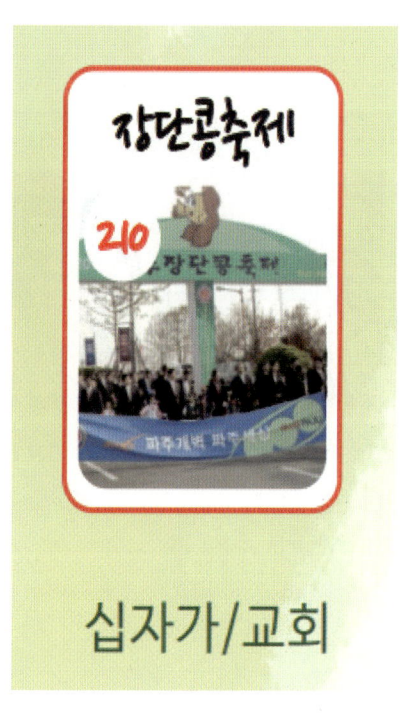
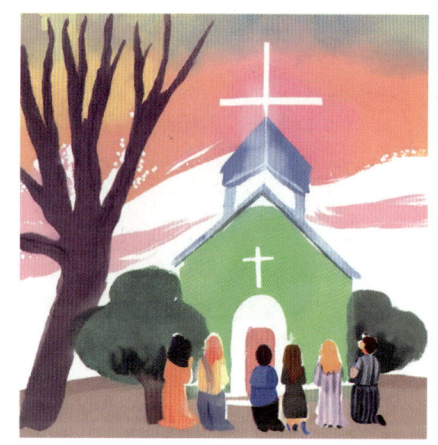

십자가/교회

파주시의 장단콩축제는
우리나라 최초의 콩 장려품종으로
농업인의 수익 창출은 물론,
다양한 콘텐츠로
방문객들에게 즐거움을 주고 있습니다.

11번 이미지(빼빼로)

"별아! 이곳은 조선의 명재상 황희 정승이 여생을 보내던 곳이에요."
"우리도 그분처럼 여유롭게 행복한 삶을 살자!"
반구정의 황희 정승이 빼빼로를 먹는 이미지를 상상해 봅니다.

211. 반구정,황희정승(파주시)

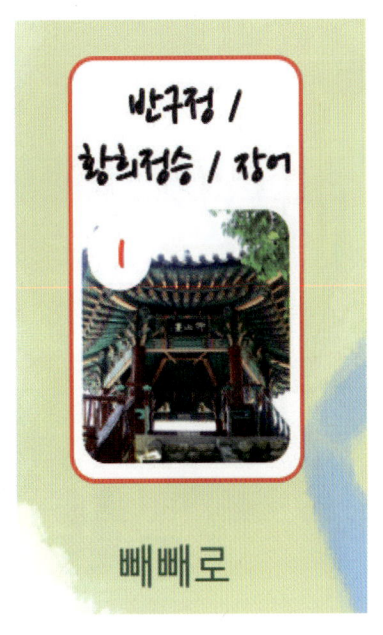
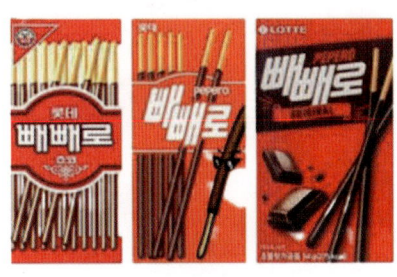

반구정에는 황희정승의 재미있는 이야기가 있어요.
현명함과 냉철한 판단력으로
세종대왕의 가장 신임받는 재상의 한 사람으로서
세종대왕 치세기간 중 역대 영의정 중 최장수로
18년간 영의정을 재임하였습니다.

12번 이미지 (112 경찰신고)

"별아! 이곳은 서울의 대표적인 공원이에요". 울창한 수림과 청계천의 상류인 삼청천의 계곡이 아우러진 아름다운 공원입니다.
그런데 이곳에 경찰차가 출동했다는 이미지를 상상합니다.

112. 삼청공원(종로구)

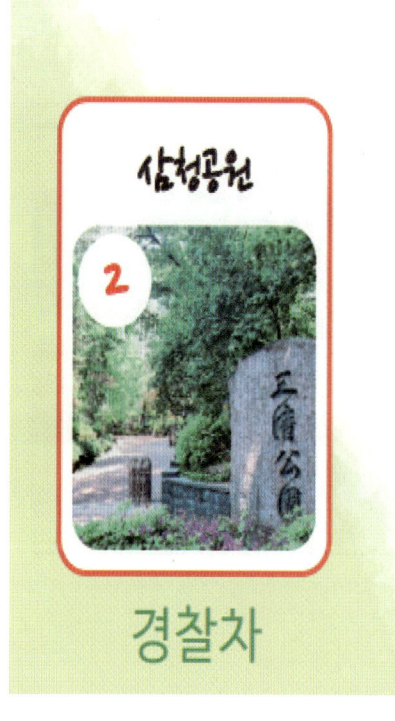 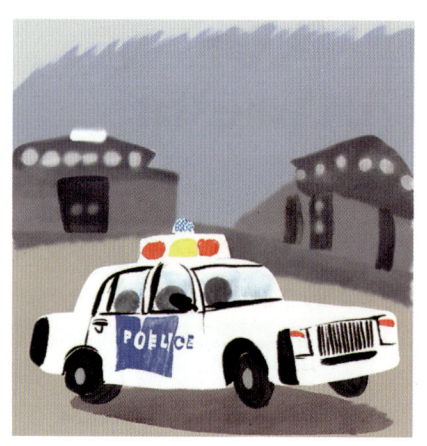

역사적인 가치와 자연적인 아름다움을 함께 간직한 공원입니다. 조선시대 왕실 정원으로 사용되던 곳으로 아름다운 조경과 전통적인 건축물들이 그 시대의 멋을 전해주고 있는 곳입니다.
자연 그대로의 경치도 감상할 수 있는 장소입니다.

13번 이미지(13일의 금요일)

"별아! 이곳은 황포돛대 선착장이에요!"
"엄마! 우리 영화 봐요!"
"그래, 황포돛대에서 13일의 금요일 영화 보는 곳이니까.
함께 영화 보아요! "엄마와 별이가
황포돛대에서 영화 보는 이미지를 상상합니다.

213. 임진강 황포돛대선착장(파주시)

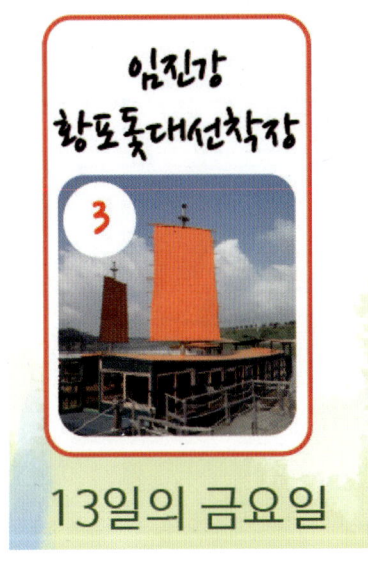

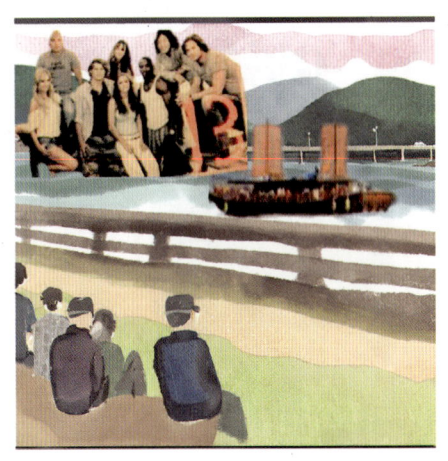

임진강에서 황포돛대로 유람하며
아름다운 경치를 즐기는 임진강 나룻배 코스는
분단 이후 50년간 통제되었다가 개방되었어요.
임진강은 추억과 향수로 가득한 강으로
많은 실향민의 그리움이 담긴 곳입니다.
이곳은 여행자와 국민 모두에게 특별한 의미를 지니고 있습니다.

14번 이미지 (114 전화안내)

"별아! 이곳은 조선의 첫 번째 궁궐이라고 하는 경복궁이에요."
"엄마 여기 너무 좋아요!"
"경복궁은 조선의 역사를 한눈에 볼 수 있는 곳이란다.
너무 아름다워요!"
경북궁 담장의 공중 전화부스로 둘러 쌓여 설치되어 있다는
이미지를 상상하며 장소를 기억합니다.

114. 경복궁(종로구)

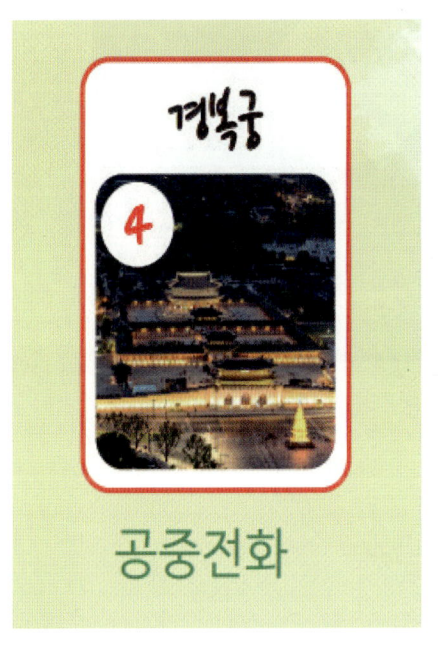
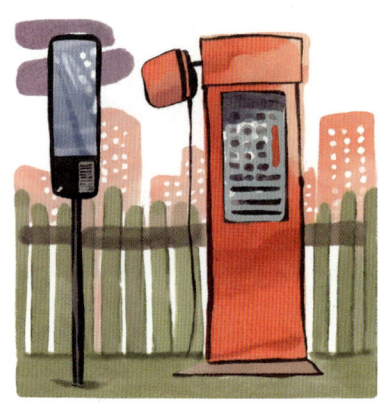

경복궁은 서울특별시 종로구 사직로에 위치한 조선왕조의 법궁(정궁)입니다. 1395년 창건되어 1592년 임진왜란으로 전소되었고, 1868년 흥선대원군의 주도로 중건되었다.
경복(景福)'은 시경에 나오는 말로 왕과 그 자손, 온 백성들이 태평성대의 큰 복을 누리기를 축원한다는 의미입니다.

15번 이미지(보름달)

보름달이 광화문에 있는 세종대왕과 이순신 동상을 비추고 있습니다.
"별아! 이곳은 대한민국의 대표적인 광장 광화문이에요,
다양한 행사와 시위, 축제 등이 열리기도 해요."

115. 광화문(종로구)

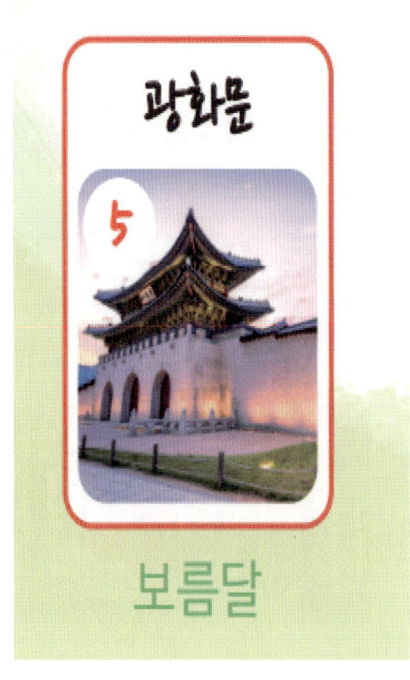
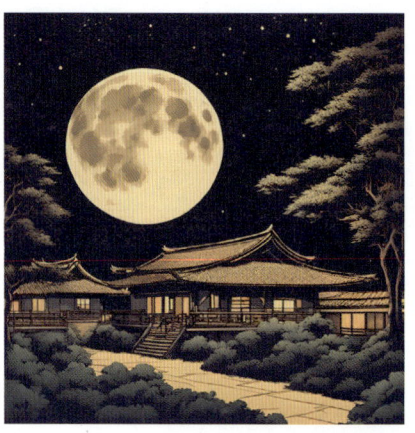

광화문은 조선 시대부터 현대까지
대한민국 서울의 역사와 문화의 중심!
광장에서는 3.1운동의 불꽃부터 민주화 시위의 열정까지 펼쳐집니다.
주변에는 다채로운 문화·상업시설이 있는 서울의 대표적인 광장입니다.

16번 이미지 (일류요리사, 짜파게티)

"별아! 우리 함께 석촌호수를 산책할까요?"
석촌호수에는 일류요리사가 있어요.
오늘은 특별히 짜파게티
만들어 나누어 주는 이미지로
많은 사람들이 함께 짜파게티 먹고 있는 이미지를 상상합니다.

16. 매직아일랜드, 삼전도비, 석촌호수(송파구)

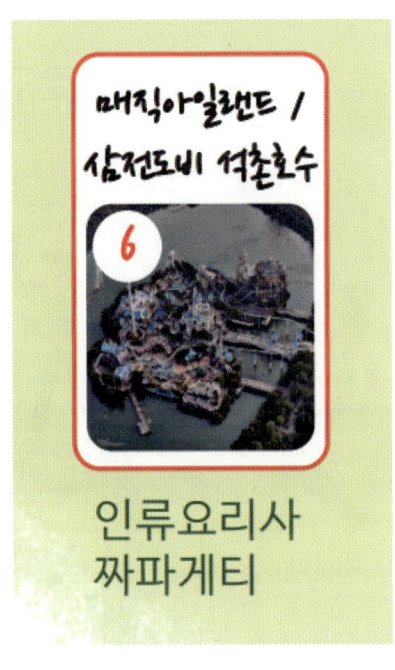

석촌호수는 옛 한강의 본류가 꿈틀대던 곳.
지금은 송파의 아름다운 인공호수로 변모했습니다.
잠실 호수교를 경계로 서호와 동호로 나뉘고
이중 서호에선 롯데월드 매직아일랜드의 화려한 놀이기구
소리를 들을 수 있습니다. 특히 크리스마스 때
매직캐슬의 빛나는 장식은 산책하는 즐거움을 더해줍니다.

17번 이미지 (117 학교폭력신고)

인사동으로 친구들이 견학을 왔어요.
그 중 한 친구가 학폭을 당하고 있습니다.
그때 LG-17 노트북으로 117에 신고하고
C-17 미군 수송기가 하늘에서 쏭~ 날아오고 있다는
이미지를 상상합니다.
"별아, 여기가 한국의 전통 공예품이 있는 곳이에요,
예쁜 것들이 많아요!" "네 엄마! 정말 예뻐요"

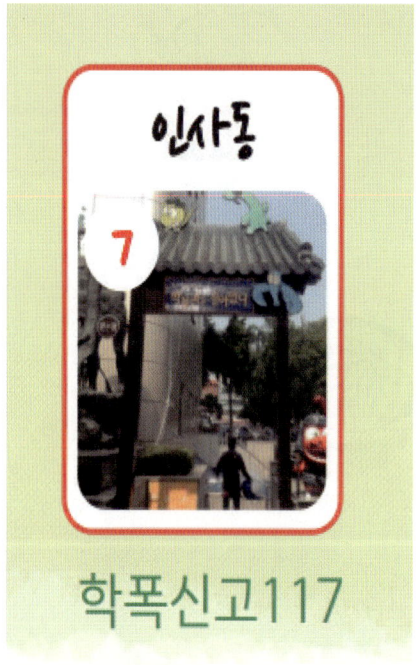

117. 인사동(종로구)

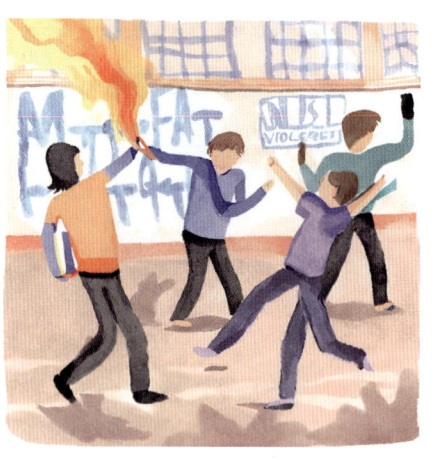

인사동은 서울의 문화 중심!
전통 공예품부터 미술 작품,
매력적인 찻집과 한복 체험까지!
주말엔 길거리
예술 공연으로 분위기 UP!
한국의 아름다운 전통을 한눈에!

18번 이미지(신발,욕)

"별아! 엄마랑 운현궁에 갈까요?"
"우와~ 신나요!." 별이와 엄마는 운현궁을 방문했습니다.
설레는 마음과 기대로 운현궁에 도착했어요.
방문객 둘이 신발 던지고 욕하는 놀이를 하고 있다는 상상을 합니다.

118. 운현궁(종로구)

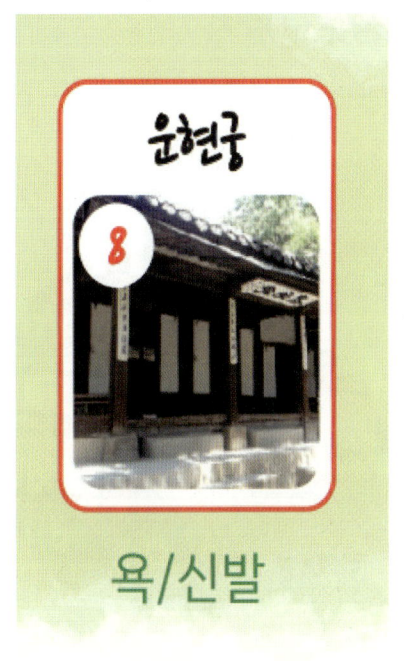 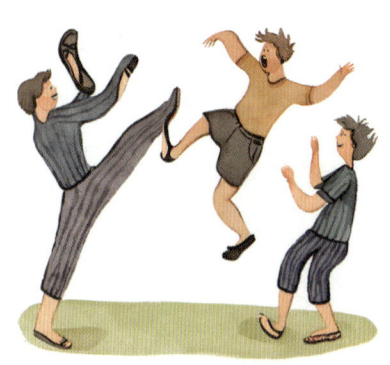

흥선대원군의 둘째 아들인 고종이 출생하여
12세에 왕위에 오르기 전까지 성장한 잠저입니다.
고종이 즉위하자 생부 이하응은 흥선대원군이 되었고
이곳에서 대원군은 서원철폐, 경복궁 중건, 세제개혁 등
많은 사업을 추진하였습니다.
지나친 쇄국정책으로 일본에 의해서
나라가 망하는 원인을 제공한 인물로 알려져 있습니다.

19번 이미지(119 소방차)

"별아 이곳을 기억하는 방법을 가르쳐 줄게요."
"엄마! 가르쳐주세요! 저도 기억을 잘하고 싶어요!"
"그래 청계광장에 불이 나서 소방차가 출동하는 이미지를 상상하면
기억을 오래 할 수 있어요!"
"우와~ 정말 오랫동안 기억이 될 것 같아요!"

119. 청계광장(종로구)

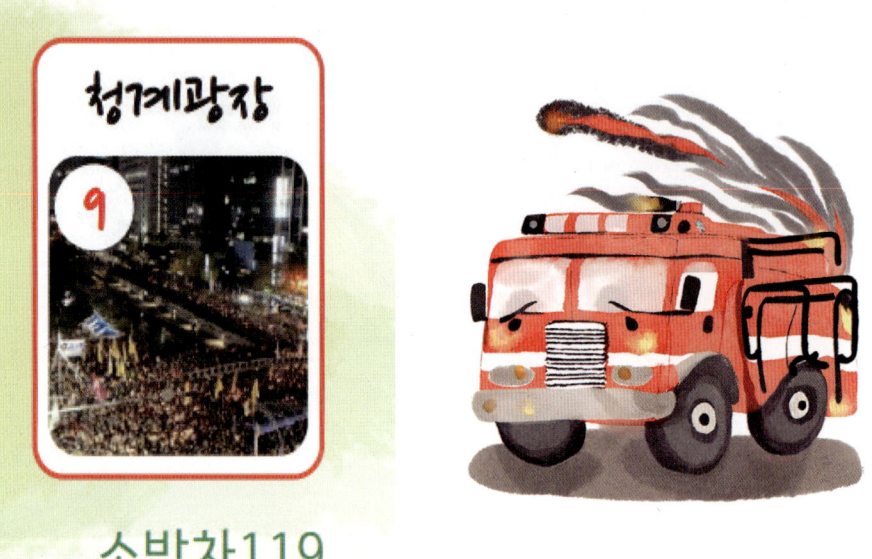

서울 중구 청계천이 시작되는 세종로에 조성된
자연 친화적인 생태환경을 갖춘 광장입니다.
다양한 볼거리를 제공하고 접근성이 좋아
시민들과 외국인 관광객들이 즐겨 찾는
서울의 대표적인 관광 명소입니다.

20번 이미지 (이순신, 이영자)

"별아 광릉 수목원에는 크낙새가 유명한 곳이요."
"엄마! 크낙새는 어떤 새예요?"
"별아! 크낙새는 자연의 균형을 유지하는 중요한 역할을 하는 새예요."
이영자는 크낙새를 보기 위해 광릉 수목원에 이순신 갑옷을 입고 나타났다는 이미지를 상상합니다.

220. 광릉수목원(동두천)

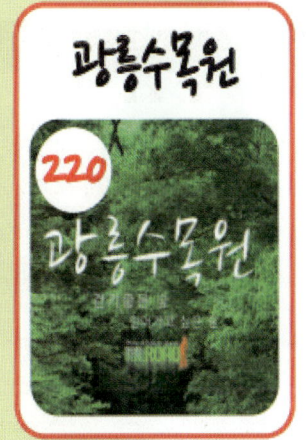

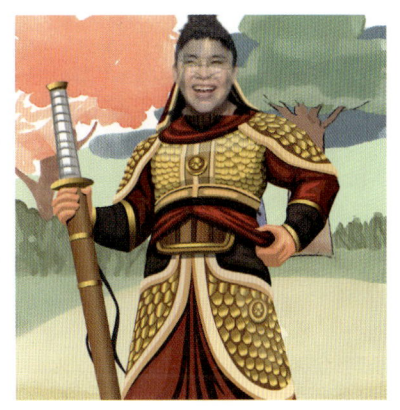

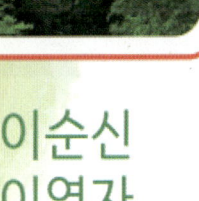

광릉 수목원은 조용한 낙원의 느낌!
푸른 잔디밭에서는 나무들의 그림자로 휴식을 취하며,
연못가에서는 반짝이는 물결을 바라볼 수 있습니다.
산책로를 따라 봄의 꽃 세상을 걷거나, 가을에는
황금빛 단풍을 감상할 수 있는 곳입니다.

21번 이미지(21세기병원)

"별아! 우리 오랜만에 쇼핑하러 현대백화점에 갈까요?"
"엄마! 신나요! 예쁜 옷도 사주세요!"
가수 2NE1이 공연하고 있습니다. 공연 중에 관중이 너무 많아 인파에 밀려 멤버 중 한 사람이 다리를 다쳤습니다! 마침 바로 옆에 21세기 병원이 있어서 치료하고 있다는 이미지를 상상합니다.

21. 현대백화점(강남구)

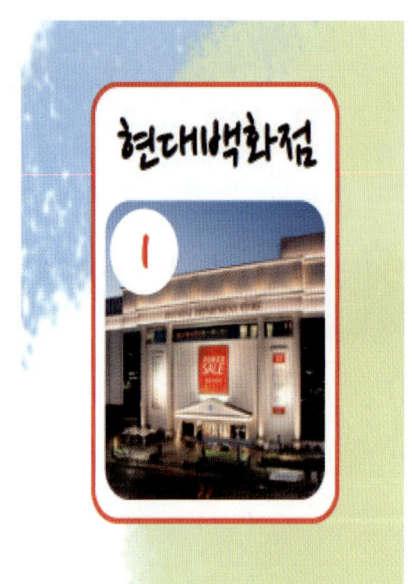
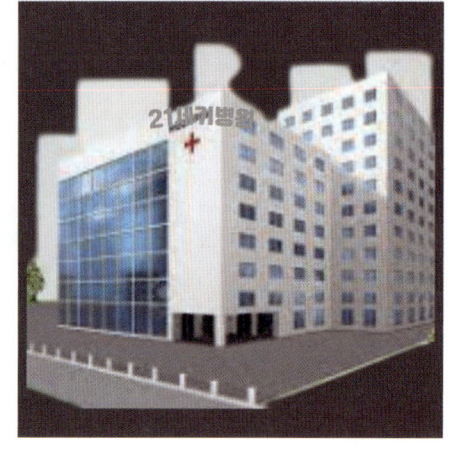

현대백화점에서의 쇼핑은 단순한 구매 이상의 경험입니다.
세련된 패션부터 최고급 음식, 다양한 문화 체험까지!
서울 강남구 현대백화점에서는
서울 중심에서의 특별한 쇼핑을 즐길 수 있습니다.

22번 이미지(아기공룡 둘리)

전곡리 선사유적지에 아기공룡 둘리가 갔어요. 둘리는 애기여서 연예인 임채무가 아기공룡 둘리를 안고 나타났다는 이미지를 상상합니다.
"별아! 이곳은 주먹도끼가 발견된 곳이에요!"
"아기공룡 둘리는 주먹도끼를 장난감으로 착각하며 좋아합니다."

222. 전곡리 선사유적(포천)

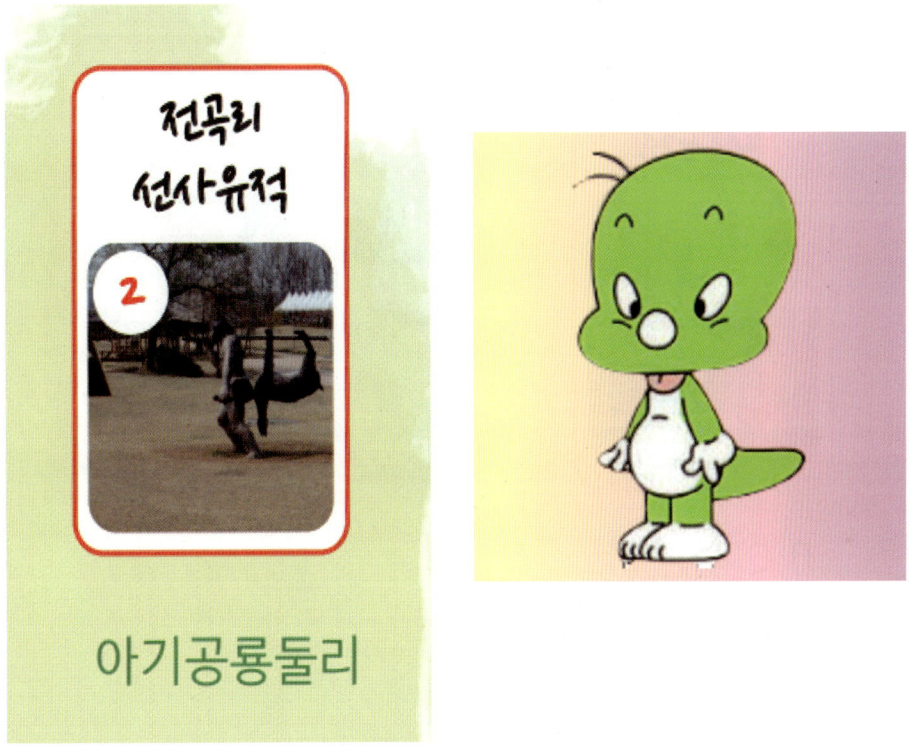

한탄강변의 전곡리에서는 1978년 선사시대 석기가 발견되었습니다.
여기서 아슐리안 주먹도끼라는 중요한 석기가 발견되어
학계의 주목을 받았습니다.
전곡리 선사유적은 한국의 구석기 문화 및 연구에
중대한 의미를 갖게 되었답니다.

23번 이미지(마이클 조던)

도산 안창호 선생과 마이클 조던(등번호 23번)이 함께 농구를 하고 있다는 이미지를 상상합니다.
"별아! 우리도 마이클 조던이랑 같이 농구할까요?"
"네 좋아요!"

23. 도산공원(강남구)

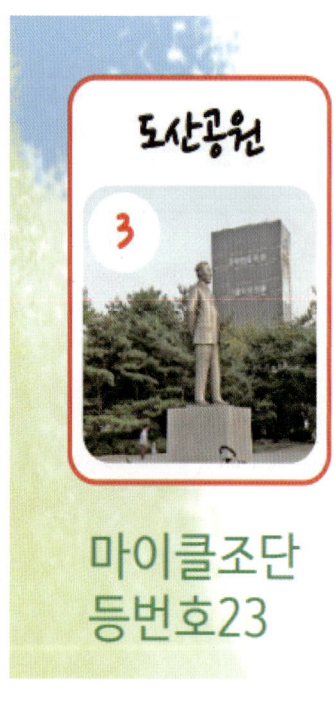
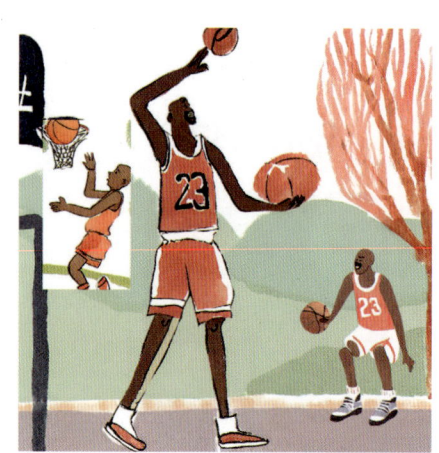

도산 공원(島山公園)은 서울 강남구 신사동에 있는 공원이다. 1971년 착공하여 1973년에 개원하였다. 공원 이름은 안창호 선생의 아호(我號)인 '도산(島山)'에서 따온 것으로 안창호 선생의 애국심과 교육정신을 기념하는 뜻으로 붙였다.

24번 이미지(이삿짐 센타)

이사를 합니다. 산정호수에 있는 배를 운송수단으로 하여 이사를 한다는 이미지를 상상합니다. 오늘은 이사하는 날!
"별아! 가을의 억새가 장관을 이룬다. 보이나요?"
"엄마 너무 좋아요!"
억새밭에서 가을의 추억을 만들었습니다.

224. 산정호수(포천)

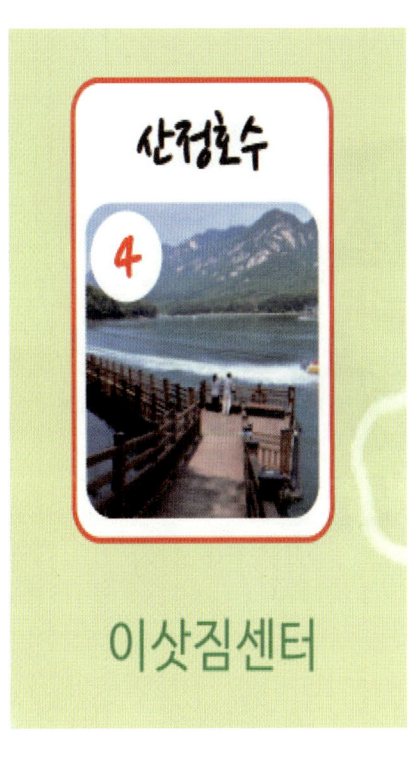
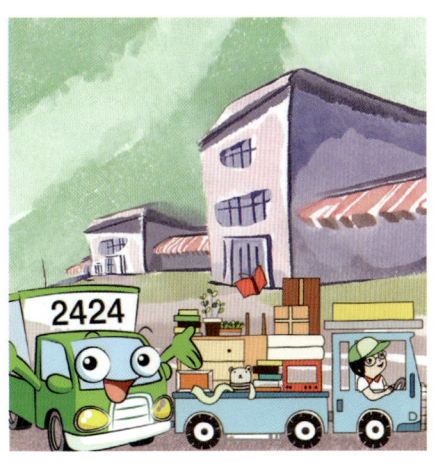

산정호수는 포천에 있는 관광지입니다.
가을철 억새로 장관을 이루는 명성산과 망봉산, 망무봉 등 주변의 작은 산봉우리들이 호수와 어울려 절경을 이루고 있다.
포천의 보물!

25번 이미지(6.25전쟁)

떡이야 325번은 6.25 전쟁을 생각하면서 숫자를 기억하는 거야
아빠하고 소래포구에 가면서 전쟁 이야기를 들려줄게.
6.25 전쟁은 1950년 6월 25일 북한이 남한을 공격하여 시작된 전쟁으로
3년간이나 계속된 우리민족 최대의 비극적인 전쟁이란다.
평화로운 대한민국이 되길 간절히 기도해요.

325. 소래포구(인천광역시)

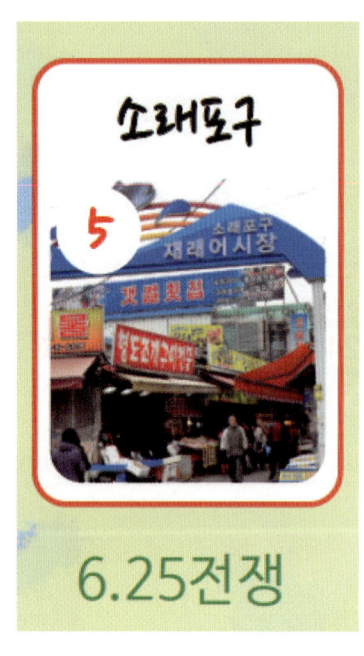 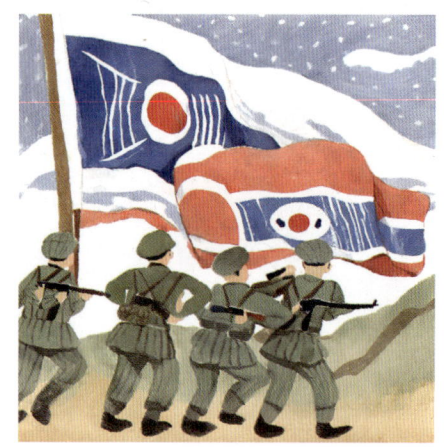

소래포구는 인천광역시 중구에 위치한 해변으로
수도권에서 가장 큰 해산물 시장이랍니다.
해마다 김장철이면 사람들로 북적이고
주말이면 나들이 객들로 북적이는 곳이랍니다.

26번 이미지(비행기 이륙)

오늘은 인천 대공원으로 놀이구경하다가
비행기가 이륙하는 장면을 보니 너무나 멋진 모습이었답니다.
"떡이야 너무 멋있지요? 나중에 커서 엄마랑 같이 비행기 타요"

326. 인천대공원(인천광역시)

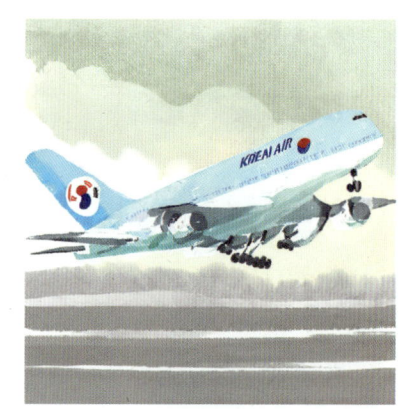

인천대공원은
대한민국 인천광역시 남동구에 위치한 대규모 공원으로
총면적은 약 727만 제곱미터, 드넓은 면적에
숲, 호수, 꽃밭, 산책로 등이 조성되어 있습니다.

27번 이미지(2층버스)

"떡이야" 오늘은 인천 서구에 위치한
인천 해양과학고등학교에 우리 이층 버스를 타고 가볼까요?
엄마 학교견학을 하니 너무 좋아요.

327. 인천해양 과학고등학교(인천광역시)

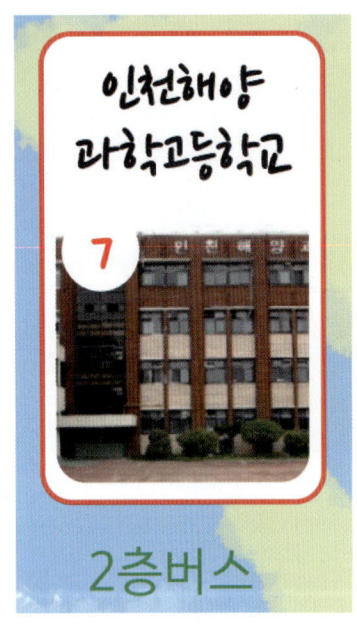 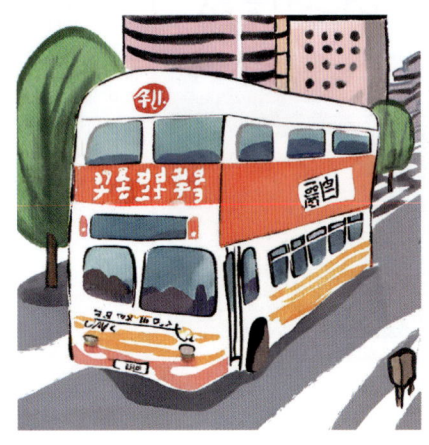

인천 서구에 위치한
수도권 유일의 공립 수산·해운 계열 특성화 고등학교로
과학과 기술 분야에서 뛰어난 교육 환경을 제공함으로써
학생들이 전문적인 지식과 기술을 습득할 수 있도록
교육하고 있는 학교랍니다.

28번 이미지(28청춘)

떡이야 오늘은 인천상륙작전 기념관 구경해 볼까요?
어머나. 28청춘 언니,오빠들도 여기로 구경왔네요.

328, 인천상륙작전 기념관(인천광역시)

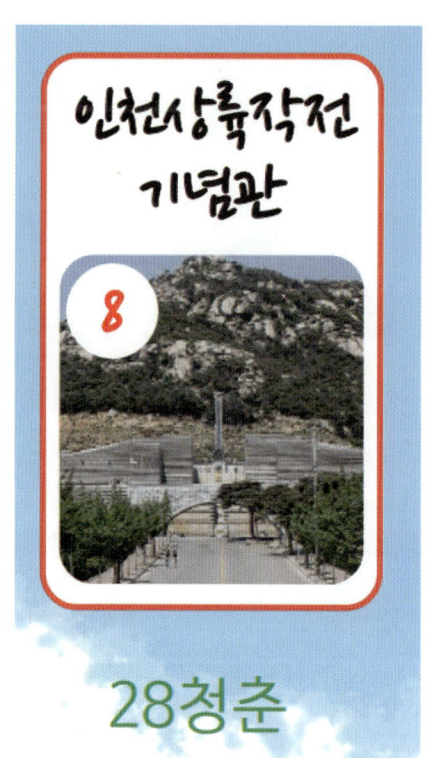
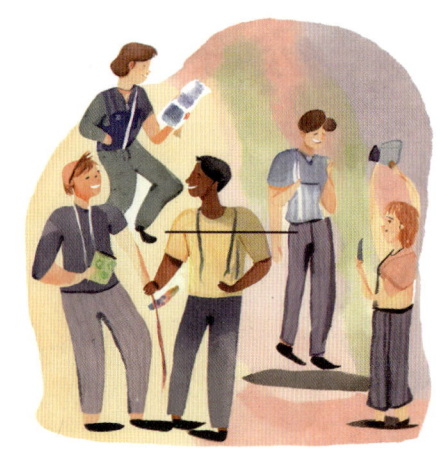

1950년 9월15일 2시 미 제7함대 세력을 주축으로 한
유엔군 261척의 함정과 총병력 7만여 명으로 구성된
지상군 부대의 상륙작전으로
북한군의 병참선을 일거에 차단,
낙동강 방어선에서 반격의 계기를 조성했고,
이어진 수도 서울 탈환의 결정적인 계기가 된 작전이란다.

29번 이미지(이구아나)

오늘은 떡이하고 송도국제도시 구경을 해볼까요?
29초 영화제에서는 이구아나의 생태를 촬영한 영화가 출품되었네요.
귀여운 이구아나!!! 우리 떡이도 빨리 보고 싶지?

329. 송도국제도시(인천광역시)

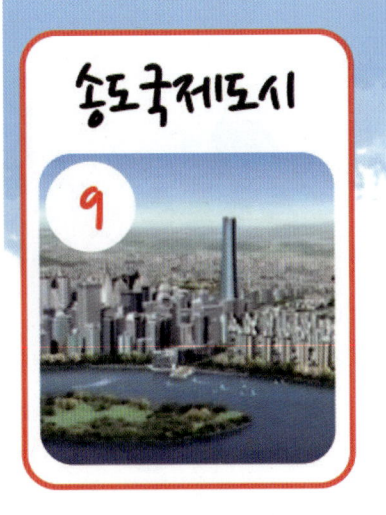
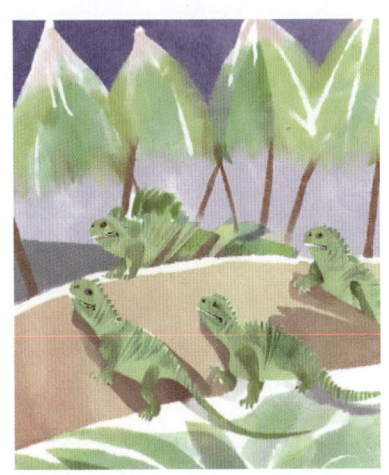

이구아나

송도국제도시는
첨단 지식 및 서비스산업의 글로벌 거점으로 육성되고 있고,
15개의 국제기구와 해외 명문대들이
한 곳에 집중되어 클러스터를 이루고
고부가가치 MICE 산업에 가속도를 더할
송도컨벤시아 2단계로 준공된 곳이랍니다.

*대규모 회의장이나 전시장 등 전문시설을 갖추고 국제회의, 전시회, 인센티브투어와
이벤트를 유치하여 경제적 이익을 실현하는 산업

30번 이미지(삼성전자)

30번 이미지는 삼성전자입니다. 3과 0이 결합된 이미지 중에서 가장 유명한 이미지로 선택을 했습니다. 장소이미지는 정동진으로 강원도에 있는 30번 지역을 의미합니다. 삼성전자가 정동진에서 미스터 트롯 행사를 후원하는 이미지를 연결을 해 보았습니다.

430. 정동진(강릉)

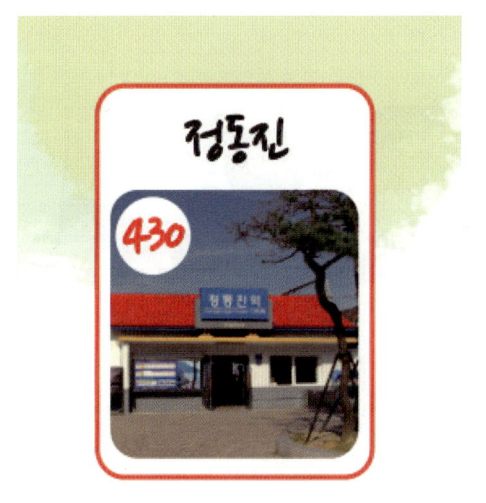 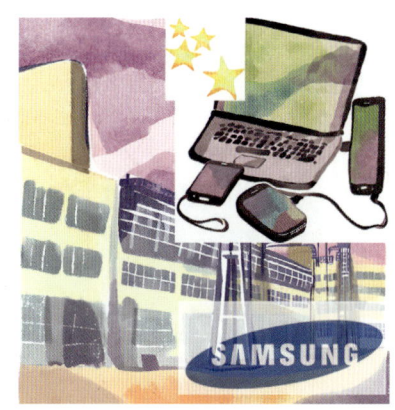

삼성전자

정동진은 강릉시내에서 동해안을 따라 남쪽으로 약 18km 떨어진 지점에 있으며, 〈한양의 광화문에서 정동쪽에 있는 나루터가 있는 마을〉이라는 뜻으로 이름이 지어졌다고 합니다. 신라때부터 임금이 사해용왕에게 친히 제사를 지내던 곳으로 2000년 국가지정행사로 밀레니엄 해돋이 축전을 성대하게 치른 전국 제일의 해돋이 명소이기도 하답니다.

31번 이미지(3.1운동)

31번은 3.1 운동을 이미지 번호로 가지고 왔습니다. 대한민국 사람이면 누구나 쉽게 생각할 수 있는 번호 이미지입니다. 31번에 해당되는 강원도 장소는 양양에 있는 낙산사입니다. 3.1운동 기념 행사를 낙산사에서 하는 이미지를 가지면 쉽게 기억할 수 있을 것입니다.

431. 낙산사(강원도 양양)

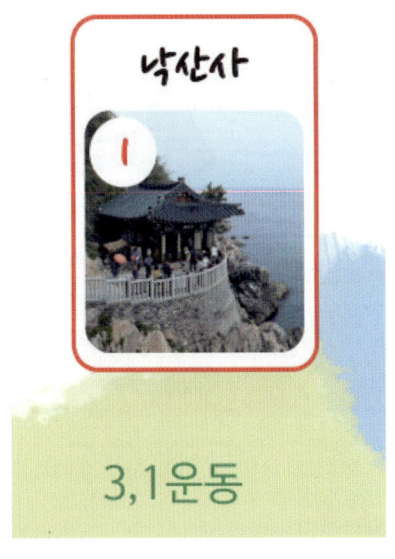
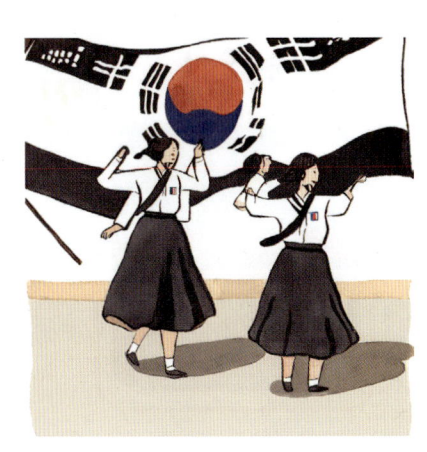

관세음보살이 머무른다는 낙산(오봉산)에 있는 사찰로, 671년(신라 문무왕11) 상대사가 창건하였다고 합니다. 6·25전쟁으로 소실되었으나 1953년에 다시 지어졌습니다. 3대 관음기도 도량 가운데 하나이며, 관동팔경의 하나로 유명합니다. 경내에는 조선 세조 때 다시 세운 7층석탑을 비롯하여 원통보전과 그것을 에워싸고 있는 담장 및 홍예문 등이 남아 있습니다. 그러나 2005년 4월 6일에 일어난 큰 산불로 대부분의 전각은 소실되었습니다.

32번 이미지(정철. 사미인곡)

32번 번호 이미지는 사미인곡입니다. 조선시대 송강정철의 사미인곡이 유명하고 최근에는 가수 서문탁이 부른 사미인곡이 유명합니다. 이 두 이미지를 결합을 해서 송강 정철과 서문탁이 사미인곡을 공연하는 이미지가 32번 번호이미지 입니다. 경기도 장소 이미지 32번은 경기도 부천에 있는 만화박물관입니다. 만화박물관 개관 행사로 송강정철과 서문탁이 공연을 하는 이미지를 연결을 하면 쉽게 기억할 수 있을 것입니다.

332. 만화박물관(경기도 부천시)

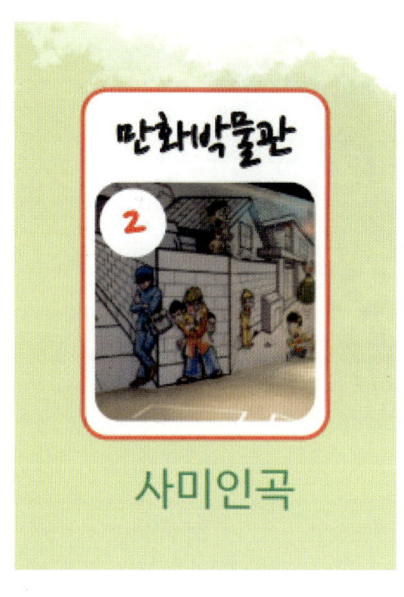
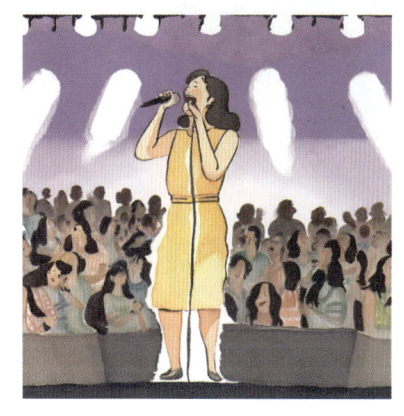

경기도 부천시 상동에 있는 2001년 개관한 최초의 만화 전문박물관으로 우리 만화의 문화 예술적 가치를 증대시키고 나아가 후대에 만화유산을 물려주고자 문을 열었습니다. 한국 만화 박물관은 상설 기획전시관, 만화도서관, 교육실, 만화영화 상영관 등을 구비하고 있으며 다양한 만화 기획 전시와 교육 프로그램 및 이벤트를 연중 상시 개최하며 만화 도시 부천의 랜드마크로 자리 잡고 있습니다.

33번 이미지(삼겹살)

33번 이미지는 우리 대한민국 국민 누구나 좋아하는 삼겹살 이미지입니다. 해마다 3월 3일이 삼겹살 DAY로 지정되어 있을 정도랍니다. 장소 이미지 33번은 강원도 양양에 있는 하조대입니다. 하조대에서 삼겹살을 구워 먹는 이미지를 상상을 하면 기억하기가 어렵지 않을 것입니다.

433. 하조대(강원도 양양)

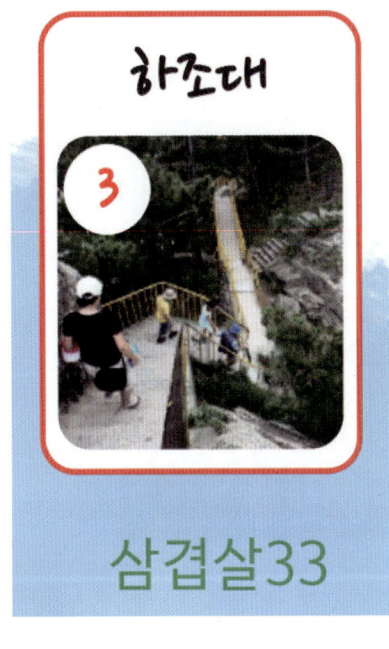 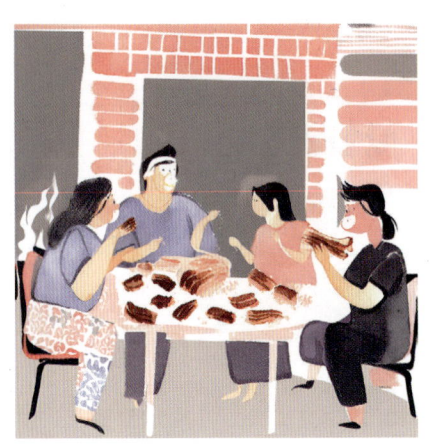

하조대는 양양군에 있는 암석해안입니다. 해변에 기암절벽이 우뚝 솟고 노송이 어울려서 명승을 이루고 있습니다. 조선의 개국공신인 하륜과 조준이 이곳에서 만년을 보내며 살았다는 데서 그런 명칭이 붙었다고 하나, 양양 현지에는 하씨 총각과 조씨 처녀의 이루어질 수 없는 애절한 사연으로 인해 하조대라 명명되었다는 등 많은 설화와 전설이 담겨 있는 역사문화 경승지입니다.

34번 이미지(34관학교)

34번은 육군 3사관학교입니다 3과 사관학교의 4가 들어가서 만들어진 이미지입니다. 34번 장소이미지는 강원도 강릉에 있는 에디슨 박물관입니다. 에디슨 박물관에 육군 3사관학교 학생들이 견학을 와서 과학 기술을 배우는 이미지를 연결하면 기억하기가 쉬울 것입니다

434. 에디슨박물관(강원도 강릉)

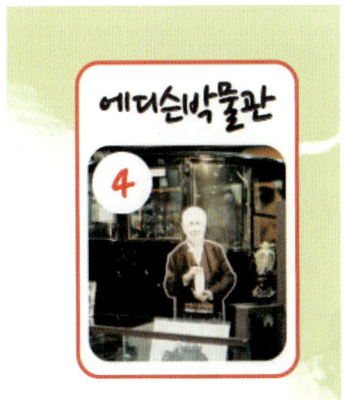

3사관학교
34

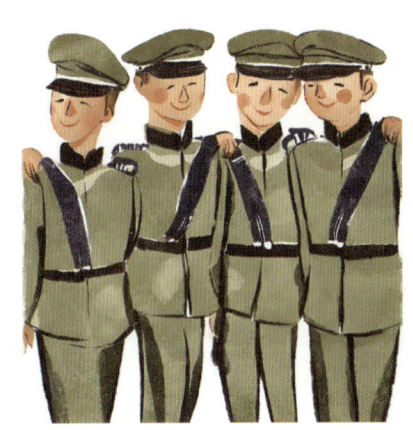

강원특별자치도 강릉시에 위치한 축음기 및 뮤직박스가 전시된 참소리 축음기 박물관과 에디슨의 각종 발명품을 위주로 한 에디슨 과학박물관 및 영화자료와 영사기, TV 등을 위주로 하는 손성목 영화박물관으로 구성된 사립박물관입니다. 전 세계 에디슨 발명품의 1/3을 보유하고 있다고 하는데 놀라운 일이 나닐 수 없습니다.

35번 이미지(사모곡)

 35번 이미지와 사모곡의 발음 이미지가 같아서 붙혀진 이미지입니다. 떡이야 오늘은 광명시 도심에 있는 도덕산 캠핑장에 가볼까요? 그곳에서 태진아 가수가 양지은 가수와 함께 콘서트를 한대요. 사모곡은 많은 사람들이 너무 감명을 받는 노래래요. 우리 떡이도 느끼고 있지요?

335. 도덕산 캠핑장(광명시)

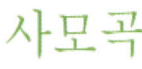
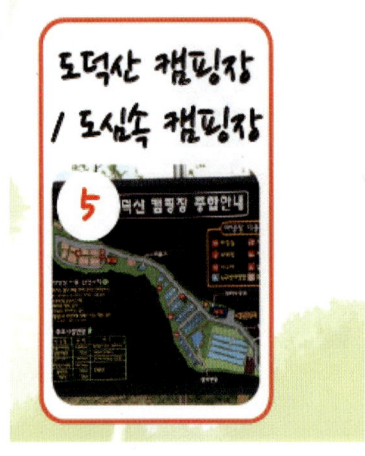
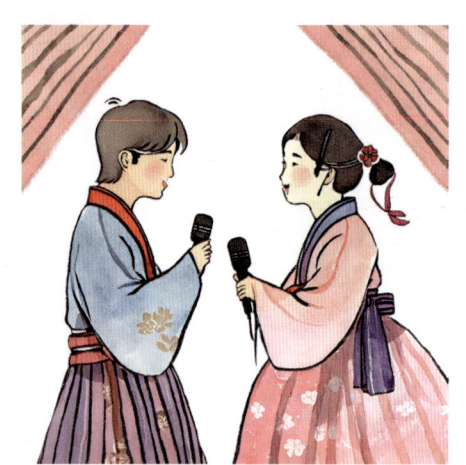

 광명도덕산캠핑장은 경기도 광명시에 자리하고 있답니다. 8,530㎡ 규모의 숲에 오토캠핑장 42면을 마련하고 있습니다. 도심과 인접한 숲속 캠핑장이라 주말이면 빈 곳이 없을 정도로 이용객이 많답니다.

36번 이미지(삼십육계 줄행랑)

오늘은 기아자동차 오토랜드 광명공장을 다녀올까요?
그런데 견학도중에 어느 아저씨가 삼십육계 줄행랑 치는 모습을 보았는데 36번 번호이미지는 36계 줄행랑을 치는 이미지를 가져왔답니다. 기아자동차 공장에서 자동차를 훔쳐 달아나는 이미지라면 기억하기 쉽겠지요?

336. 기아자동차 공장(광명시)

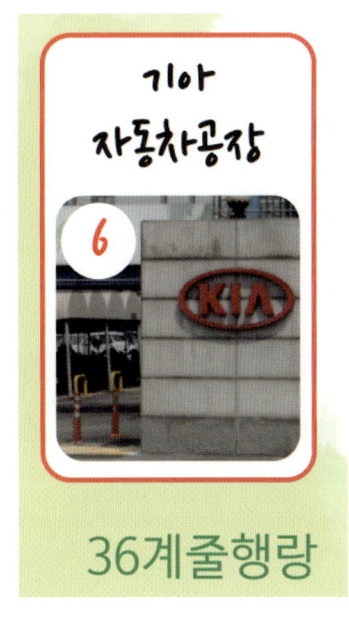
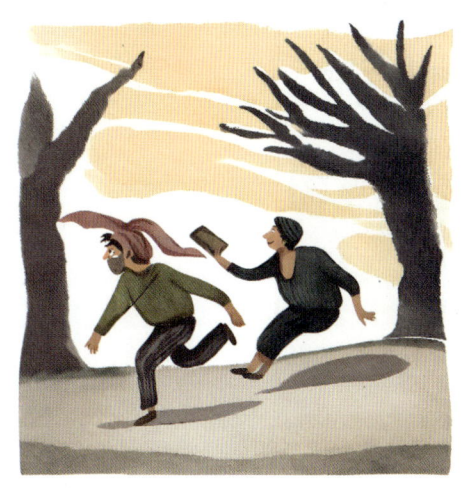

경기도 광명시 소하동에 소재하는 기아자동차의 생산공장이랍니다.
공장의 크기는 약 15만 평 규모로 예전에는 지명을 따서
기아자동차 소하리공장이라고 불렀으며
최초의 국산 자동차 '브리샤'를 생산했답니다.
오토랜드 광명은 수도권 최대의 자동차 생산시설이자
대한민국 자동차 산업이 태동한 곳으로 평가된답니다.

37번 이미지(산모 조리 기간)

오늘은 떡이에게 오리 이원익 선생의 충현박물관을 보여 줄게요. 오리 이원익이란 분은 조선 영의정을 지내신 분이래요. 충현박물관에는 다양한 전시물과 문화행사, 교육프로그램이 짜여져 있어요. 번호이미지 37번은 산모조리기간 37일에서 가지고 왔답니다. 산모가 산후조리를 마치고 오리선생 박물관으로 산책을 나왔답니다.

337. 오리 이원익 충현박물관(광명시)

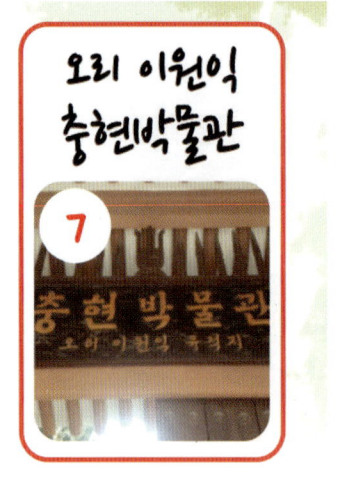
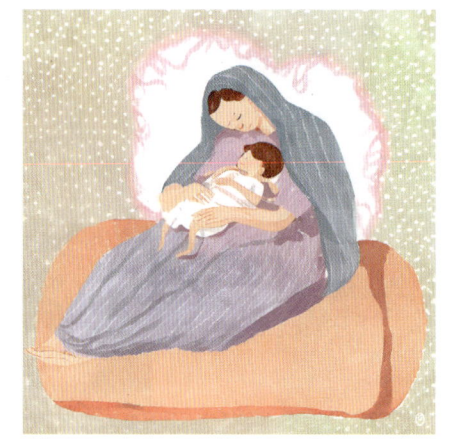

산모조리기간

오리 이원익과 직계 후손들의 유적과 유물이 보존된 국내 유일의 종가 박물관이랍니다. 이원익선생은 조선시대의 선조, 광해군, 인조 3대에 걸쳐 영의정을 지냈던 인물로 임진왜란 시기에는 국가 위기를 극복했고, 이후에도 청백리로 이름이 높았다고 합니다. 인조반정으로 왕이 된 인조는 집권 초기 혼란스러운 상황을 잠재우기 위해 이원익을 영의정에 올리자 뒤숭숭한 인심이 잠재워졌다고 할 만큼 인품이 훌륭한 분이라고 하네요.

38번 이미지(3.8선)

38선은 대한민국 한반도의 38도선을 의미합니다. 휴전선을 의미하기도 한답니다. 한국 전쟁 이후 휴전 상태로서 남북한이 분단되어 있는 상징이기도 하답니다. 우리의 장소 38번은 경기도 광명의 광명동굴입니다. 지하 깊이 들어가는 광명동굴에서 한반도 지도에 38도 휴전선이 그려진 국기를 상상하면 연결하기가 쉬울 것입니다.

338. 광명동굴(광명시)

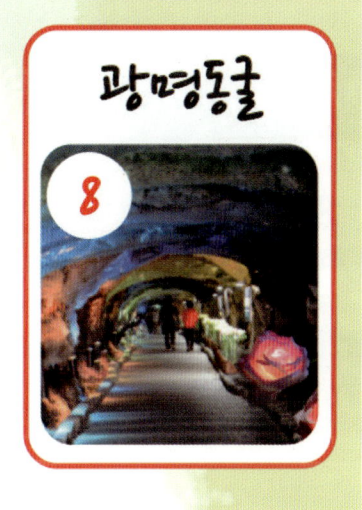

3.8선

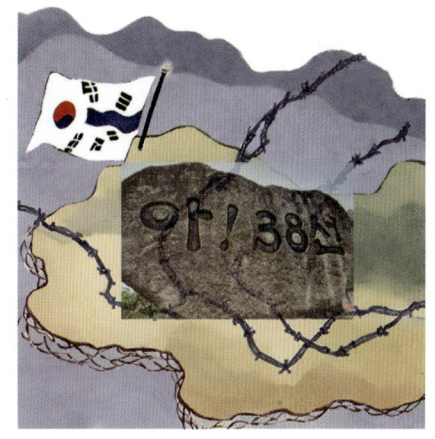

경기도 광명시 가학동 가학산에 있는 폐광으로 총연장 7.8km의 동굴입니다. 2011년에 동굴과 주변 부지를 광명시에 매입하여 관광지로 개발하였으며 1년에 1백만명 이상이 관람하고 여름철 성수기 주말에는 하루에 1만명 이상이 방문할 정도로 유명 관광 시설로 자리 잡았답니다. 미스터 트롯에 출현한 모 가수의 이미지로도 사용된답니다.

39번 이미지(삼국지, 39쇼핑)

떡이야 오늘은 광명역에 관해서 설명해 줄게요.
광명역은 광명시에 위치한 고속철도철도역이야.
39번 번호이미지는 39쇼핑(현재 cj홈쇼핑)과 삼국지랍니다.
39쇼핑에서 삼국지를 판매하는 이미지를 가지면
쉽게 기억할 수가 있을 것입니다.

339. 광명역 KTX(광명시)

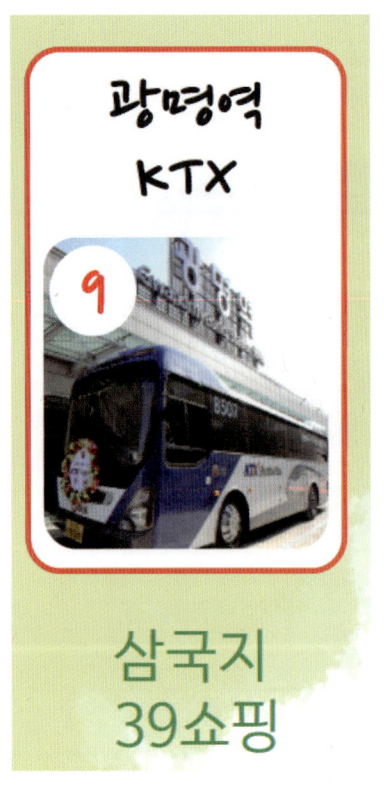

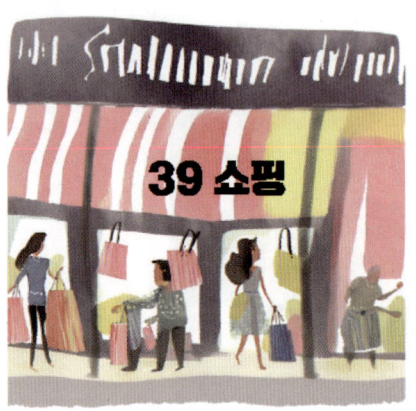

광명역은 대한민국 경기도 광명시 일직동에 있는 경부고속선 KTX, 호남고속선 KTX의 철도역이며 수도권 전철 1호선의 전철역입니다. 접근성 편의를 위하여 수도권 전철 1호선이 운행되고 있답니다.

40번 이미지(뱃사공)

우리의 40번 이미지는 뱃사공입니다. 발음대로 4(사)와 0(공)을 결합해서 뱃사공으로 만든 것입니다. 440번 장소는 강원도 춘천에 있는 남이섬 유원지입니다. 뱃사공이 남이섬 유원지에 있는 선착장에 배를 대는 이미지를 가지면 두 개의 이미지가 연결되는 것입니다.
 이것이 기억법의 요체인 것입니다.

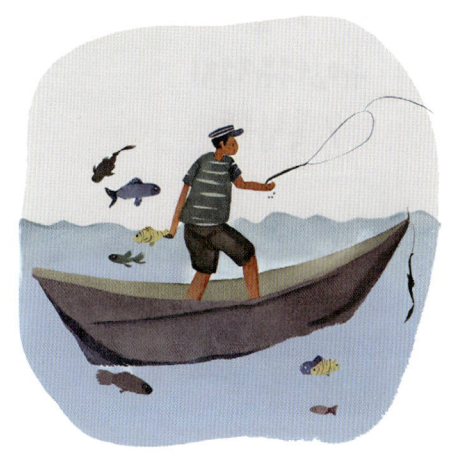

440. 남이섬 유원지(춘천)

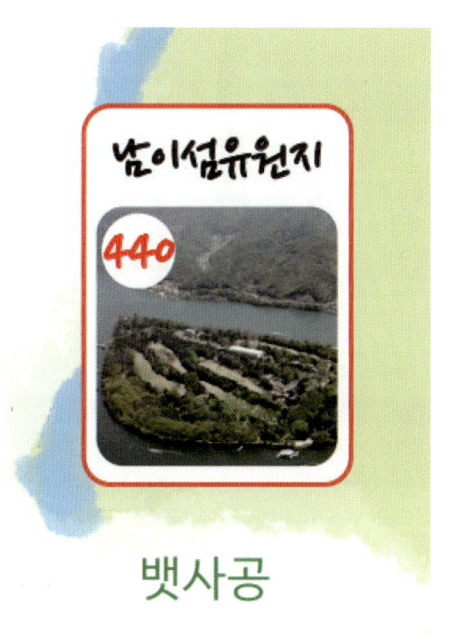

뱃사공

남이섬 유원지는 강원도 춘천시에 위치한 관광지로, 자연과 문화가 조화롭게 어우러져 있는 곳으로 유명합니다. 이곳에는 다양한 식물과 동물들이 서식하고 있으며, 산책로와 자전거 도로가 구비되어 있어 체험과 휴식을 동시에 즐길 수 있습니다. 또한, 남이섬은 동화나라로도 알려져 있어 동화 속 주인공들의 조각상들과 테마공원, 전시관 등이 마련되어 있습니다. 성공스토리가 상상망치라는 책으로도 출간되었답니다.

41번 이미지(미사일)

41번 이미지는 미사일입니다. 4와 1의 결합으로 인해서 우리가 구체적으로 상상할 수 있는 이미지를 가져온 것입니다. 441번은 강원도 춘천의 독립운동가 의암 유인석 유적지입니다. 유인석 유적지에 미사일이 떨어졌다는 이미지를 가지면 두 개를 연결해서 기억하기가 쉬울 것입니다.

441. 의암 유인석유적지(춘천)

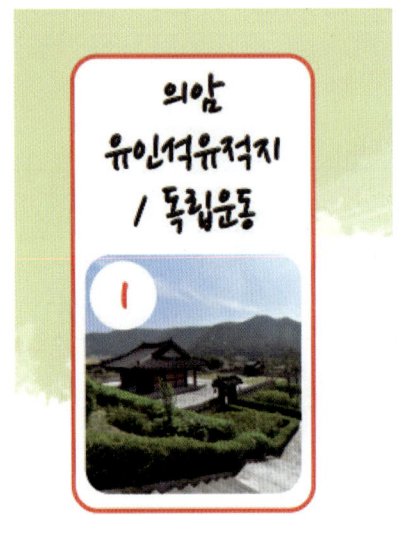
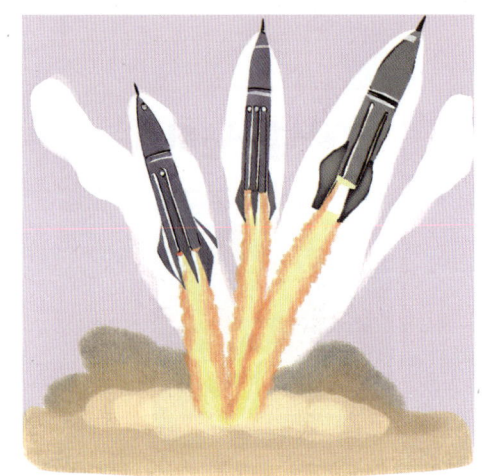

미사일

의암 유인석 유적지는 조선말기의 유학자로서 항일의병투쟁을 주도하고 해외 독립군 기지를 개척한 독립운동의 지도자인 의병장 의암 유인석의 묘역이 포함된 유적지예요. 의암 유인석은 최익현과 함께 위정척사파를 대표하는 인물로 54세 때 의병을 일으키고, 중국·러시아에서 항일투쟁을 펼쳤답니다. 그가 잠든 춘천의 묘지는 의장대를 사열하는 형세로 의병의 결기가 느껴지는 형세라고 합니다.

42번 이미지(싸이, 사이다)

42번 이미지는 월드가수 싸이를 가지고 왔습니다. 사이다도 42가 들어가기 때문에 싸이가 사이다를 내뿜으면서 공연을 하는 이미지를 가지고 왔습니다. 강원도 42번은 강원도 춘천에 있는 강촌리조트입니다. 싸이가 강촌리조트에서 공연하는 이미지를 연결하면 되겠습니다.

442. 강촌리조트(춘천)

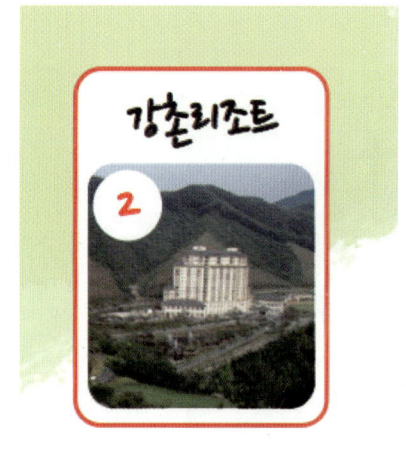
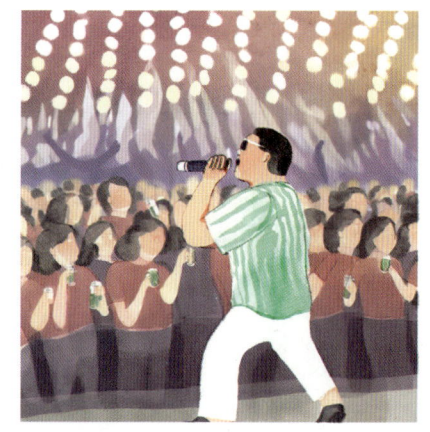

싸이/사이다

춘천 강촌리조트는 강원도 춘천시 강촌면에 위치한 리조트로, 아름다운 자연 경관과 편안한 휴식을 제공한답니다. 이 리조트는 호숫가에 자리하고 있어 탁 트인 뷰와 산책로를 즐길 수 있고 골프 등 각종 레저 활동과 스파 시설, 다양한 레스토랑, 편안한 객실 등을 제공하여 방문객들에게 즐거운 휴가 경험을 제공한답니다.

43번 이미지(제주 4.3사태)

제주 4·3사건은 1947년 3월 1일을 기점으로하여 1948년 4월 3일 발생한 소요사태 및 1954년 9월 21일까지 발생한 무력 충돌과 진압과정에서 주민들이 희생당한 사건으로 한국전쟁 다음으로 인명피해가 극심했던 한국사의 큰 비극적인 사건이에요. 우리는 제주 4.3사태 유족들이 모처럼 강원도 춘천에 있는 김유정 문학촌에 방문을 한다는 이미지로 두 개를 연결해서 기억하고 있답니다.

443. 김유정문학촌(춘천)

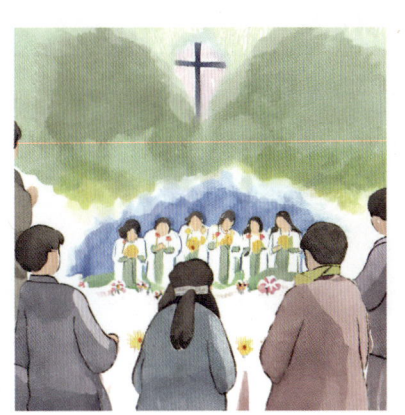
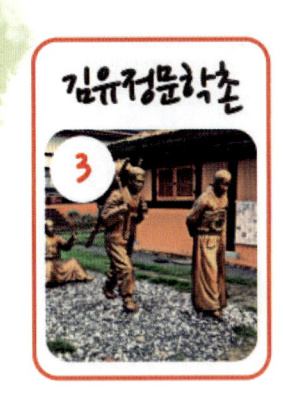

4.3사태유족

김유정문학촌은 소설가 김유정의 사상과 문학을 기리기 위해 생가를 복원하고 전시관을 지어 2002년 8월 6일에 설립한 문학관이랍니다. 김유정문학촌은 한국의 대표적인 단편문학작가 김유정의 사상과 문학을 기리며, 그 기념 및 연구사업 등의 일환으로 춘천시가 2002년 8월 일반 시민들에게 김유정의 삶과 문학을 좀더 가까이 소개하기 위해 설립하였답니다.

44번 이미지(사약, 사사)

44번은 죽는다는 관점에서 출발하여 사약이라는 이미지를 가지고 왔습니다. 조선시대 사약을 마시고 죽는 이미지를 생각하면 기억하기 어렵지 않을 것입니다. 강원도의 44번은 춘천에 있는 중도 관광지를 선정했습니다. 중도관광지에서 영화 촬영을 하는데 사약마시는 장면을 촬영하는 것으로 생각하면 연결하기가 쉬울 것입니다.

444. 중도관광지(춘천)

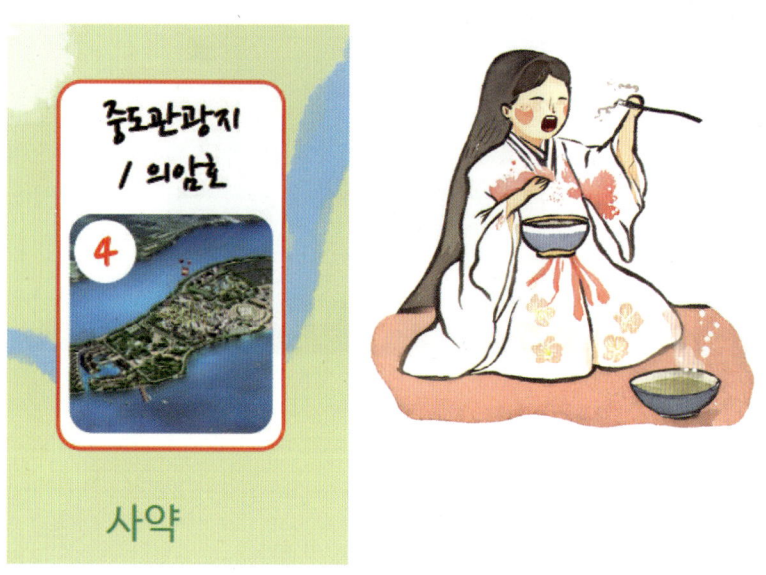

춘천시 중도관광지는 청동기시대와 삼국시대의 대규모 마을 유적으로, 고인돌, 경작지 등이 발굴된 인류 최대 수준의 선사유적지로 평가받고 있습니다. 이 유적지는 고대사의 실제 유적과 유물들이 많이 있으며, 세계적인 관광자원으로서의 가치와 의미가 높은 곳입니다.

45번 이미지(사오정)

오늘은 떡이하고 오이도 해양단지 이야기를 해볼까요,
오이도는 시흥지역의 대표적인 명소랍니다. 45번 이미지는 서유기에
나오는 엉뚱한 캐릭터의 주인공 사오정이랍니다. 사오정이 오이도에서
회를 먹는 이미지를 상상해 봅니다.

345. 오이도 해양단지(시흥시)

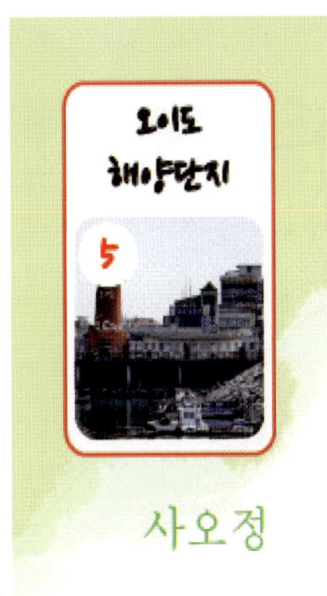
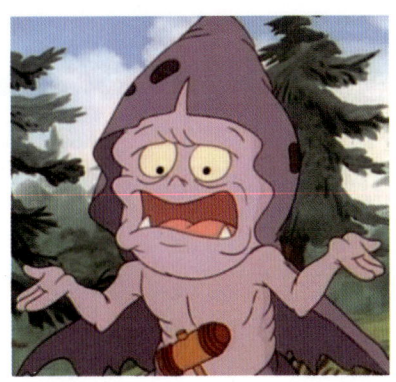

오이도는 시흥 지역의 대표적인 관광 명소입니다.
서해 갯벌 체험이 가능한 오이도는 예전에는 섬이었지만,
지금은 지하철 4호선으로 오이도역까지 이동하여
버스로 연계되는 교통 입지 때문에
수도권 관광객들이 많이 찾는 곳이래요.

46번 이미지(사육신)

시화공단내에 소재하는 과학기술대학은 경기도 시흥시에 있으며 기술 중심의 교육과 연구를 강조하고 있는 대학이며 공학, IT등의 분야의 교육을 하는 대학이랍니다. 46번 이미지는 사육신입니다. 사육신들이 이곳에서 강의를 하는 이미지를 상상해 봅니다.

346. 시화공단, 한국공학대학교(시흥시)

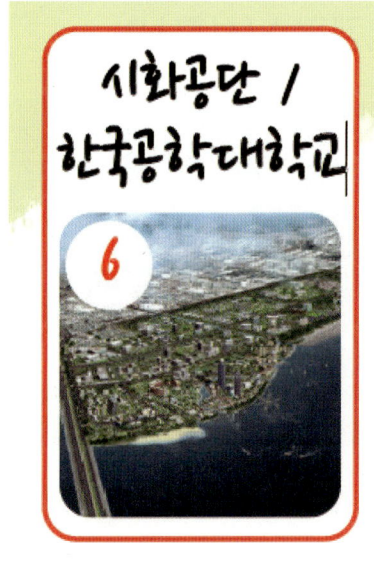
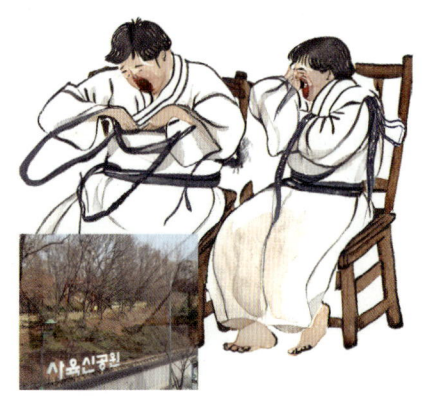

사육신

1997년 한국산업기술대학교로 출발한 한국공학대학교는 실사구시를 건학이념으로 하여, 21세기 지식정보사회를 주도하는 창의형 지식인, 기업의 성장과 기술혁신을 선도하는 실천형 전문가, 국제적인 산업협력과 발전에 기여하는 진취적 세계인의 양성을 교육목표로 설정하고 있다.

47번 이미지(사치녀)

"떡이야" 오늘은 서울대 시흥캠퍼스에 관해서 이야기해 줄게요. 서울대 시흥캠퍼스는 공학, 자연과학, 예술 등 다양한 학문 분야의 교육과 연구를 수행하고 있는데 나중의 우리 떡이도 서울대 시흥캠퍼스에 입학하면 좋겠어요. 그리고 47은 발음대로 하다보면 사치가 심한 된장녀로 생각하면 좋을 거 같아요.
사치스런 된장녀가 아이교육은 잘 시켰나 봅니다.

347. 서울대 시흥캠퍼스(시흥시)

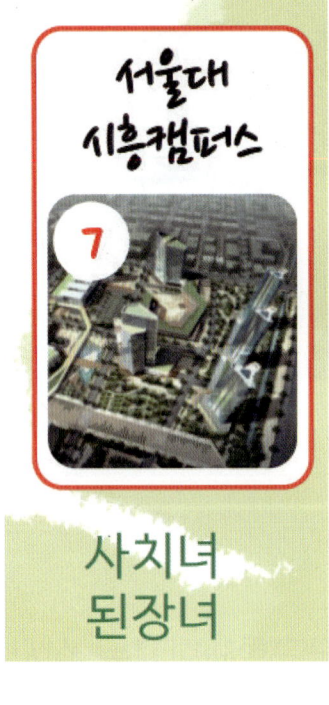
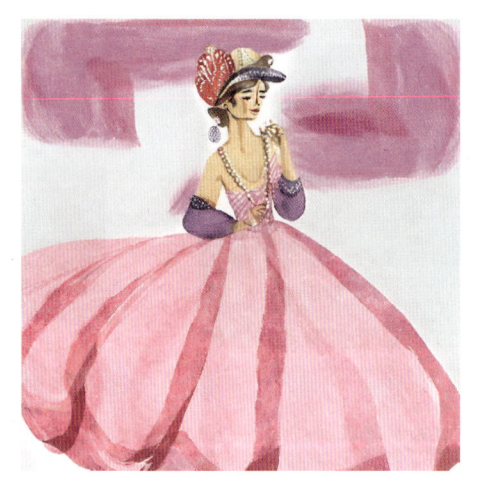

서울대 시흥캠퍼스는 2021년에 개교했고요.
공학, 자연과 다양한 학문 분야의 교육과 연구를 수행하고 있으며, 현대적이고 첨단적인 시설과 장비를 갖추고 있다고 합니다.

48번 이미지(사파리)

오늘은 오이도에 있는 월곶포구 구경을 가볼까요. 월곶포구는요. 주변에 바다가 보이고 산책로가 있어서 떡이하고 산책하면 좋을거 같아요. 48번은 발음대로 하다보면 사파리로 이미지가 만들어지네요. 월곶포구 구경 후 집에 오는 길에 사파리 구경도 함께 하고 가요.

348. 월곶포구(시흥시)

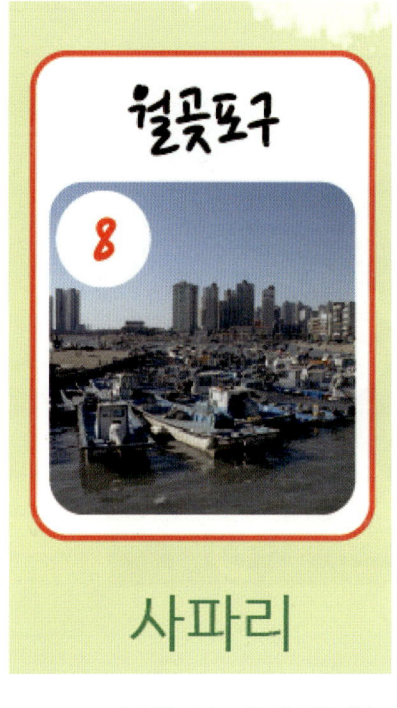 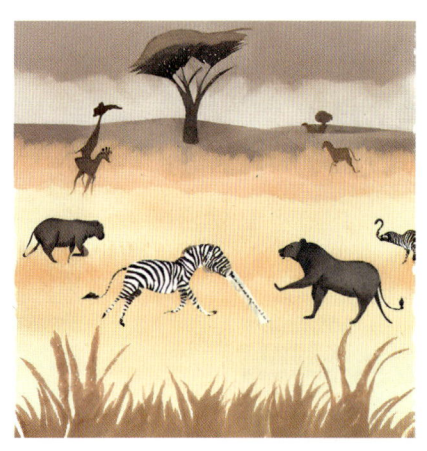

시흥시 오이도와 인천시 소래포구 사이에 있는 월곶포구는 주변에 바다가 보이는 산책로와 어선, 낚시배 들이 정박해 있어 고즈녁한 포구의 매력을 느끼게 해 준답니다.

49번 이미지(사사구)

"떡이야" 오늘은 시흥시청 방구석 여행을 해볼까?
나중에 떡이도 세상 밖으로 나오면 주민등록이라는 것을 신고해요.
그때 같이 가서 알려 줄 게 조금만 기다려요.
사사구(야구)가 무슨 뜻일까요? 투수가 타자에게 고의로 공을 맞히는 것을 말한대요. 그렇게 하면 안 되겠지요?

349. 시흥시청(시흥시)

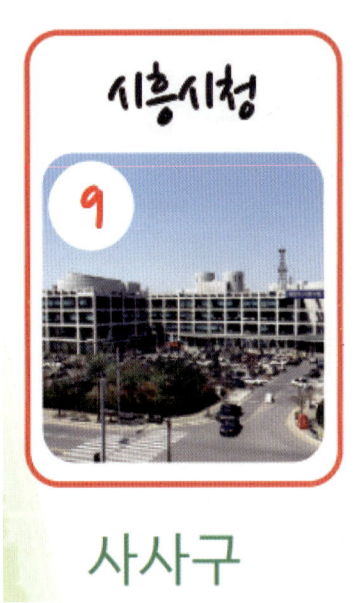
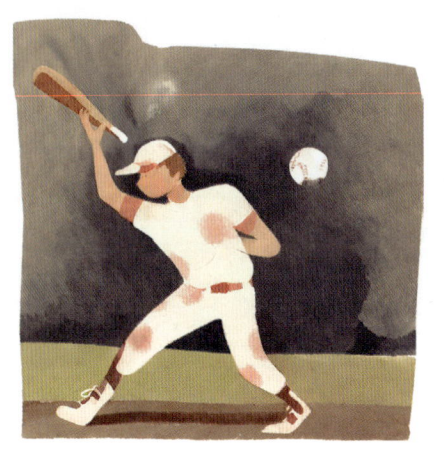

경기도 시흥에 위치한 시흥시의 행정업무를 담당하고 시민들의 행복과 복지를 증진하기 위한 다양한 서비스를 제공하고 있는 곳이랍니다.

50번 이미지(손오공)

"별아, 벌써 내비게이션 기억 100개 중 절반이 지났구나.
 남은 50개도 건강하고 행복하게 해보도록 하자".
" 해인사에는 50번 손오공이 사찰 안내를 해요. 손오공과 함께
우리 이곳에서 팔만대장경을 구경해요."

650. 해인사(합천)

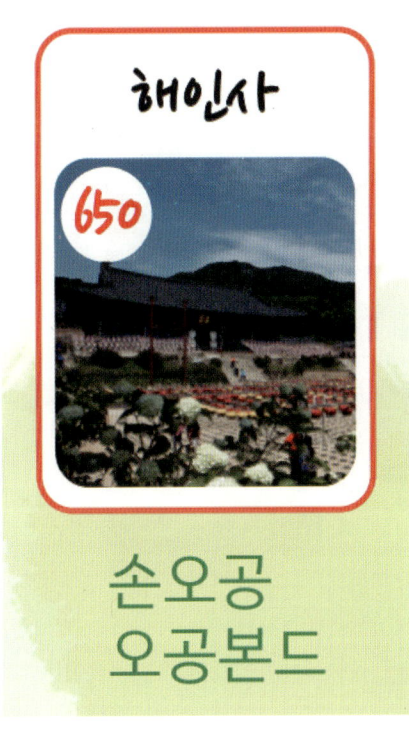
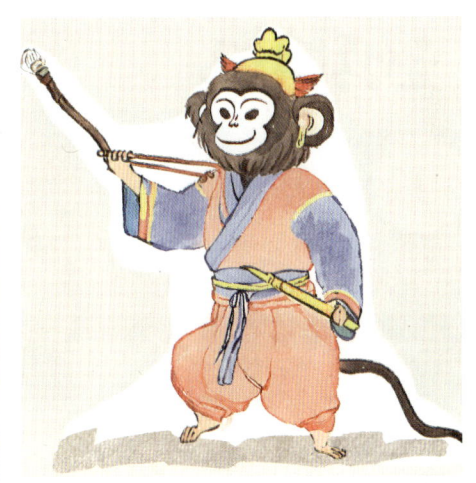

합천에 있는 해인사는 국보 32호인 팔만대장경판을 소장하고 있어요. 별이가 태어나기 전에 세계문화유산으로 등록되어있는 소중한 곳이랍니다. 해인사에는 손오공이 문화해설을 하여 많은 관광객이 몰려오고 있고 여기에서 템플스테이도 할 수 있단다

51번 이미지(오일장)

51번은 오일장 이미지예요. 충북 음성에는 2와 7일이 든 날에 음성군청 앞 대로변에 규모가 큰 시장이 열리고 있어요.
"별아! 이곳 오일장에 가면 고기, 과일, 채소, 옷, 음식 등 없는 게 없이 많단다."
"음성에는 네가 좋아하는 동요학교도 있단다."

751. 음성 동요학교(음성)

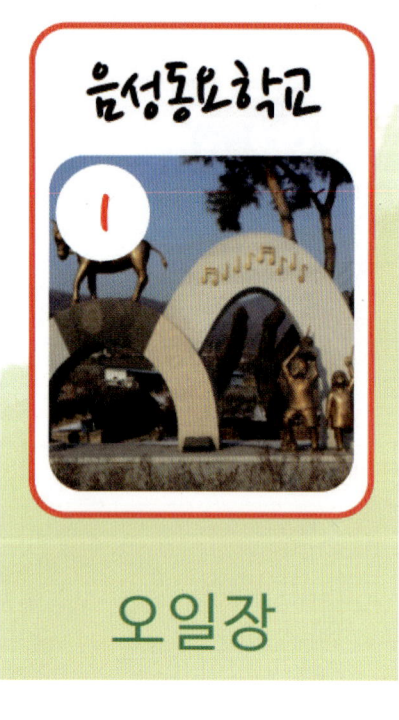
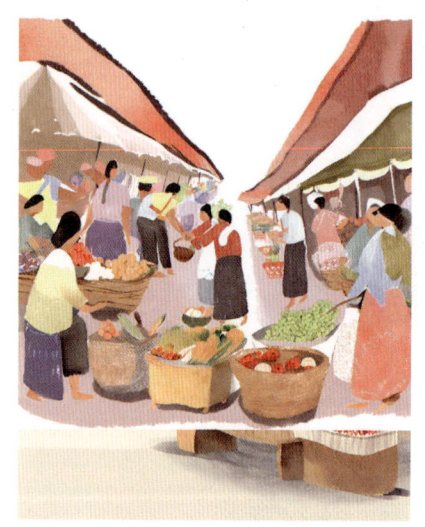

오일장이 서는 음성에는 동요학교가 있어요. 음성군 생극면 소재 동요학교는 동요 「고추먹고 맴맴」의 발상지예요. 음성동요학교를 포함한 주변 마을을 동요마을로 조성해 우리 동요의 우수성을 배우고 전통문화를 교육하고 있답니다.

52번 이미지(오이)

"엄마, 별이가 오이 먹고 싶은걸 어떻게 아셨어요?"
별아! 지금은 엄마랑 너랑 한 몸이잖아. 그래서 우린 서로 생각과 감정을 공유한단다. 김좌진 장군 생가에서 오이를 먹는 이미지로 기억하면 됩니다.

852. 김좌진 생가(홍성)

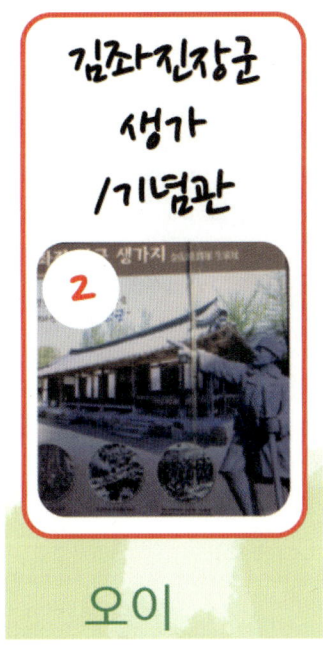
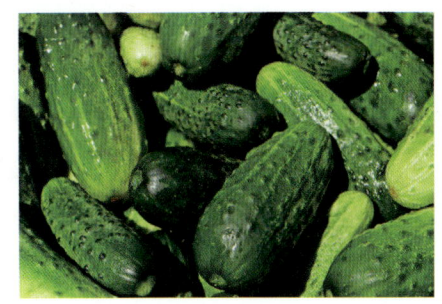

이곳은 김좌진 장군이 태어나신 곳이지. 우리 별이도 장군님처럼 오이를 좋아하는 걸 보니 나라를 위해 훌륭한 일을 하게 될 거야.
김좌진 장군은 홍성 출신으로 노비를 해방시키고 토지를 소작인에게 분배하고 1907년에는 호명학교를 세워 근대화 운동에 앞장선 분이야. 1920년에는 항일 독립운동에 주력, 청산리전투에서 일본군을 무찌른 장군님이란다.

53번 이미지(오삼불고기)

"별아, 오삼불고기는 오징어와 삼겹살이 혼합된 불고기를 의미하니 맛있는 53번 오삼불고기를 상상하며 기억해봐요."
653번 대장경 테마파크에 놀러가서 53불고기를 먹었던 기억을 떠올려 보렴.

653. 대장경 테마파크(합천)

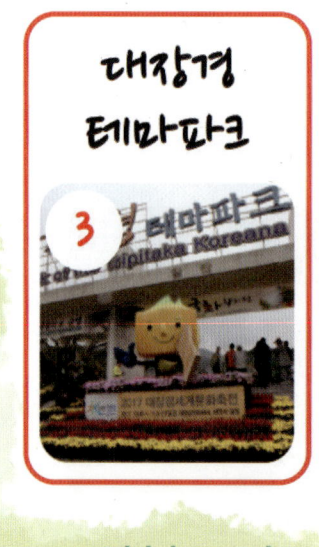
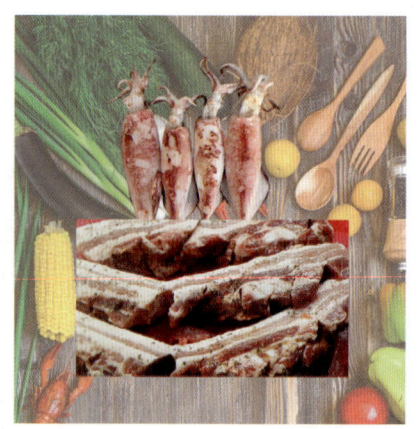

2011년은 고려대장경 간행 천년을 맞이한 해로, 유네스코 세계문화재에 등록된 대장경의 우수성과 역사성을 알리고, 새롭게 다가올 천년을 준비하려고 「2011대장경천년세계문화축전을 개최하면서 합천군 가야면에 대장경 테마파크를 조성했단다. 많은 관광객이 1000년 역사체험을 하는 곳이기도 하단다.

54번 이미지(중국5.4운동, 일본배격)

"별아! 이곳은 중국의 항일운동인 5.4운동을 생각하며 이미지를 떠올려 보렴(54번은 911테러 주범 오사마빈라덴으로 기억하기도 한단다). 854번 홍성의 홍주성과 여하정이 있는 천년 역사길을 여행해 볼래?. 5.4운동은 홍성 출신 김좌진장군의 항일전투와 연관지어 생각해 보렴. 오사마 빈라덴이 홍주성에서 테러를 일으키는 이미지로 기억해도 좋단다.

854. 홍주성과 여하정(홍성)

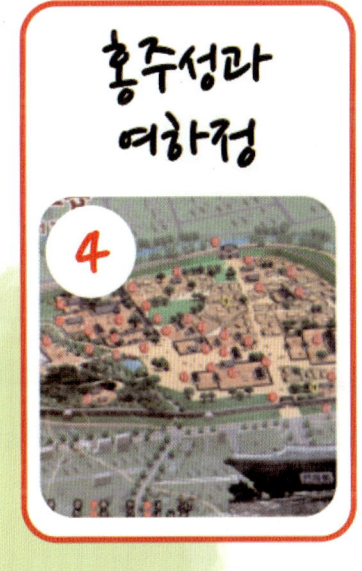
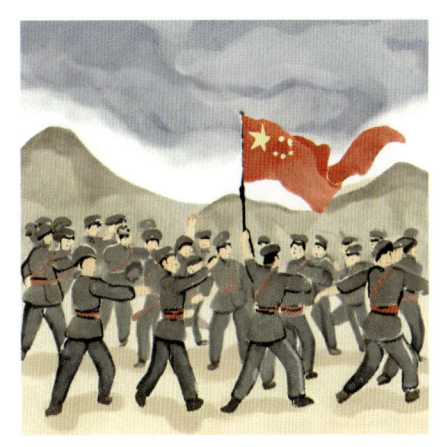

홍성의 홍주성은 천년의 역사를 자랑하고 있단다.
항일운동으로 유명한 김좌진 장군,
만해 한용운을 배출한 이곳에서
천년의 역사를 살펴보고
연못이 예쁜 여하정에서 잠시 휴식을 취하면서
조상들의 기개를 엿보기로 하자꾸나.

55번 이미지(꼬꼬닭, 오레오 과자)

55번은 꼬꼬닭이 오레오 과자를 먹는 이미지로 기억하면 쉬울 거야. 그리고 엄마가 그동안 봉사해온 사회복지 시설 755번 음성 꽃동네를 우리 함께 방문해보자꾸나. 여기서 누워있는 어르신들을 위해 기저귀도 빨고, 갈아주면서 힘은 들지만 의미있는 봉사를 한다는 이미지를 상상해보렴.

755. 음성 꽃동네(음성)

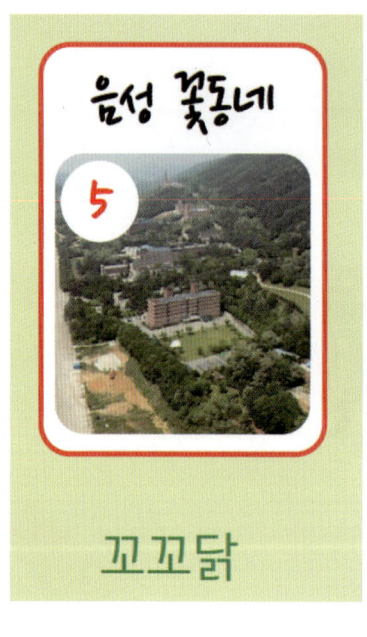
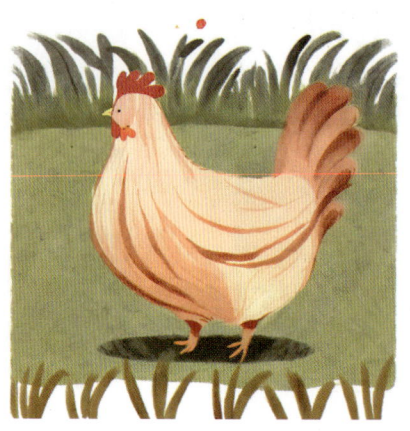

755번 음성 꽃동네는 오웅진 신부가 밥을 빌어다 거지와 장애인에게 먹이는 최귀동 노인을 만나 1983년 꽃동네요양원을 준공하며 시작됐어요. 이후 정신요양, 장애인, 알코홀릭 시설, 사랑의 연수원 등의 시설이 운영되고 있어요. 별이가 세상에 나오면 같이 봉사하러 다니면 좋을 곳이야.

56번 이미지(오륙도, 56도)

"별아 56번은 오륙도를 상징하는 곳이야.
그리고 856번 광천토굴 새우젓단지에는
먼 바다에서 잡은 새우들이 광천토굴로 모여
이곳에서 맛있는 새우젓으로 탄생된단다.

856. 광천토굴 새우젓단지(홍성)

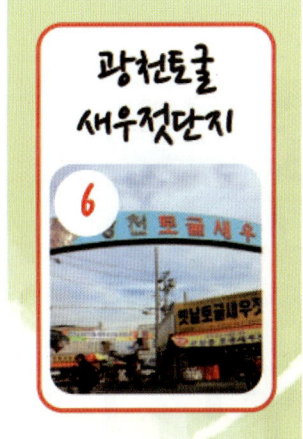

오륙도
조용필

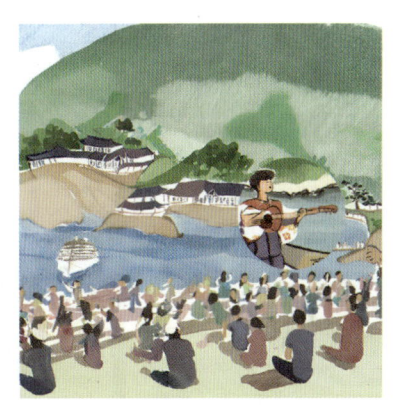

856 광천토굴 새우젓단지는 고려시대부터 이어져 내려왔단다.
일제 강점기의 광산 갱도 토굴을 활용하여
새우젓을 발효 숙성시키니 그 맛이 감칠맛이 나게 되어 유명해졌단다.
매년 10월에 토굴새우젓, 재래맛김 축제가 벌어진단다.
입맛 없는데 밥도둑 김, 새우젓을 만나러 가볼까?

57번 이미지(옻칠한 밥상, 제사상)

"별아! 57번은 내비게이션 기억법으로 옻칠(57)을 연상하면 된단다.
옻칠한 제기(제사용 그릇) 상을 상상해 보렴.
옻칠한 제기에 음식을 담으면 음식이 덜 상한대."
857번 은골 구기자마을의 구기자를 옻칠한 그릇에 먹으면 좋겠구나.

857. 청양 은골 구기자 마을(청양)

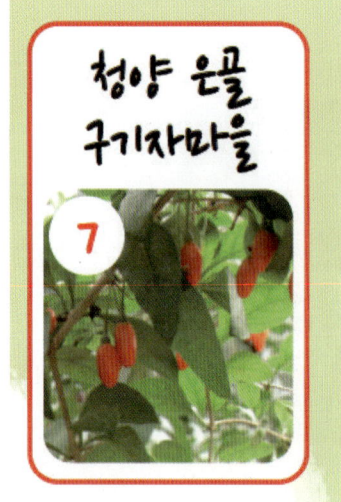

옻칠한 제사상
밥상

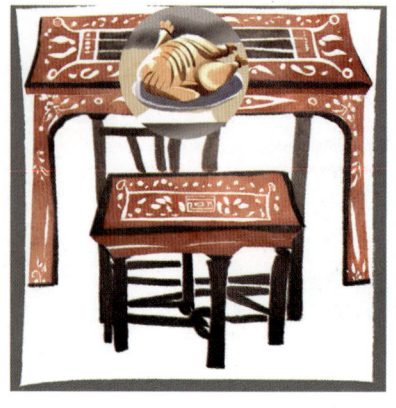

"별아!
우리나라에서 구기자를 많이 재배하는 지역으로
유명한 은골은 청정지역이란다.
57번 옻칠은 상하지 않게 해주는 기능을 하고,
857 구기자 마을은 늙지 않게 해주는 구기자 재배 마을이니
별이랑 청양 은골 청정지역 하늘에서
별도 보고, 구기자도 체험을 해보면 좋겠구나.

58번 이미지(오빠, 오팔보석)

58번은 비슷한 발음의 오빠 혹은 오팔보석을 연상하면 된다.
"758 반기문 생가마을을 오빠하고 같이 가보면 매우 놀랄거야.
별아! 오빠가 이 다음에 커서 오팔보석의 목걸이를 엄마한테
선물해 주겠다고 한단다. 기특하지?
너희가 내 아들과 딸이 되어주어 정말 기쁘고 자랑스럽구나."

758. 반기문 생가마을(음성)

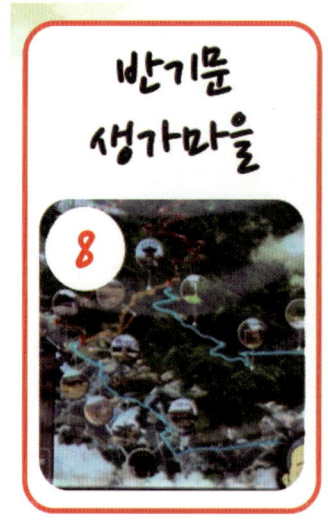
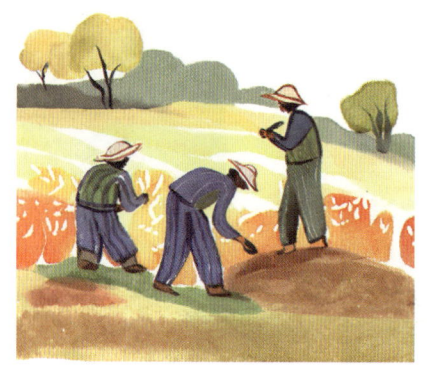

오빠

반기문 유엔 사무총장은 음성의 부유하지 않은 집안에서 태어났지만 그렇게 열심히 공부하여 세계의 대통령이라 일컬어지는 UN사무총장을 역임하였단다. 반기문 생가마을은 반기문 사무총장의 업적을 기리고 음성의 관광 브랜드화를 위해 2010년에 준공, 개장했어요.

59번 이미지(59쌀피자)

"엄마! 피자먹고 싶어요."
"별아, 59쌀피자라는 브랜드는 쌀로 만든 특이한 피자인데 한 판 사서 859번 칠갑산 광장에 가서 같이 먹어볼까?"
59번 59쌀피자이니 건강에 좋고 영양가도 높을 것 같아.

859. 칠갑산 광장(청양)

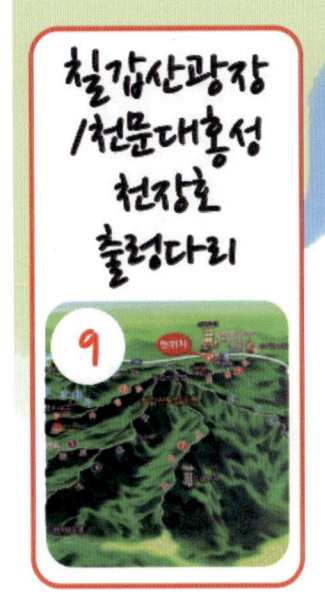
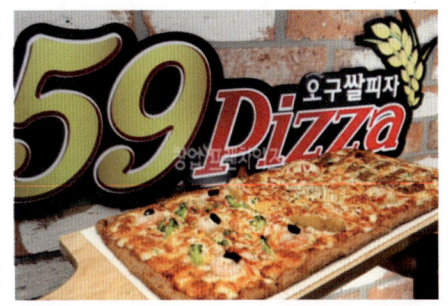

59쌀피자

칠갑산 정상에 오르는 길은 칠갑산 광장에서 시작해
칠갑산 천문대, 자비정, 정상으로 이어진단다.
천장호에서 출발하면 명물 출렁다리를 감상하고 갈 수도 있어요.
비교적 걷기 좋은 길이지만 마지막 급경사의 300개의 계단이
숨을 헐떡이게 만드는 힐링 산책 길이란다.

60번 이미지(환갑, 삼천갑자 동방삭)

"엄마, 환갑이 뭐예요?"
"60번 이미지는 환갑인데 사람이 태어나서 60살이 되는 해를 환갑이라고 하지. '삼천갑자 동방삭'은 동방삭이 (660번) 산청 동의보감촌에서 보약을 먹고, 60년을 삼천번 즉 18만 년을 살았다는 설화 이야기란다."

660. 동의보감촌(산청)

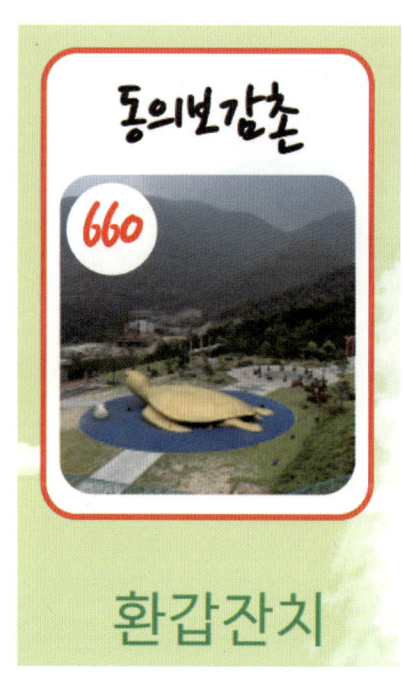
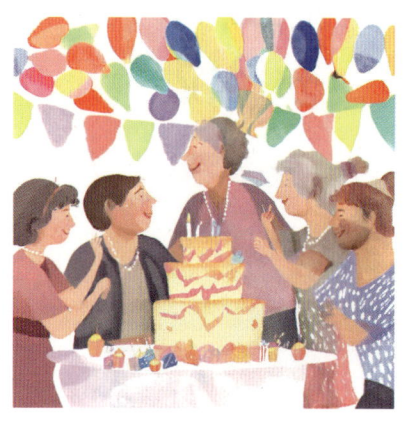

산청 동의보감촌은 전국에서 처음으로 한방을 테마로 한 건강 체험 관광지란다. 엑스포주제관, 한의학박물관 한방 기체험장, 한방테마공원, 동의본가, 한방자연휴양림, 본디올 한의원, 숙박시설, 약초판매장 등 한방과 관련된 다양한 시설을 갖춘 한방휴양 관광지로 힐링하기 좋은 여행지란다.

61번 이미지(유일신, 육일돌 인형)

"별아! 61번은 기독교, 불교, 이슬람교 같은 유일신 종교의 이미지, 혹은 육일돌 인형을 떠올리며 기억해보렴.
엄마는 별이가 건강하게 태어나
761번 괴산 육군 학생군사학교에서 교육받게 해달라고 매일 유일신에 기도한단다. 네가 태어나면 기념으로 육일돌 인형을 선물해 줄게".

761. 육군 학생군사학교(괴산)

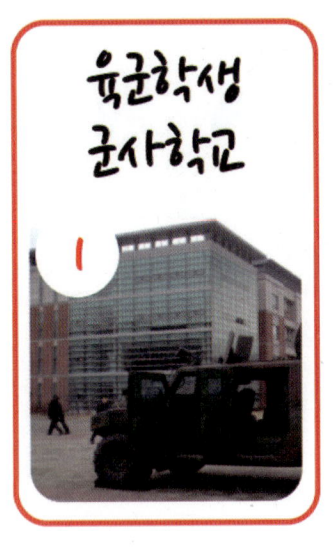
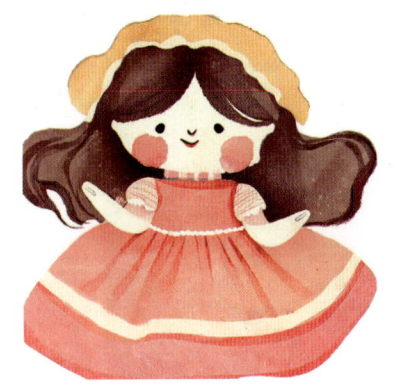

육일돌

761번 괴산의 육군 학생군사학교는 장교를 양성하는 교육기관이란다. 임관 후 야전 소대장으로서 갖춰야 하는 기본전투기술과 체력단련을 위한 최신식, 최첨단 교육환경을 갖추고 있단다. '괴베레스트' '문무 오아시스'라는 힘난한 훈련과정이 괴담처럼 전해지는 곳이지.

62번 이미지(유기동물)

"별아! 유기견, 유기묘 등 버려진 유기동물을 생각하면 62번 이미지가 떠오를거야. 우리집 강아지 초코는 762번 괴산 고추유통센터의 '괴산군민가마솥'을 보러 갔다가 버려진 유기견을 데리고 온거야.

762. 괴산고추유통센터/괴산군민 가마솥(괴산)

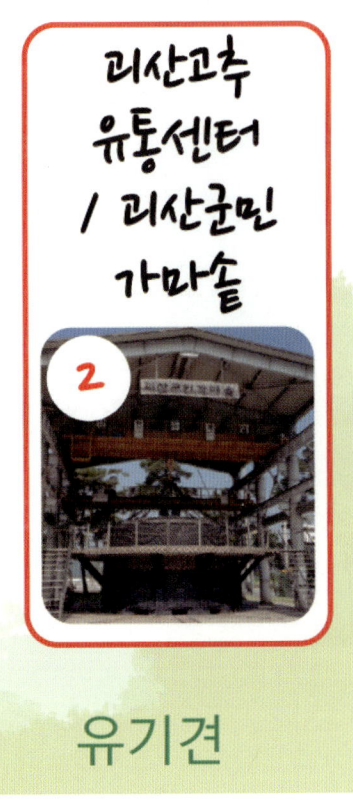

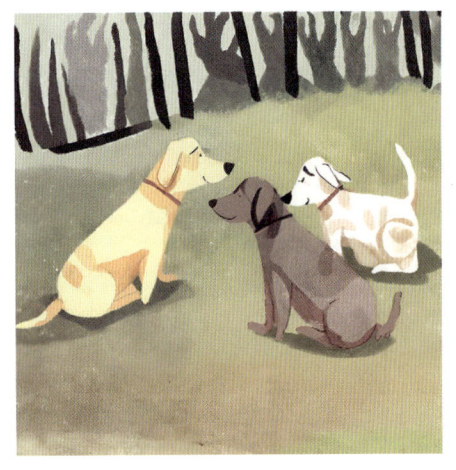

'괴산 청결고추축제'에 맞춰 개장한 괴산 청결고추유통센터가 세계적으로 인기가 있어요. 여기에는 지름 5.5m에 이르는 세계 최대 규모의 무쇠 가마솥인 '괴산군민의 솥'에서 지은 밥으로 비빔밥을 만들어 방문자들에게 시식하도록 하기도 했단다.

63번 이미지(63빌딩)

"별아! 이곳은 63번 63빌딩이란다.
지금은 100층이 넘는 곳도 많지만 63빌딩이
처음 만들어졌을 때는 가장 높은 곳으로 서울의 랜드마크였단다.
63빌딩 직원이 763번 둔율 올갱이마을 괴강유원지에서
올갱이 잡고 놀고 있구나.
네가 좋아하는 올갱이는 다슬기를 말하는 거란다.

763. 둔율 올갱이마을, 괴강유원지(괴산)

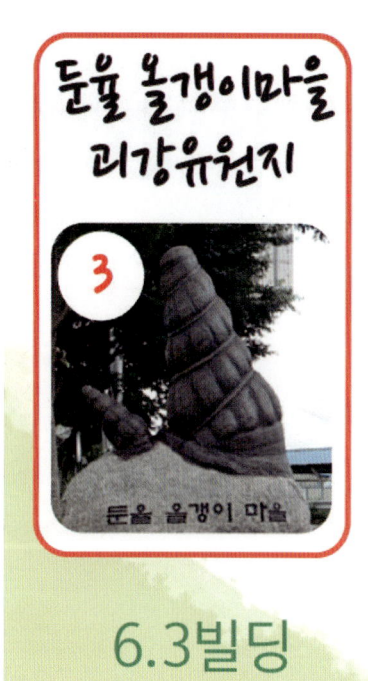
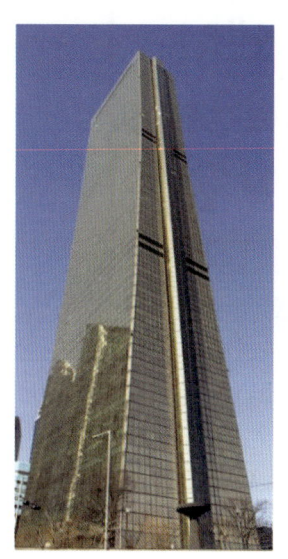

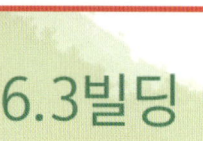

괴산군 괴강에는 깨끗한 물에서만 산다는 올갱이가 많이 산단다.
올갱이의 고장이기에 763번 둔율 올갱이 마을로 불리고 있어요.
이 마을에 오면 올갱이잡기, 민물고기 잡기 등
자연을 느끼는 체험을 할 수 있어요.

64번 이미지(육군사관학교:육사, 이육사)

"별아! 64번 이미지는 육군 장교를 배출하는 육군사관학교,
혹은 항일 애국시인 이육사 시인을 생각하며 기억해 주렴.
육사생도가 이육사 시인의 애국정신을 기리기 위해
664번 상림숲에서 산청의 산삼을 먹고 훈련을 하는 이미지란다.

664. 상림숲(최치원군수), 산삼축제(함양)

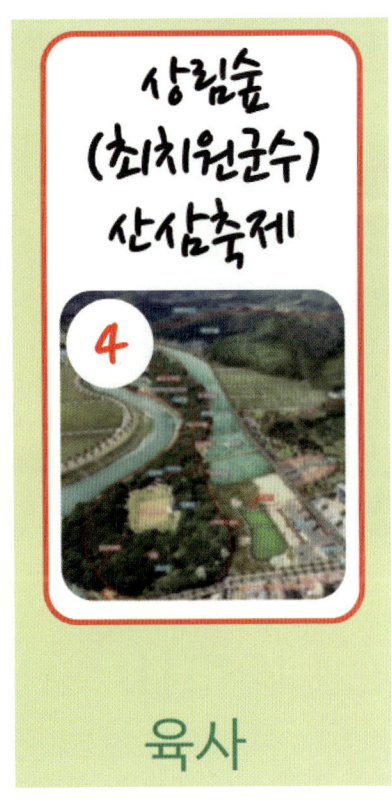

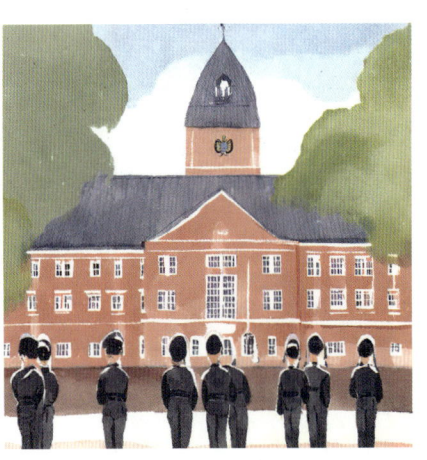

664번 함양 상림숲은 신라시대 최치원(857~?) 태수(군수)가 조성한 최초의 인공숲으로 천연기념물 154호랍니다. 오랜 역사가 말해주듯 4계절 색다른 모습으로 힐링의 공간을 제공해주고 있어요.
고은 최치원선생은 중국 당나라에서도 많은 영향을 끼친 분으로 칭송되고 있어요.

65번 이미지(유고슬라비아)

65번은 유고슬라비아 나라를 떠올려 보는 이미지입니다.
665번 지리산 가는 길목 고개에 지리산 전망대 조망공원이 있어요.
이곳에 유고슬라비아 사람들이 와서 오도재(깨달음의 고개)를 넘으면 도를 깨우친다는 스토리를 만들어 보세요.

665. 지리산조망공원,오도재(함양)

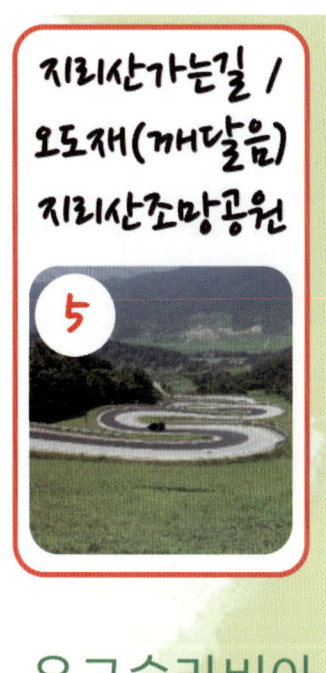

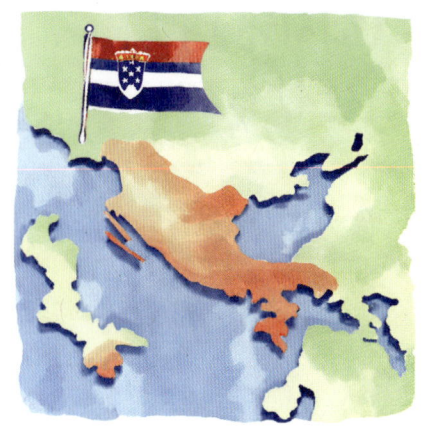

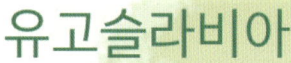

665번 오도재 정상에는 지리산 조망공원이 있어요.
이곳은 지리산 천황봉에서 노고단까지의 구간을 조망할 수 있어요.
750미터 오도재를 넘으면 깨달음을 얻는다 하는 이야기가 전해 옵니다.

66번 이미지(오멘666)

"별아! 66번은 공포영화 오멘 666 이미지란다.
영화 속 배경 숲 장면은 766번 수옥정 관광지에서 촬영한 것이란다.
766번 수옥정에서 66번 오멘 666의 이미지를 상상해 보세요.
엄마가 곁에 있으니 무서워하지 않아도 돼요."

766. 수옥정관광지, 이화여대 수련관(괴산)

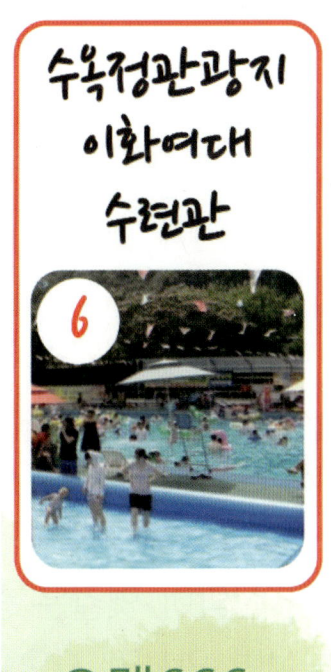

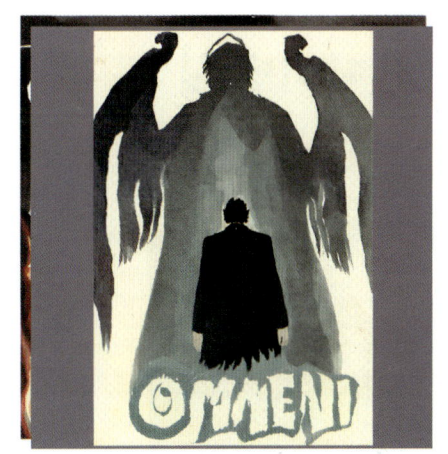

766번 수옥정관광지는 문경새재로
이어지는 관광지로 경관이 수려합니다.
규모가 크고 멋진 자연 폭포가 눈길을 사로잡고 있어요.
실제로 여인천하, 다모 등의 드라마 촬영지로도 유명합니다.
관광지에는 어린이 물놀이장도 규모있게 마련되어 있어
아이들과 함께해도 아주 좋아요.

67번 이미지(유치원)

67번은 아이들의 일상 생활터전 유치원을 떠올리세요.
767번 괴산군 산막이 옛길에는 아이들과 함께 오는 부모들이 많아서 아이들 돌보기 위한 임시 유치원이 만들어 졌다고 상상해보세요.
산막이 옛길에서 엄마랑 같이 걸어볼까?
걷다가 힘들면 유람선도 타면 되니까. 네 엄마! 정말 좋아요"

767. 산막이 옛길(괴산)

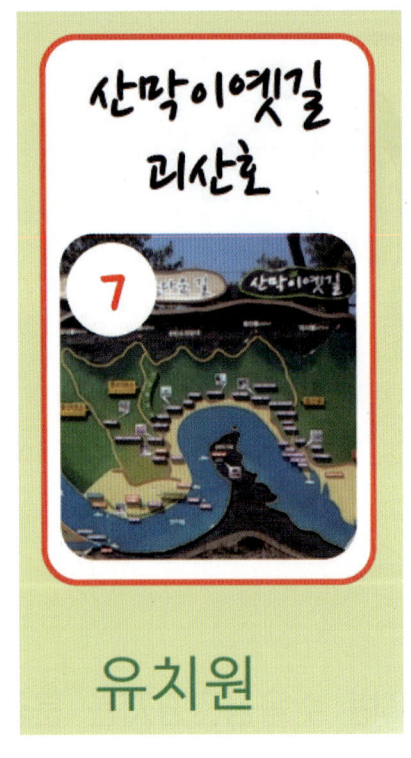
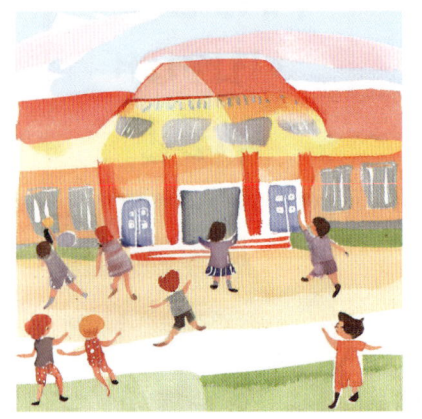

767번 산막이 옛길은 충북 괴산군 칠성면 외사리 사오랑 마을에서 산골마을인 산막이 마을까지 연결됐던 옛길을 복원한 곳입니다.
괴산댐을 끼고 산과 숲, 물이 어우러진 순수 한국의 자연미를 느끼게 해주어 한 번도 안 온 사람은 있어도 한 번만 온 사람은 없을 정도로 아름다운 곳입니다.

68번 이미지(윷놀이 판)

"별아! 엄마랑 윷놀이 해볼까?"
"우와~ 신나요!"
별이와 엄마는 868번 신성리 갈대밭에서 윷판을 벌였어요. 이곳에 온 많은 관광객들이 발길을 멈추고 구경하고 있어요.
"이번엔 윷이다!!"

868. 신성리갈대밭(서천)

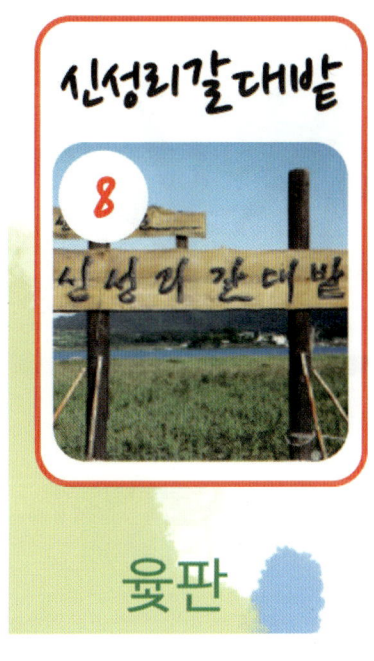
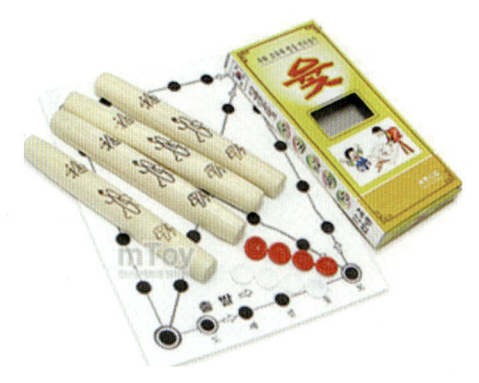

868번 서천군 신성리갈대밭은 갈대의 금빛 너울과 금강의 은빛 물결이 조화롭게 어우러진 곳입니다. 영화 'JSA 공동경비구역' 촬영지였던 갈대밭 면적이 무려 6만여 평 정도로 넓어서 고니, 청둥오리 등 철새의 군락지이기도 합니다.

69번 이미지(육군)

"별아, 69번은 육군을 기억하면 된단다."
669번은 문익점 기념관으로 69육군이 문익점 기념관에 와서
목화솜으로 베를 짜는 모습을 보고 베틀에 올라
군복용 베짜기 대회를 하고 있어요.

669. 문익점기념관(산청))

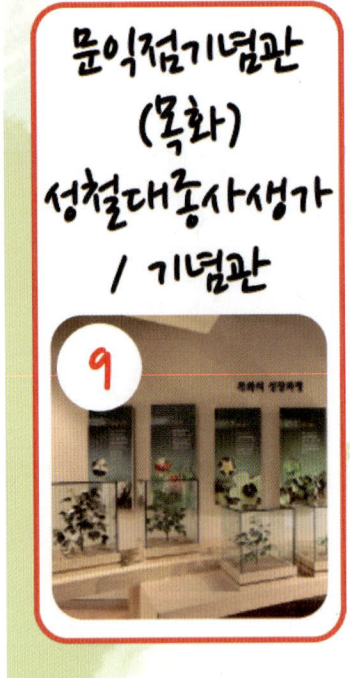
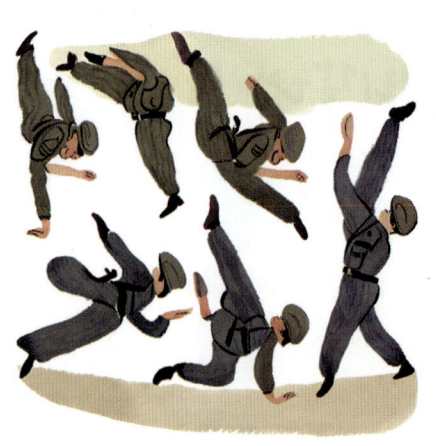

육군/물구나무

삼우당 문익점 선생은 고려시대의 지성 이색, 정몽주와 함께 급제하여
공민왕 12년(1363년) 원나라 사신 일행으로 갔다가
귀국길에 붓자루 속에 목화씨를 가져와
우리민족 의류사를 부흥시킨 역사적인 인물입니다.
기념관에는 목화솜에서 베짜는 모습의 과정이 재현되어 있어요.

70번 이미지(70대 노인)

"별아, 벌써 70번이구나. 70번은 70대 노인을 생각해봐요."
할머니, 할아버지도 70대이니까 큰 어르신이란다. 요즘은 노인이라고 하면 싫어들 하시니 청춘이라고 불러준답니다.
70대 청춘인 어르신이 복지관에서 인문학 공부를 하고 770번 오장환 문학관에 가서 현장학습을 하시네요. 70대 노인도 공부를 많이 하시니까 우리도 내비게이션 태교 공부를 더 열심히 해보자."

770. 오장환 문학관(보은)

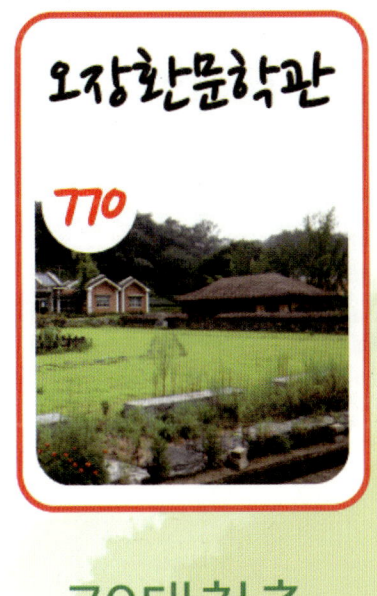
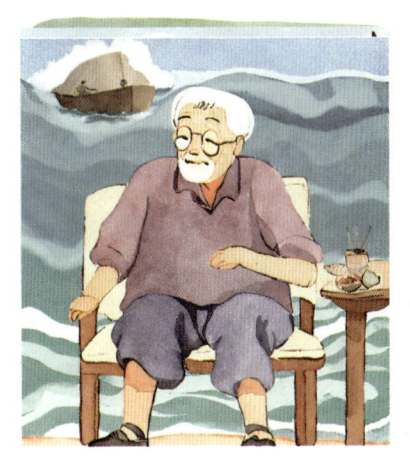

보은군 출신의 천재시인 오장환을 기리고
그의 문학성을 널리 알리는 곳으로
시인의 생가 옆에 세워진 문학 교육의 장입니다.
옥천출신 정지용 시인에게서 시를 배웠고,
잘 알려진 '나의 노래' 시가 문학관 앞 시비에 새겨져 있어요.

71번 이미지(친일파)

"별아! 71번은 친일파의 이미지를 떠올리면 돼요.
친일파는 일제 식민지 시대에 일본을 도와
자신의 이익만을 취한 이들이라서
오늘날에도 사회적 지탄의 대명사가 되고 있어요.
671번 화개장터는 전라도와 경상도가 만나는 지점으로
두 지역이 화합해서 친일파를 물리친 곳을 상상하면 된다."

671. 화개장터(하동)

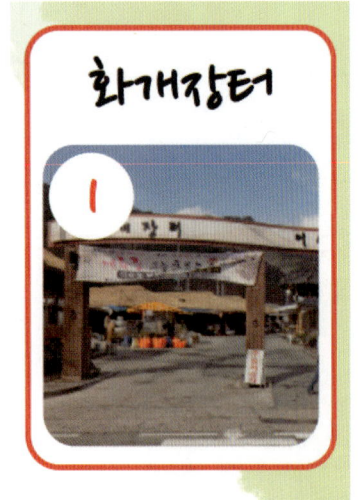

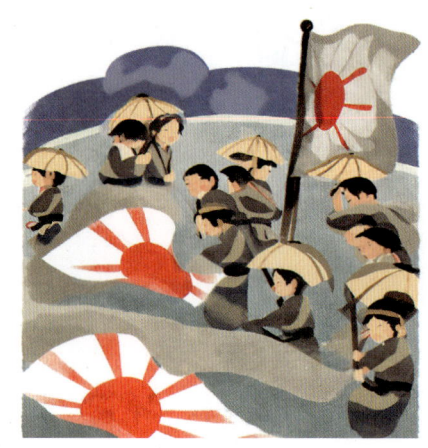

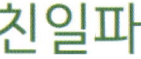
친일파

경상남도 하동군 화개면에 있는 재래시장으로 섬진강과 화개천이 만나는 곳에 위치해 있어요. 가수 조영남이 화개장터를 불러 인기를 끈 이후 영호남 간 교류와 화합의 장이라는 상징성을 띠게 되면서 전국적으로 유명한 관광지가 되었어요.

72번 이미지(칠레, 칠리소스)

별아, 72번은 칠레 혹은 칠리소스를 연상해서 기억하렴.
772번 법주사는 세계적으로 유명해서 칠레에서 템플스테이를 하러 오는 사람들이 많단다. 절에서는 채식비빔밥이 주 메뉴인데 이들은 칠리소스를 넣어서 비벼 먹는단다."

772. 법주사, 정이품송(보은)

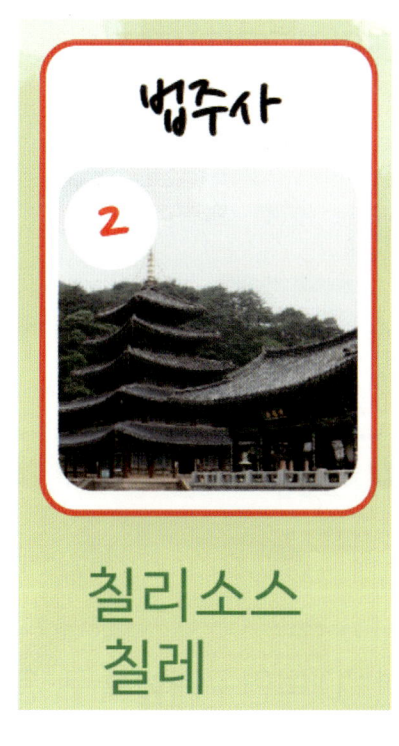
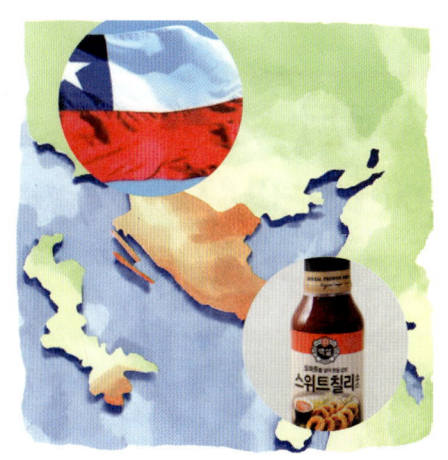

내비게이션 번호 772번 법주사는 팔상전, 쌍사자석등이 국보로 지정돼 있어요. 세조 임금이 방문할 때 입구의 소나무가 나뭇가지를 들어 임금님 가마가 지나가도록 해주어 정2품송 벼슬이 내려졌어요.
세조임금이 지나간 길에 '세조길'이 만들어져서
맨발로도 트랙킹하기 아주 좋아요.

73번 이미지(벤츠 73)

"별아! 73번 이미지는 좀 어렵지?
이것은 궁극의 차라는 벤츠73 이미지를 상상해 봐요.
"별아! 우리도 벤츠73을 타고 여행해 볼까요?"
"네 좋아요!" 873번 대덕연구단지에서 연구원들이
밤낮으로 연구한 덕에 우리나라가 선진국이 빨리 되었어요.

873. 한국원자력연구원, 대덕연구단지(대전)

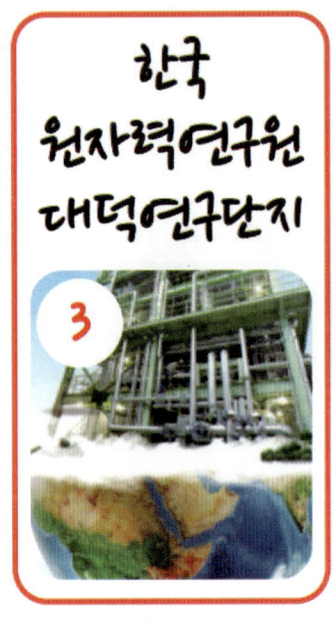

벤츠73

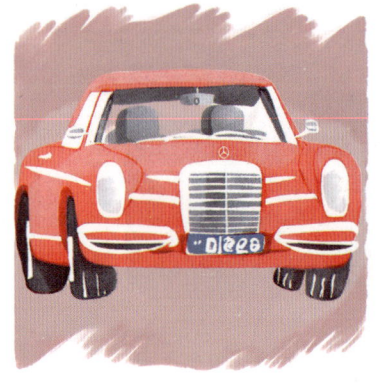

2005년 '대덕연구개발특구 등의 육성에 관한 특별법'이 통과되면서 정부출연 연구기관 및 민간기업, 각종 첨단산업 연구기관, 고등교육기관이 입주해 산·학·연 복합 연구단지로 발전했어요.
이 특구의 연구 전문인력의 연구 덕분에 우리나라 산업발전에 많은 기여를 하고 있는 곳이니 간접 경험하기 좋은 여행지입니다.
한국원자력연구원도 특구내에 있어요. 감동적인 경험이 됩니다.

74번 이미지(철사, 철조망)

74번은 철사와 철조망의 이미지로 철사에 묶여있거나
철조망에 갇혀 있어요. 874번 국립 현충원에는
철조망을 넘어 나라를 지킨 병사들의 무덤이 가득하답니다
이분들이 나라를 지켜주신 덕분에 지금 우리가 잘 살고 있어요.

874. 국립대전현충원(대전)

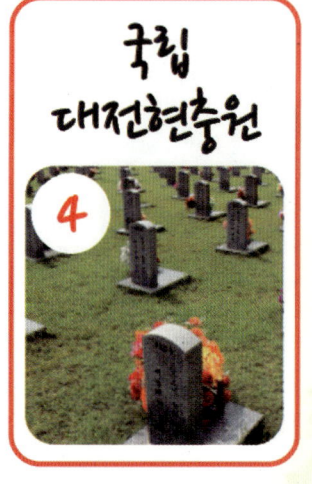

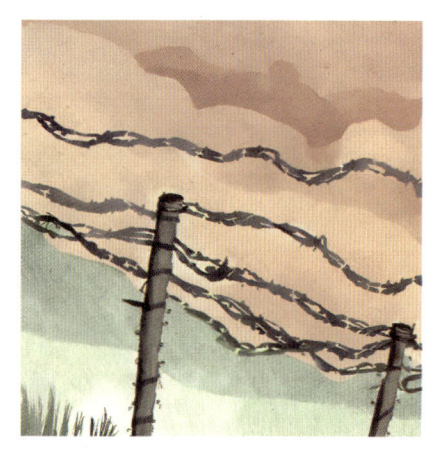

철사
철조망

일제강점기 애국지사와 한국전쟁의 전사자가 안장되어 있는
대전현충원은 독립유공자 및 국가유공자를 예우하는 곳입니다. 874번
대전 현충원에는 한국 최초의 영화인 아리랑 감독의 나운규감독,
베를린 올림픽 마라토너 손기정선수, 동요작가 윤석중 등이 모셔져
있고, 국가원수로는 최규하 대통령과 영부인이 모셔져 있습니다.
이들을 위한 묵념으로 예를 다하기로 해요.

75번 이미지(치료, 첼로)

75번은 발음이 치료, 첼로 등으로 발음이 되기 때문에 75번을 첼로와 치료로 정했습니다. 전남의 75번은 운림산방입니다. 운림산방에서 첼로 연주를 통해서 코로나19를 치료한다는 이미지를 가지면 기억하기가 쉽겠습니다.

1075. 진도운림산방, 조선소치허련(전남 진도)

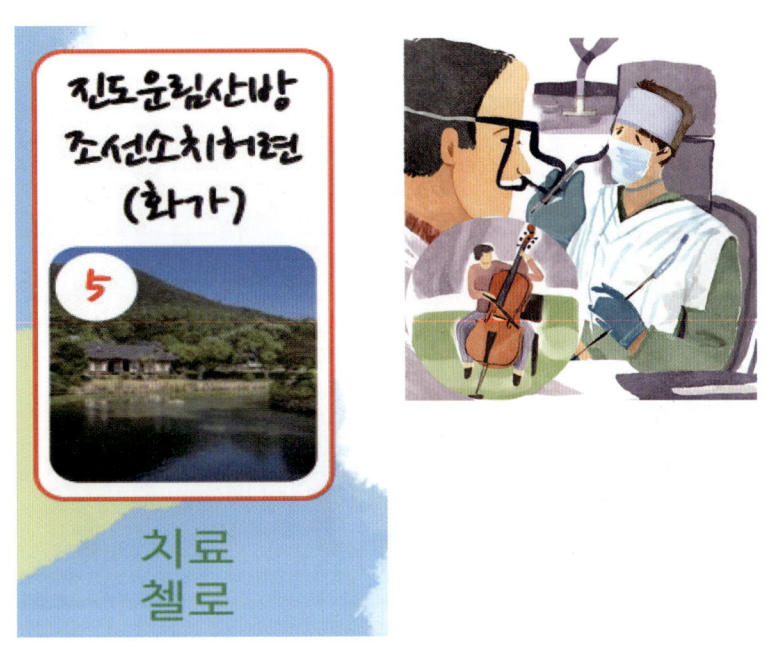

아침 저녁으로 피어오르는 안개가 숲을 이루었다고 하여 붙여진 운림산방은 진도그림의 뿌리이자 한국 남화의 고향이에요. 조선 후기 남화의 대가인 소치 허련이 살면서 그림을 그리던 곳으로 허련은 진도 태생으로 고산 윤선도의 해남 녹우당의 화첩을 보며 그림을 익혔는데 초이선사의 소개로 서울로 올라가 추사 김정희에게 그림을 배우게 되면서 화풍을 완성을 하게 되었다고 해요.

76번 이미지(물고기잡는 천렵, 체육관)

 76번은 발음으로 천렵, 체육 이렇게 상상을 할 수가 있습니다. 전라남도에 76번은 진도 신비의 바닷길입니다. 체육관에서 아이들이 진도 신비의 바닷길에 와서 고기를 잡는 천렵을 한다는 이미지를 가지면 기억하기가 한결 쉬울 것입니다.

1076. 신비의 바닷길(전남 진도)

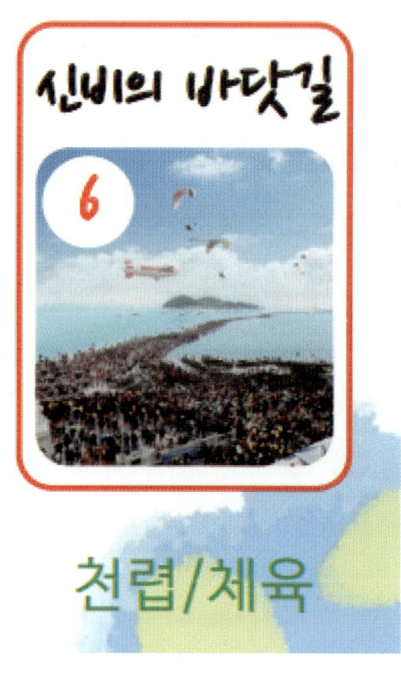 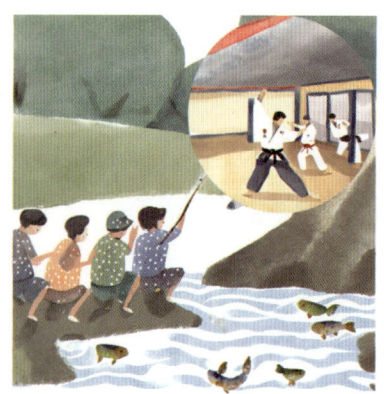

 진도 신비의 바닷길은 한국판 모세 기적으로 알려져 있어요. 진도 바닷길은 뽕 할머니의 전설도 구전되어 전해 오고 있습니다.
호랑이를 피해서 가족들이 다 도망을 갔는데 뽕 할머니만 남겨 놓고 가서 뽕 할머니가 기도를 하자 용왕이 꿈에 나타나 바다에 무지개를 내릴 테니 그 길로 바다를 건너가라는 이야기를 듣고
가족을 만났다는 전설이 있답니다.

77번 이미지 (7월 7석)

음력으로 7월7석은 견우와 직녀가 만나는 날입니다. 서로를 너무 사랑한 나머지 자신의 본분을 잊은 견우와 직녀는 옥황상제에게 벌을 받고 은하수 저 멀리 떨어져 지냈지만 다행히 까치와 까마귀의 도움으로 1년에 한 번 오작교에서 만날 수 있었다는 전설이 있습니다. 칠월칠석에 견우와 직녀가 청해포구 촬영지에서 영화를 찍는 이미지를 가지면 기억하기가 쉬울 것입니다.

1077. 완도, 청해포구촬영지, 장보고(전남완도)

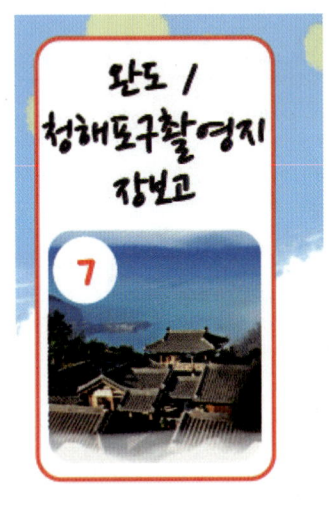
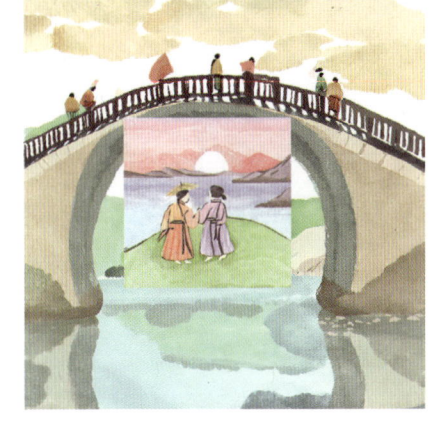

7월7석
견우와 직녀
오작교

2004년 8월 드라마 해신 촬영을 시작으로 약 50여 편의 수많은 인기 드라마와 영화 등이 촬영되는 영상 종합문화센터입니다. 완도의 청해포구 촬영지는 신라시대 해상왕 장보고가 해상 활동을 하던 중심지로 알려져 있습니다.

78번 이미지(칠판, 은하철도 999)

78번은 발음에 따라 칠판으로 칙칙폭폭으로 발음이 돼서 기차를 연상을 하게 됩니다. 우리에게 익숙한 기차는 은하철도 999가 인상적이라서 78번 이미지로 선택을 하게 되었습니다.

 보길도 세연정에 있던 윤선도가 왕의 부름을 받고 한양으로 갈 때 은하철도 999를 타고 간다는 이미지를 가지고 있으면 기억하기가 쉬울 것입니다

1078. 보길도 세연정, 윤선도(전남 완도)

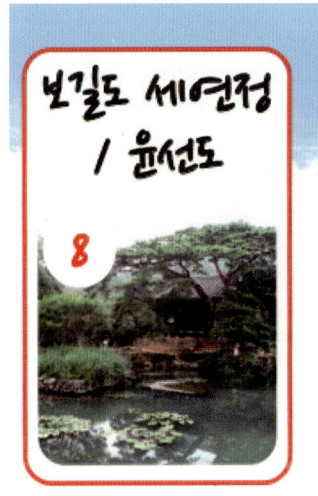
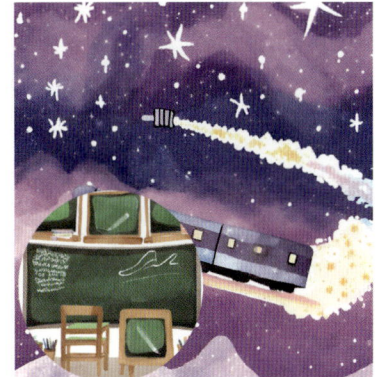

칠판
칙칙폭폭
은하철도 999

보길도 세연정은 고산 윤선도가 병자호란 때 왕이 항복했다는 소식을 듣고 울분을 참지 못하고 제주도로 향하다 보길도에 자연경관의 감동하여 머문 곳이라고 알려져 있습니다. 우리에게 너무나 익숙한 어부사시사 같은 훌륭한 시가 문학을 이 곳에서 완성을 하였다고 합니다.

79번 이미지(친구, 축구, 79떡볶이)

79번은 발음에 따라서 친구가 생각이 나고 축구가 생각이 나게 되었습니다 또 찾아보니까 브랜드 중에 79 떡볶이라는 브랜드가 있습니다. 그래서 이 번호를 기억할 때는 친구들과 축구하다가 79 떡볶이를 시켜 먹는 이미지로 기억을 합니다.

1079. 청산도, 느린섬, 서편제, 봄의왈츠(전남완도)

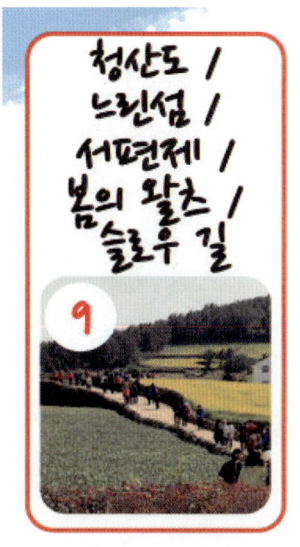
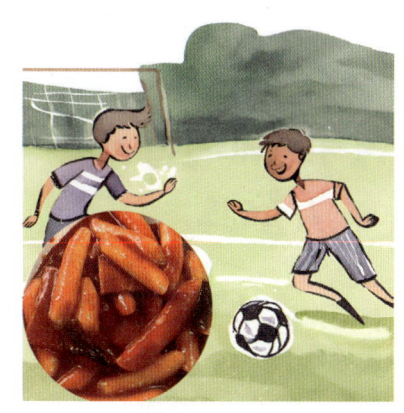

친구/축구
79떡볶이

전남에서의 79번은 청산도입니다. 청산도는 산, 바다, 하늘이 모두 푸르러서 청산이라 이름 붙여진 작은 섬입니다. 빼어난 자연경관으로 인해서 다도해 해상국립공원으로 지정되었고 2007년 아시아 최초 슬로 길로 선정되었습니다. 청산도는 천천히 걸으면서 느림의 미학으로 온몸을 느끼고 체험할 수 있는 전국 슬로시티를 대표하는 명소로서 걷기 좋은 섬으로 이름 나 있습니다.

80번 이미지(팔공산, 팔영산 자연인)

80번은 우리가 발음하는 대로 발음을 해보면 대구광역시에 있는 팔공산, 전남 고흥군의 팔영산을 이미지로 떠올릴 수 있습니다. 산에 사는 자연인을 이미지로 만들면 쉽게 기억을 할 수 있습니다.

전북은 80번은 내장산인데 80번과 내장산을 연결하려면 자연인이 가을에 단풍놀이 하러 내장산에 간 이미지를 만들어서 기억하면 됩니다.

980. 내장산 조각공원, 내장사, 내장호(전북 정읍)

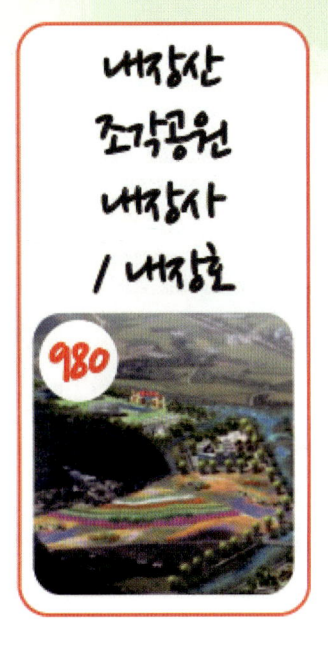
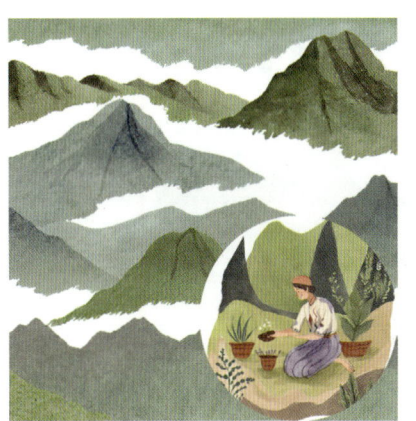

팔공산/팔영산 자연인

내장산은 우리나라에서 가장 고운 단풍으로 유명하고 가장 늦게 물드는 것으로 유명한 곳입니다. 대중가요 가사에도 자주 등장하고 있는 명소 중의 명소입니다.

81번 이미지(X 파일)

81번은 우리가 발음을 해보면 파일이 떠오르게 됩니다. 그래서 x 파일을 가지고 왔습니다. 학교성적 파일, 의사의 진료기록 파일, 범죄파일 이런 것들을 우리가 상상하면서 이미지를 만들어 낼 수가 있습니다.

강진에 있는 김영랑 생가에서 김영랑 시인이 자기가 쓴 시집의 파일을 정리하는 이미지를 가져 오세요.

1081. 시문학파기념관, 김영란(전남 강진)

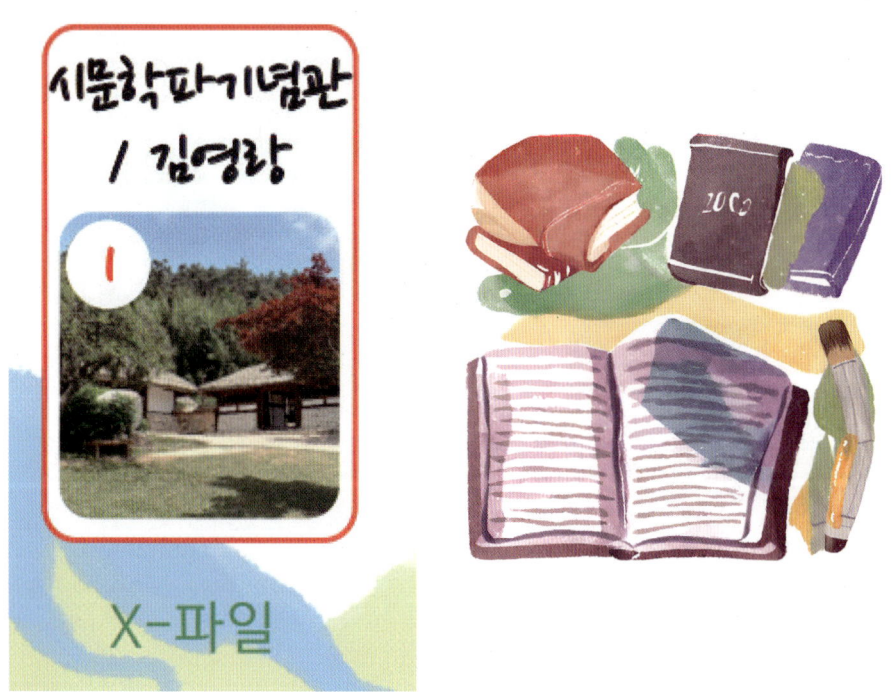

전남의 81번은 김영랑 시인 생가입니다. 일제 강점기 시문학파 시인으로 알려진 김영랑 시인은 모란이 피기까지로 잘 알려진 시인입니다. 강진에 있는 김영랑 생가는 시문학파 기념관도 같이 있는 우리 문학사에

82번 이미지(파리 에펠탑)

번호 82는 발음상 '파리'로 발음이 돼서 우리가 아는 프랑스의 파리를 이미지로 가지고 있습니다. 파리에서 가장 유명한 것은 에펠탑으로 알려져 있어서 파리 세느강변에 있는 에펠탑 이미지입니다.

1082. 다산초당(전남 강진)

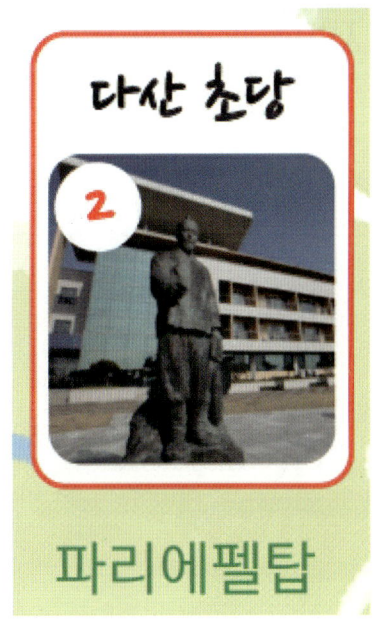
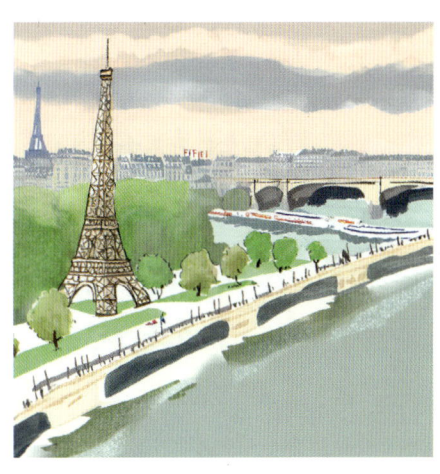

전남에 있는 82번은 다산 정약용의 유배지 다산초당입니다. 다산초당은 다산 정약용이 1,801년 신유박해로 인해 강진에서의 귀양살이 18년 중 10년 동안 생활하던 집입니다. 이곳에서 정약용은 유배가 끝날 때까지 생활하며 학문에 몰두한 끝에 목민심서를 비롯한 숱한 저서를 남긴 바 있습니다. 역사서 사기를 지은 사마천처럼 역경을 기회로 극복한 산교과서인 것입니다.

83번 이미지(대구 8.3타워)

83번 이미지는 대구 83타워 이미지입니다. 이랜드 그룹에서 운영하고 있는 대구 83타워는 놀이 시설로서 대구의 랜드마크입니다. 대구 83타워에 근무하고 있던 직원들이 전라남도 강진으로 야유회를 가서 가우도 출렁다리를 걷고 짚트랙도 타고 청자타워도 방문하는 이미지를 가지고 있으면 쉽게 기억할 수 있을 것입니다.

1083. 가우도출렁다리, 고려청자박물관,청자타워(전남강진)

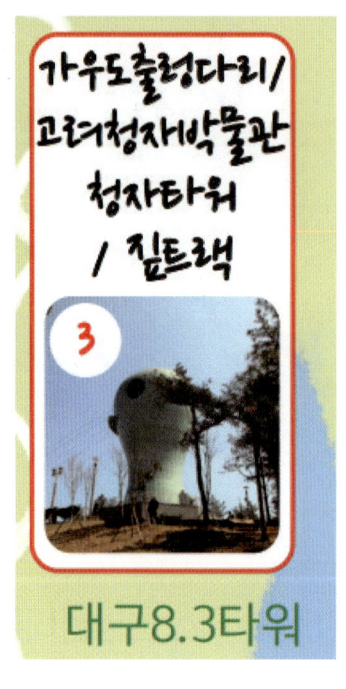 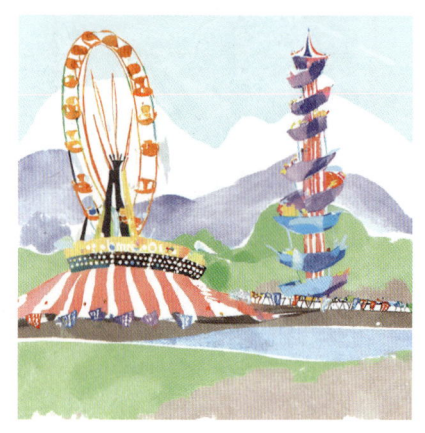

강진에 있는 가우도는 원래 섬이었는데 섬의 생김새가 소의 멍에에 해당된다 하여 가우도로 불리었다고 합니다. 강진만 8개 중 유일한 유인도인데 섬에 출렁다리가 놓인 뒤로는 강진의 핵심 관광지로 급부상한 곳입니다. 섬이라고는 하지만 출렁다리가 생긴 이후에는 걸어서 갈 수

84번 이미지(웹툰작가 기안84, 판사)

84번 이미지는 발음상 판사라는 이미지와 기안84라는 웹툰 작가를 이미지로 했습니다. 이 두 사람을 연결시키기 위해서 기안84가 재판장에서 판사로 일하는 아버지를 20년 만에 만난 이미지를 상상했습니다.

 전남의 오시아노 관광단지에서 기안84와 아버지인 판사가 여행을 와서 오토캠핑과 골프를 친다는 이미지를 가지고 있으면 연결하기가 쉬울 것입니다.

1084. 해남 오시아노관광지, 골프장, 캠핑장(전남 해남)

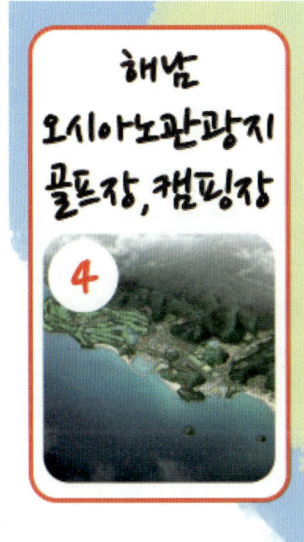

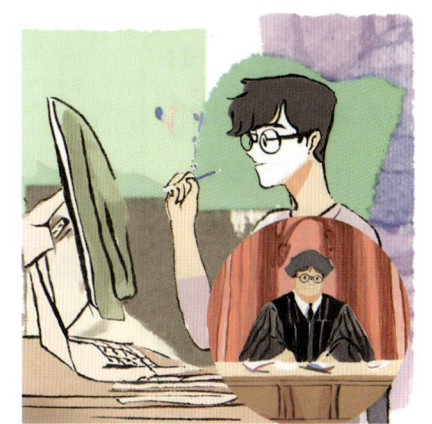

기안84
판사

전남 해남에 있는 오시아노 관광단지는 오토캠핑장, 축구장, 골프장 등이 운영되고 있으며 종합 관광단지로 키워갈 계획을 가지고 있는 것으로 알려져 있습니다.

85번 이미지(파로호, 화천소재)

 85번 이미지는 발음을 하다 보니 강원도 화천에 있는 파로호를 가지고 왔습니다. 실제로 강원도 화천은 내비게이션 기억법에서는 408번 장소입니다만 번호 이미지에서는 85번 이미지입니다.

 85번과 우수영 관광지를 연결시키기 위해서는 울돌목에 바다물의 모양이 팔자 모양으로 생겨서 원이 두 개(8자모양) 있는 파로호 모양이라고 이미지를 연결합니다.

1085. 우수영관광지, 명랑대첩, 강강술래발상지(전남 해남)

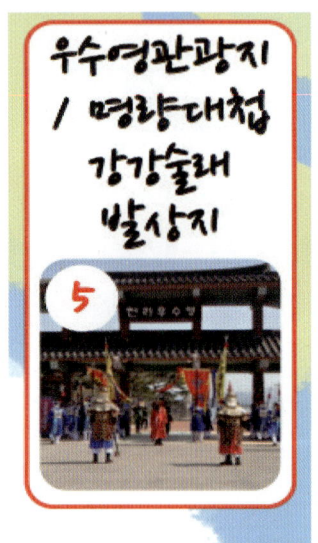
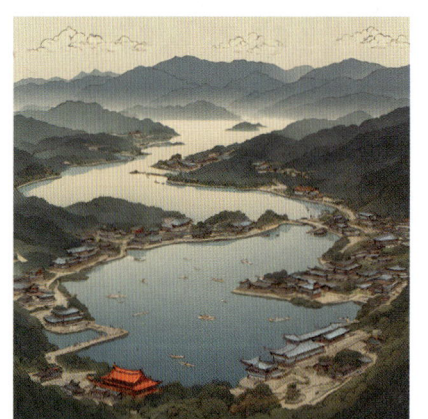

파로호

전남의 85번은 우수영 관광지입니다.
이곳은 명량 대첩으로 알려진 울돌목(명량)이 있는 곳입니다.
유리병의 목처럼 갑자기 좁아진 해로라고 하여 붙여진 이름입니다.
이순신 장군이 명량대첩을 이룬 역사적인 장소이기도 합니다.

86번 이미지(토요다 86자동차)

86번 이미지는 토요타 86이라는 일본 자동차 브랜드에서 이미지를 가지고 와서 기억하고 있습니다. 전남의 86번은 우항리 공룡화석 단지인데 이곳을 토요타 86 자동차를 타고 관광을 온 이미지를 가지고 있으면 기억하기가 쉬울 것입니다.

1086. 우항리 공룡화석단지(전남 해남)

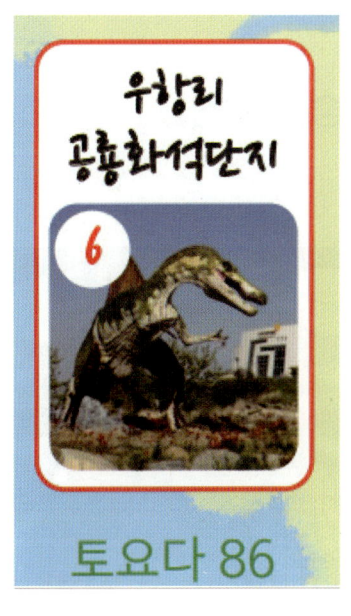
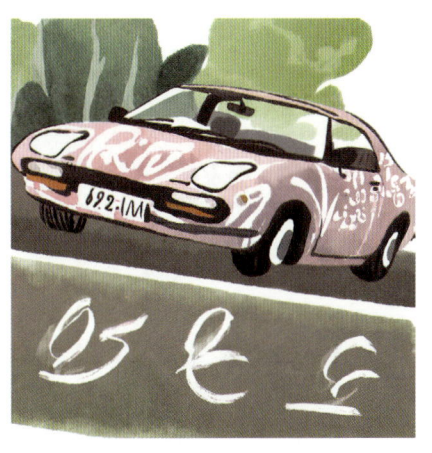

우항리 공룡화석 단지는 세계학자들에게 공인받은 독특한 고생물학적 화석군으로 세계 최초이자 세계에서 가장 정교한 별 모양 초식 공룡과 육식공룡, 세계최대 익룡, 세계최초 물갈퀴 달린 세 발자국 화석이 발견된 곳입니다. 공룡 테마파크 입체영상관 등 어린이들이 다양하게 체험하고 즐길 수 있는 시설들이 있습니다.

87번 이미지(87닭강정)

87번은 이미지를 찾기가 너무 힘들었습니다. 인터넷에서 검색하다 87 닭강정이라는 브랜드를 찾아 87번 이미지로 사용 결정을 하였습니다.

번호가 좀 어려운 편이라서 회원 중에 한 분을 87 닭강정이라는 이미지로 연결시켜서 저희는 기억을 한답니다. 이 책을 보시는 분들도 기억이 잘 안 나는 번호는 내가 잘 아는 사람과 연결을 시켜서 기억하는 것을 추천드립니다. 장승촌에서 닭갈비 먹는 이미지로 기억하면 좋겠습니다.

987. 순창 추령장승촌(순창)

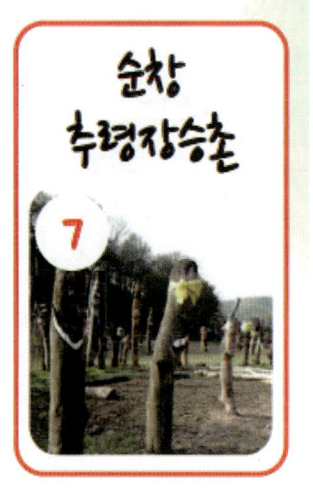
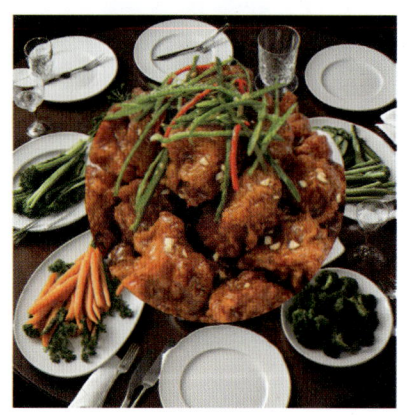

87닭강정

전라북도 순창에 있는 **추령 장승촌**의 장승은 일반 마을장승과는 다릅니다. 마을장승은 마을 공동체 신앙의 전통에 따라 마을 주민이 합심하고 협력하여 조각을 해서 만든 반면, 추령 장승촌의 장승은 한 장승 조각가가 목공의 장인 정신으로 조각한 관광용 장승이라는 차이가 있습니다.

88번 이미지(88올림픽 성화)

88번 이미지는 너무나 쉽게 찾을 수 있습니다. 우리나라에서 열린 88 올림픽을 떠올리면 됩니다. 그 중에서 가장 인상적인 88 올림픽 성화를 번호로 설정을 하였습니다.

88 올림픽과 장소를 연결시키기 위해서는 녹두장군이 88 올림픽 성화를 들고 있는 이미지를 연결하면 될 것입니다.

988. 순창 녹두장군, 전봉준관(체포된곳)(전북 순창)

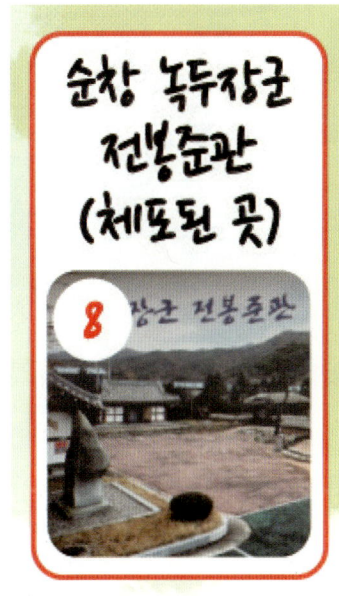 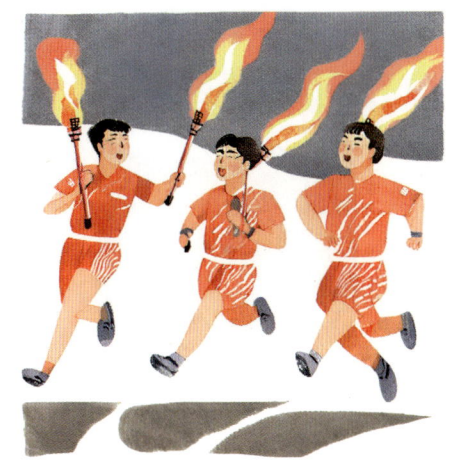

올림픽성화

동학혁명의 전봉준 장군이 일본군의 추격을 피해서 도망을 가다가 전봉준관에서 부하인 김경천의 밀고로 체포되어 일본 헌병대에 인계된 곳으로 알려져 있습니다.

89번 이미지(팔구사구, 바구니)

 89번은 우리가 물건을 판다는 이미지로 바구니를 상상하여 시장의 바구니 가게로 했습니다. 전라북도의 89번은 전북 순창의 장류박물관입니다. 고추장 그릇을 담은 바구니를 상상해 봅니다.

989. 순창장류박물관, 순창고추장, 민속마을(전북순창)

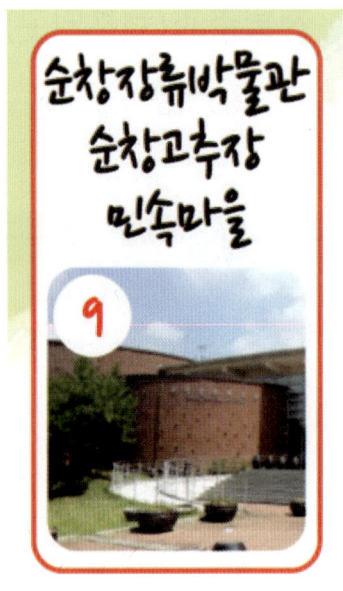
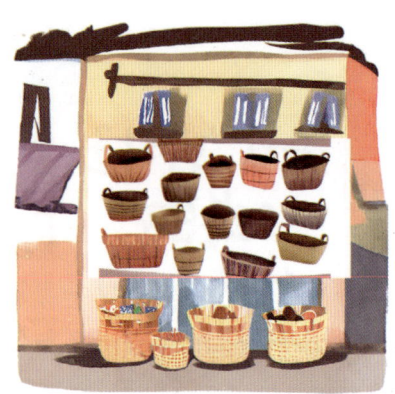

순창은 고추장이 너무나 유명한 지역이고 순창고추장은
조선시대 임금님에게 바치는 진상품목으로 알려져 있습니다.
된장, 고추장, 간장 등의 장류의 역사와 만드는 법까지 알 수 있는
소중한 체험관입니다.
고추장은 세계 유일한 우리만의 음식이라고 합니다.

90번 이미지(구공탄)

90번은 이미지가 구공탄입니다. 9와 0에서 불피운 빨간 구공탄을 상상해 보았습니다. 보성 판소리성지에서 구공탄을 피우는 이미지로 2개를 연결시키면 기억하기가 쉬울 것입니다.

1090. 보성 판소리성지(서편제)(전남보성)

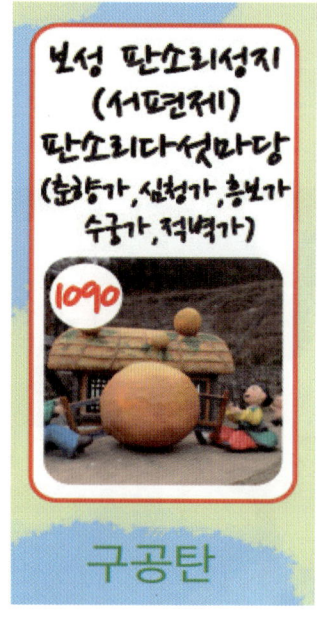
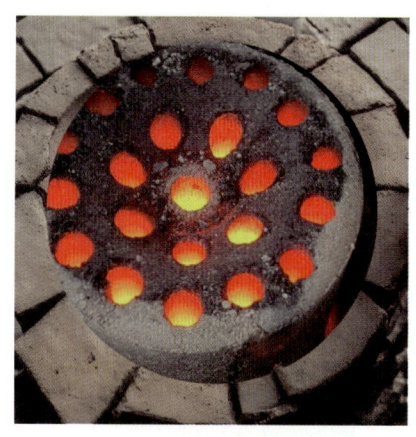

보성 판소리 성지는 유네스코 세계 문화유산에도 등재되어 있고, 판소리를 사랑하는 사람들의 발길이 이어지고 있습니다. 판소리 다섯 마당은 춘향가, 심청가, 흥보가, 수궁가, 적벽가인데 이것을 그냥 이렇게 외우면 외우기도 쉽지 않고 금방 잊어버리기 쉽습니다. 그래서 춘향이와 심청이가 만나 흥부네 집에 가서 밥을 얻어먹다가 주걱으로 맞고 흥부를 피해서 도망을 가는 곳이 용왕이 사는 용궁입니다. 그 후 중국 적벽으로 망명한다는 이미지를 상상을 하면 다섯 마당을 쉽게 기억할 수 있을 것입니다.

91번 이미지(91층 나무집)

기억법의 91번은 91층 나무집입니다. 각종 상을 휩쓸며 독자들의 사랑을 받은 13층 나무집 시리즈의 후속편입니다. 선운사에 91층 나무집이 만들어 졌다는 이미지로 기억을 해 봅니다.

991. 선운산 도립공원, 선운사, 동배꽃(전북 고창)

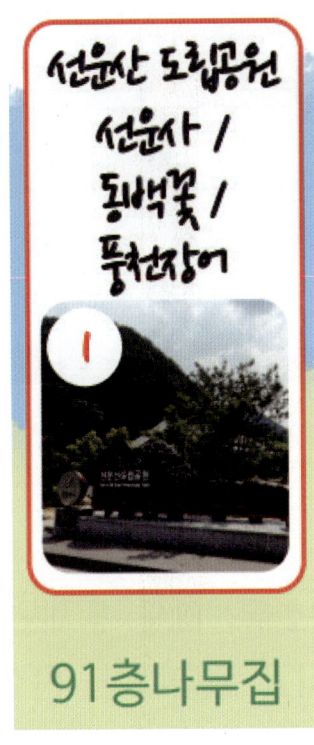 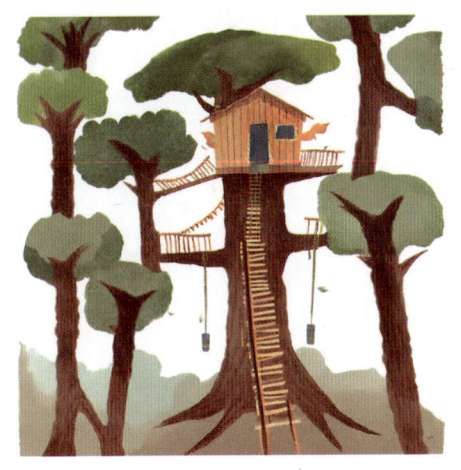

전라북도의 91번은
전북 고창에 있는 선운사 도립공원입니다.
이곳에는 동백꽃이 유명하고
주변에 풍천장어도 유명합니다.

92번 이미지(생선구이)

92번은 **생선구이** 이미지를 가지고 기억합니다. 구이가 9하고 2니까 구이가 되기 때문이고 기억하기 어렵지 않을 것입니다.

조정래 선생이 **태백산맥 문학관**에서 나와서 벌교 꼬막집에서 점심으로 생선구이를 구워 먹는 이미지를 가지면 되겠습니다.

1092. 태백산맥 문학관(조정래)(전남보성)

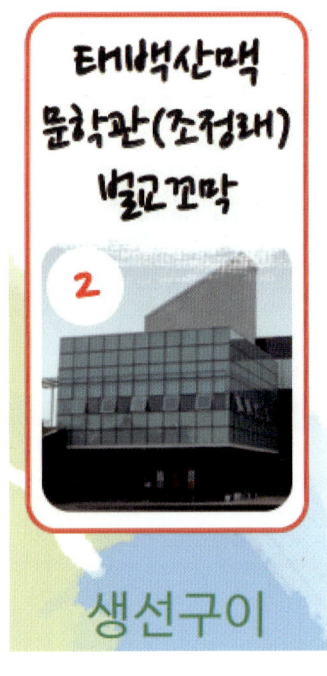
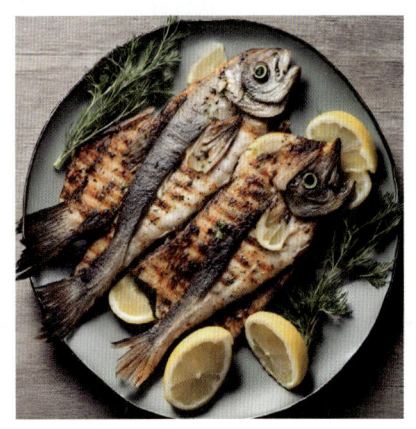

태백산맥 문학관은 조정래 작가의 소설 태백산맥을 주제로 한 문학관으로 소설 태백산맥이 땅속에 묻혀 있던 역사의 진실을 세상에 드러내었다는 주제의식을 형상화하기 위해서 산자락을 파내서 특이하게 설계된 건물이라고 합니다. 국민에게 열린 공간이자 편안한 휴식 공간 복합 문화공간을 지향하고 현대사의 상실의 시대를 복구하는 기념비적인 작품이라고 평가받고 있습니다.

93번 이미지(고3, 고산지대)

93번 이미지는 우리가 발음을 하다 보면 고3, 고산지대 같은 이미지가 나와서 고등학교 3학년 학생이 공부하러 고산지대로 가는 이미지를 형상화하였습니다. 공부하다 일부 학생이 복분자를 마시는 이미지를 상상해 봅니다.

993. 복분자클러스터(전북고창)

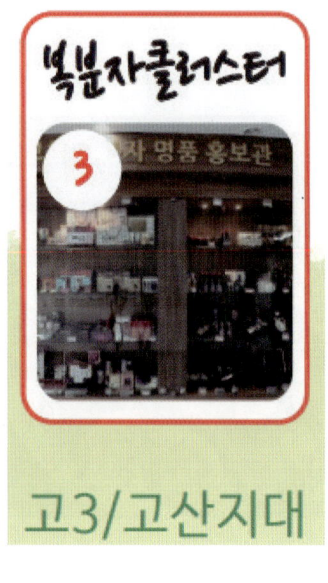
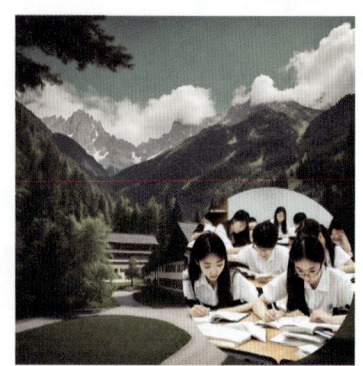

전북고창의 복분자는 노화방지에 탁월한 대표적인 효자식품으로 알려져 있습니다. 대통령 하사품, 남북 건배주, APEC 공식 만찬주 등 세계화의 반열에 올라 있습니다.

94번 이미지(화투 94)

94번 이미지는 화투에서 나오는 9와 4를 가지고 놀이를 하는 이미지를 가지고 왔습니다. 장수풍뎅이 마을에서 화투를 치는 이미지를 만들어서 연결하면 기억하기가 쉬울 것입니다.

1094. 장수풍뎅이마을(전남 장흥)

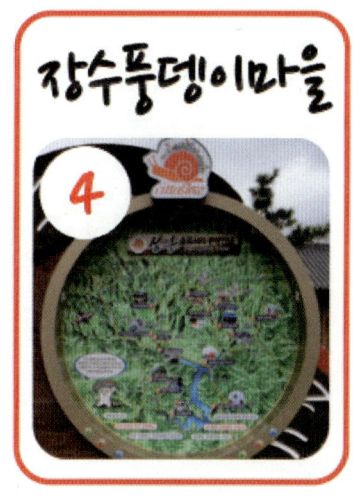
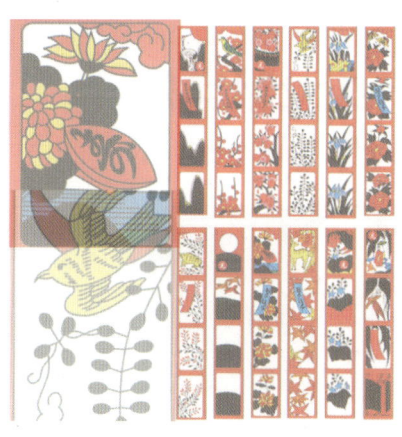

화투94

장수풍뎅이 마을은 청정 환경이 그대로 유지되고 자연친화적인 표고버섯을 주소득원으로 하는 전형적인 농촌 생태 체험장입니다. 장수풍뎅이 사육장 등 어린이와 청소년의 교육의 장으로도 크게 활용되고 있고 상효비각이라는 효심이 아주 깊은 분을 기리기 위해서 세워진 비석도 있는 마을입니다.

95번 이미지(구미호)

95번 번호의 이미지는 구미호를 나타내고 있습니다
꼬리가 9개 달린 여우를 나타내고 있습니다. 구미호가 천관산 문학공원에서 나타난 이미지로 연결하여 기억해 보세요.

1095. 천관산문학공원, 산속 돌에새긴 시(전남 장흥)

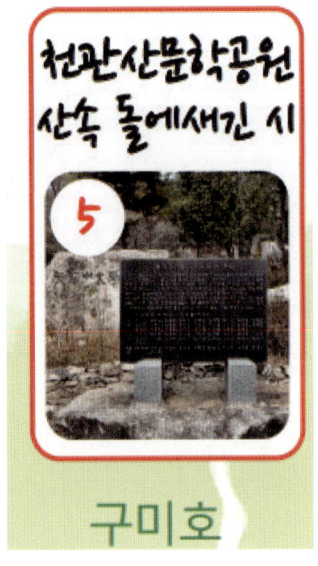
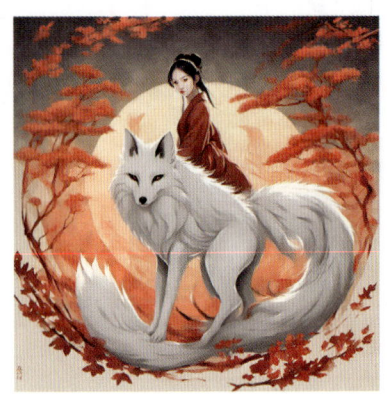

천관산에 있는 희귀하고 모양 좋은 자연 돌들에
시들을 새겨서 멋진 문학비를 만들어 놓은
국내에서는 가장 멋진 자연문학비를 만든 산으로 알려져 있습니다.
국내 제일의 문학비 공원으로 자리매김하고 있습니다.

96번 이미지(악마크림 96)

96번 이미지는 번호를 찾기가 많이 어려웠습니다. 검색을 하다가 악마크림 96이라는 브랜드를 찾게 되었습니다. 보습효과가 탁월한 1등 브랜드라고 합니다. 고창 청보리밭을 많이 걸어서 건조한 피부를 촉촉하게 만들려고 원두막에서 악마크림 96을 바르는 이미지로 하면 기억하기 쉬울 것입니다.

996. 학원관광농원, 청포도밭(전북 고창)

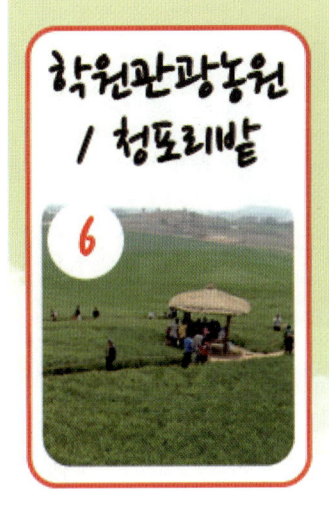
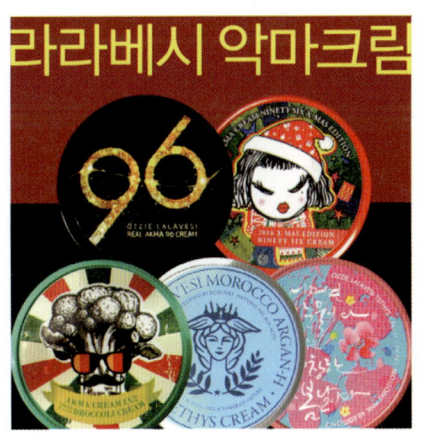

악마크림 96

고창 청보리밭으로 유명한 학원관광농원은
15만평의 넓은 들녘을 보리밭 하나로
일구어 놓은 보기 드문 대농원입니다.
해마다 수많은 관광객과 사진작가들이 찾는
관광지로 자리 매김하였으며
다양한 드라마, 영화, CF 등의 촬영지로도
주목받게 되었습니다.

97번 이미지(구찌, 구치소)

97번 이미지는 구찌라는 명품백을 훔치다가 잡혀서 구치소에 들어간 이미지를 기억하면 되겠습니다. 장소와의 연결은 고인돌 박물관에서 구치소로 접혀가는 사건이 발생한 것으로 기억하세요.

997. 고인돌박물관, 유적 세계문화유산(전북 고창)

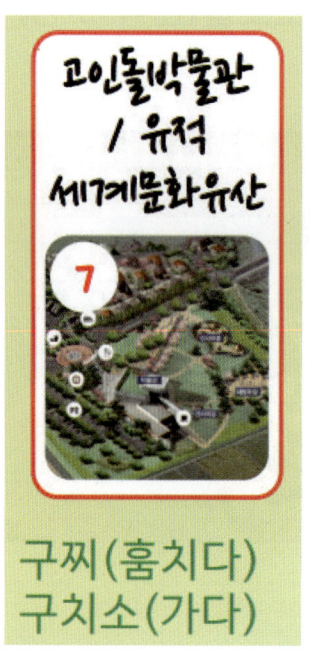
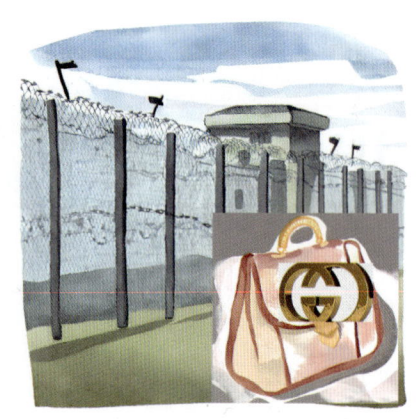

세계최대의 고인돌 집단 유적지로써
수 천 년의 풍파에도 무너지지 않는
기상과 지혜가 잠재되어 있는 다양한 고인돌이
3000년 전의 모습 그대로 전승되어 오고 있는 곳입니다.
청동기 시대의 각종 유물 및 생활상과
세계의 고인돌 문화를 한 눈에 살펴볼 수 있는 곳으로
알려져 있습니다.

98번 이미지(굿판)

98번 번호 이미지는 굿판입니다. 무당이 굿을 하는 이미지를 상상하면 되겠습니다. 무당이 김일체육관에서 프로레슬링 경기를 앞두고 굿을 벌이는 장면을 상상하면 연결하여 기억해 보세요.

1098. 거금도, 김일체육관(전남 고흥)

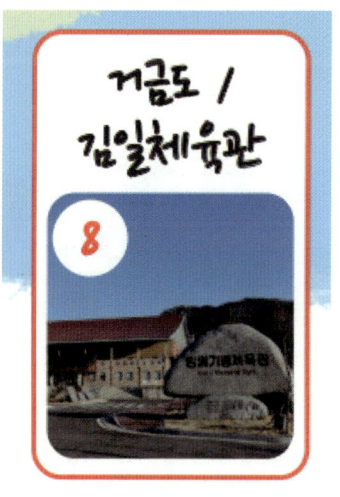 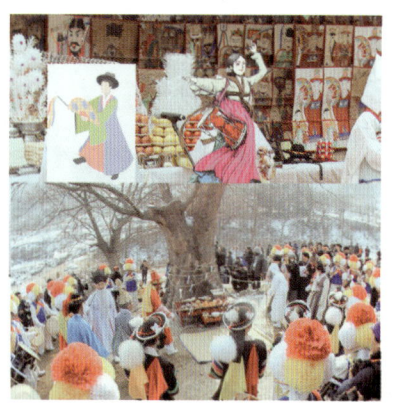

굿판

프로 레슬링 박치왕의 전설이 된
김일 선수를 기념하기 위해서 만든 체육관입니다.
김일 선생을 추모하고 잊혀져 가는 프로레슬링의
부활과 홍보의 장으로 활용하기 위하여
만들어졌다고 합니다.

99번 이미지(구구콘)

99번은 구구콘 이미지를 가지고 있습니다.
구구단 공부를 다 하고 나서
상으로 받은 아이스크림을
나로우주센터에서 먹는 이미지입니다.

1099. 외나로도, 나로우주센터(전남 고흥)

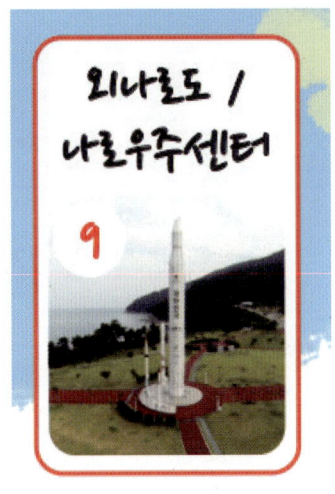 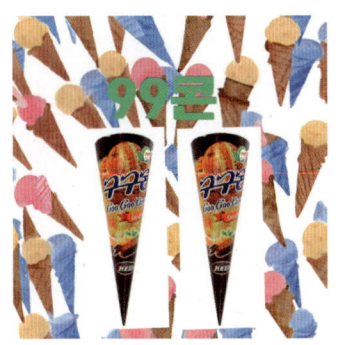

99콘

나로우주센터는 전라남도 고흥군에 있는 한국 최초의 우주기지입니다.
세계 13번째 우주센터로 2009년에 준공되었고
인공위성 로켓 및 각종 우주 발사체 발사창이 있습니다.
몇 번의 실패 후 2022년 6월, 2023년 5월 발사가 성공하였습니다.
한국의 첫 번째 독자로켓인 누리호의 발사 시기는
2025년 하반기로 정해져 있습니다.

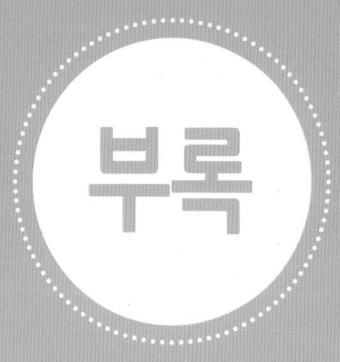

부록

내비게이션 기억법 템플릿

* 100 개 번호 기억하기 TIP

0. 빵집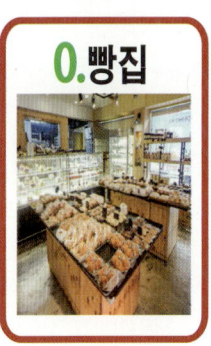

1. 금메달 1등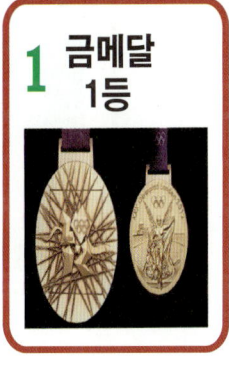

2. 영이(02) 서울(02)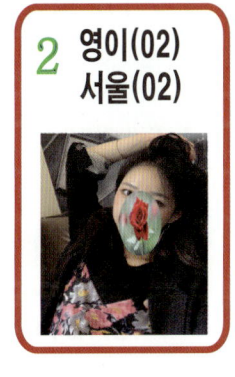
엘리자베스 여왕

3. 산삼 김영삼대통령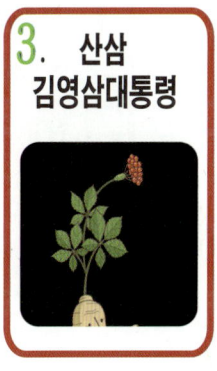

4. 공사장 공군사관학교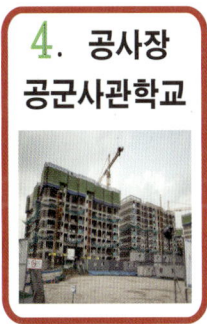

5. 영어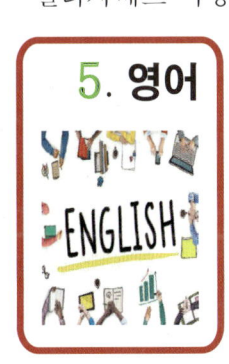

6. 공유기 공유경제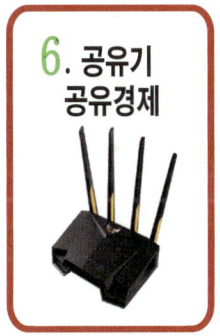

7. 007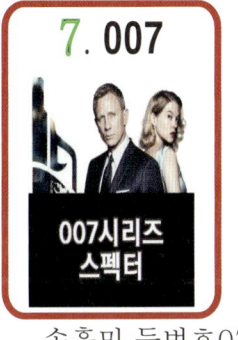
007시리즈 스펙터
손흥민 등번호07

8. 8도라면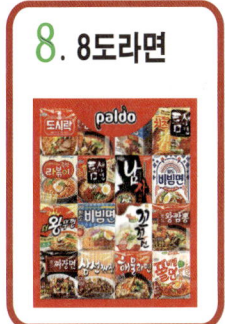

9. 영구 공구상가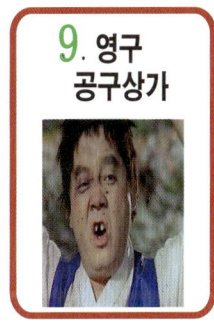

10. 십자가
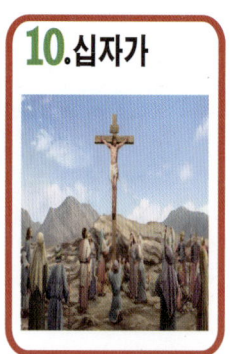

1. 빼빼로
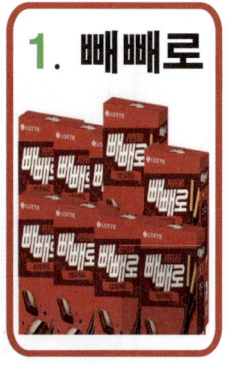

2. 112 범죄신고
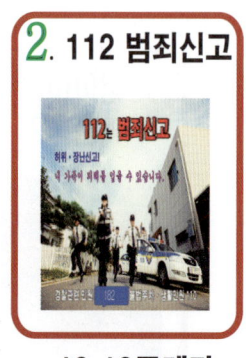

12.12쿠테타

3. 13일의 금요일
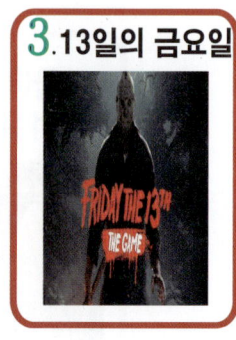

짜파게티

4. 114전화안내
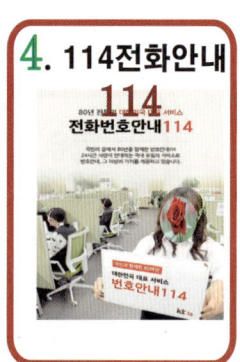

5. 보름달
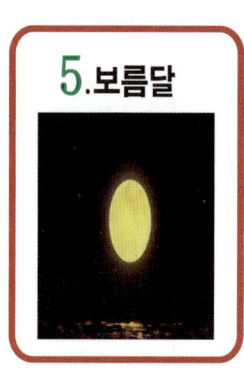

6. 일류요리사
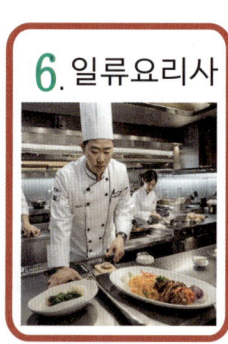

16살의 꿈(디 원)

7. LG 그램 17 노트북
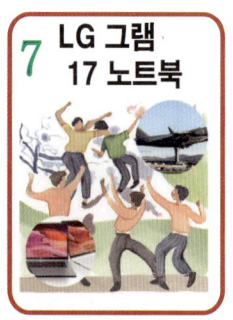

C-17미군수송기
학폭신고 117

8. 신발/ 욕
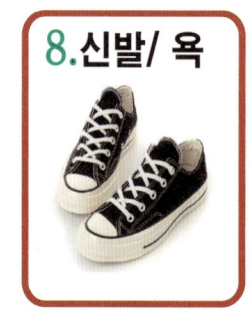

9. 119 소방서
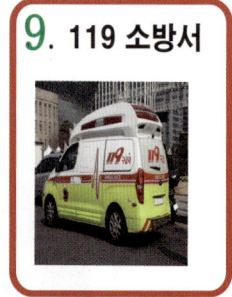

코로나 19 / 19금

20 이순신
이영자

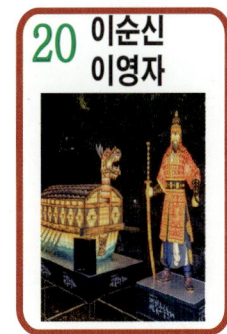

21. 21세기병원

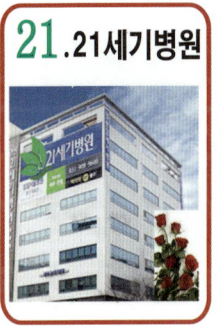

가수투에니원

2 아기공룡둘리

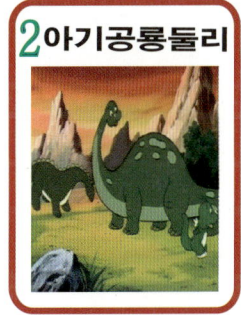

두리랜드(임채무)

3 마이클조던

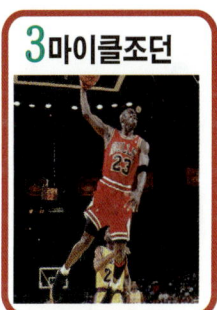

아르헨티나
2월 3일공원

4 이삿짐센터

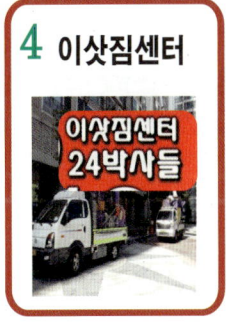

5 6.25전쟁

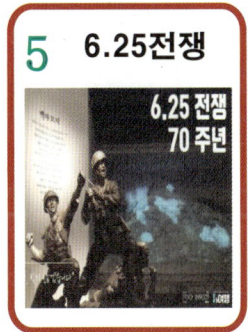

6 비행기 이륙

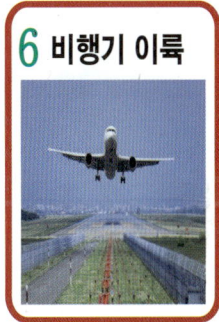

7 2층버스

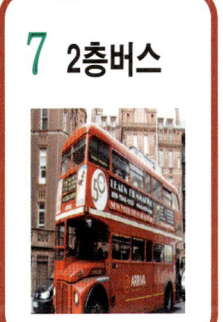

8 28청춘

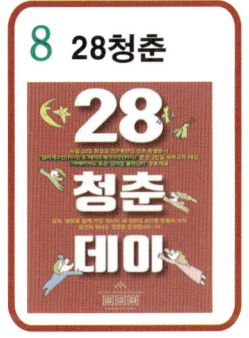

악어이빨(28)

9 이구아나

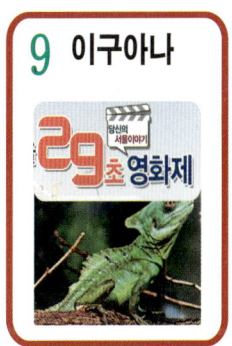

30 삼성(삼영)전자
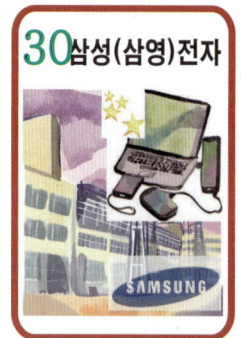

1 3.1운동
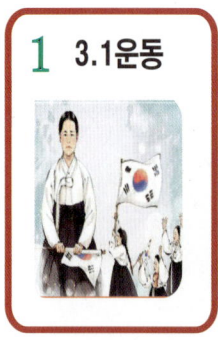

32. 사미인곡
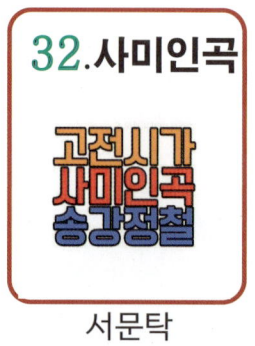
서문탁

3 삼겹살
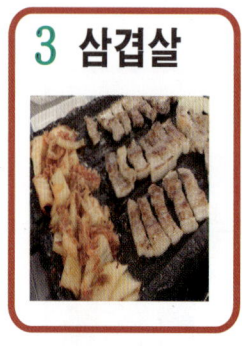

4 3사관학교(34)
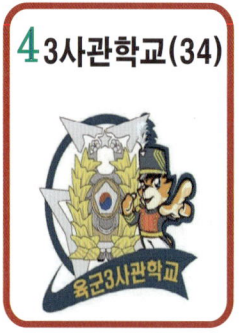

5 사모곡
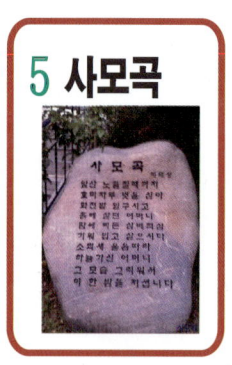

6 36계 줄행랑
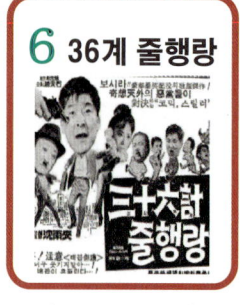

7 신생아 37일 (산모조리기간)
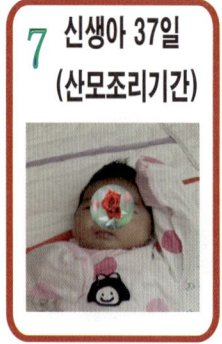

8 3.8선
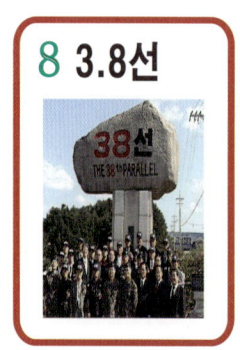

9 삼국지
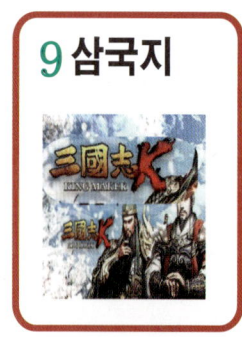
39쇼핑(cj홈쇼핑)

40 뱃사공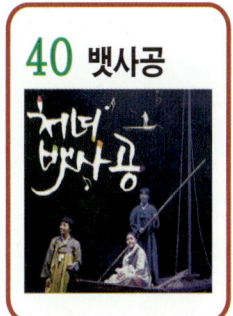

1 미사일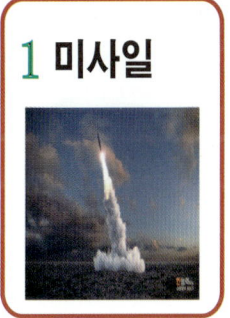

2 싸이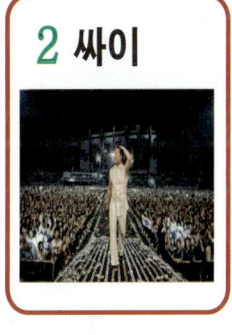

3 제주4.3사태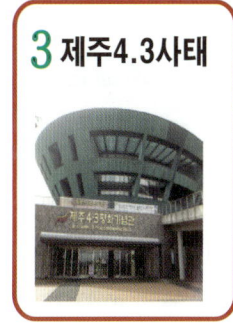

사이다

4 사약(사사)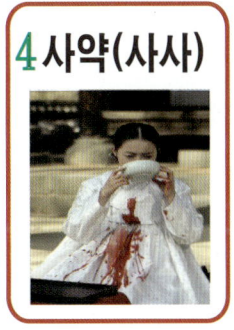

5 사오정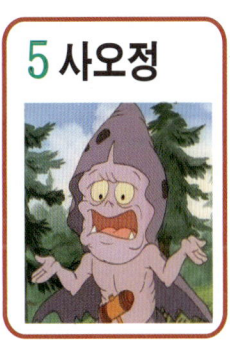

6 사육신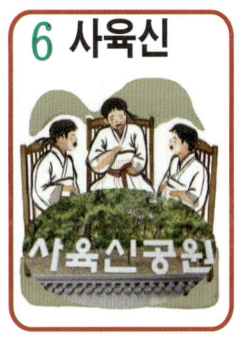

7 사치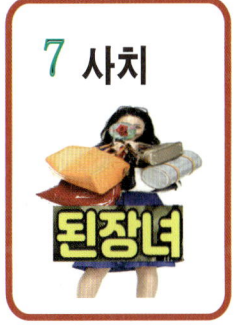

8 사파리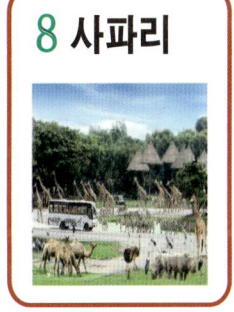

9 사(사)구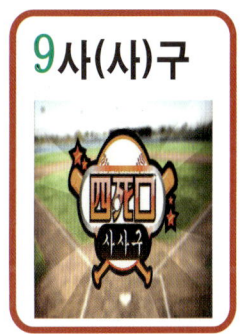

50 손오공 오공본드
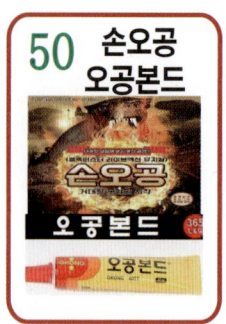

1 오일장
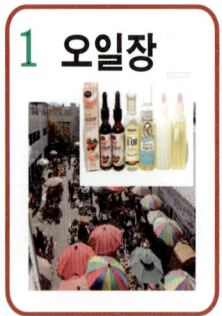
OIL

2 오이
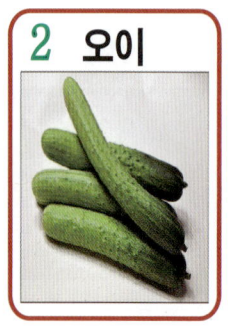

3 오삼불고기
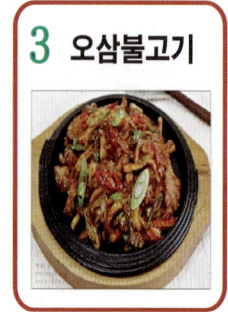

4 오사마 빈라덴
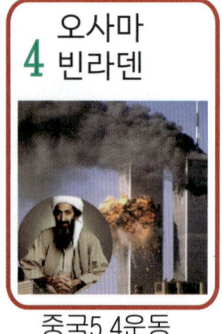
중국5.4운동

5 (꼬꼬)닭
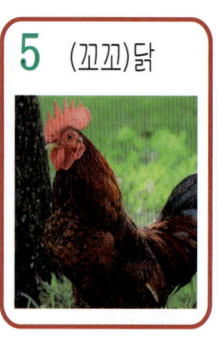

6 오륙(56)도
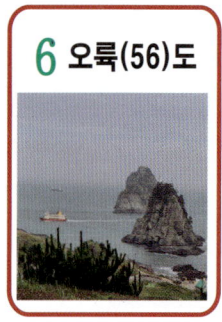

7 옻칠한 제기(상)
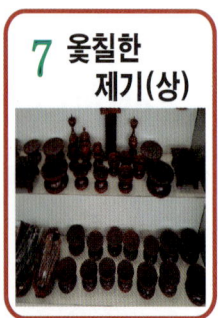

8 오빠부대
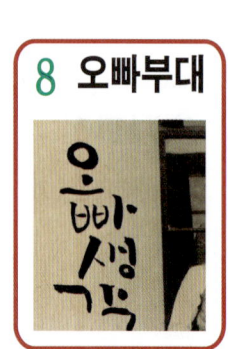

9 59쌀피자
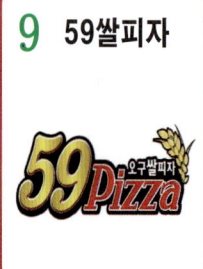

60 환갑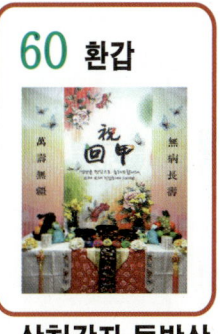
삼천갑자 동방삭

1 유일신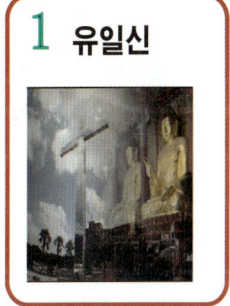
육일돌 인형

2 유기동물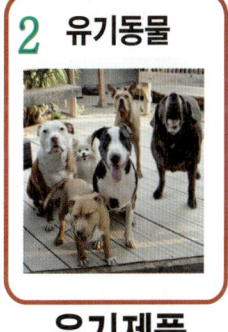
유기제품

3 6.3 빌딩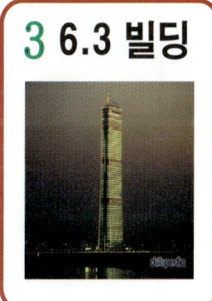

4 육군사관학교 이육사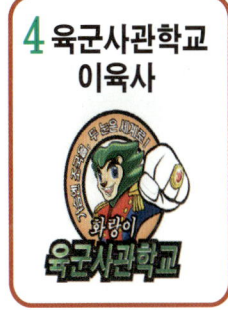

5 유고슬라비아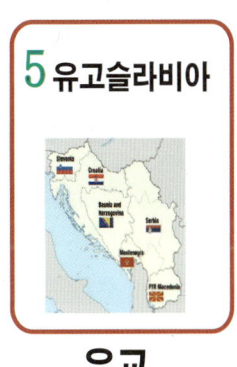
유교

6 오멘 666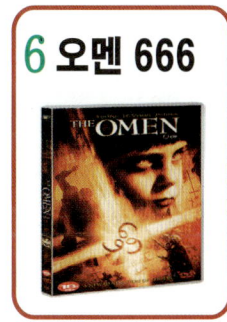

7 유치원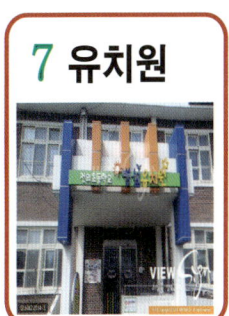

8 윷놀이 판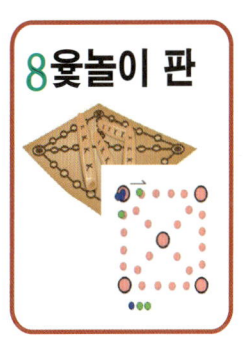

9 육군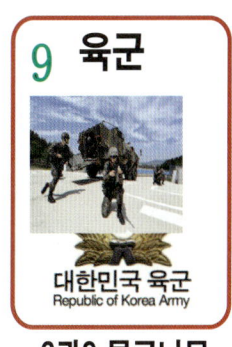
6과 9 물구나무

70대 청춘

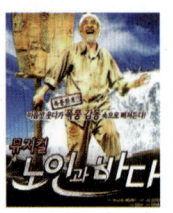

1. 친일파

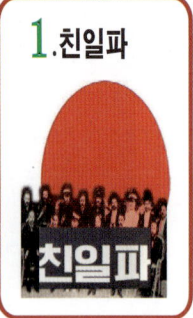

2 칠레

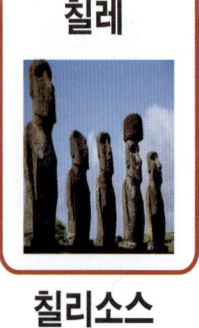

칠리소스

3 벤츠 73 (궁극의 차)

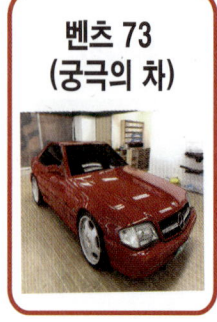

4. 철사(철조망)

5 치료

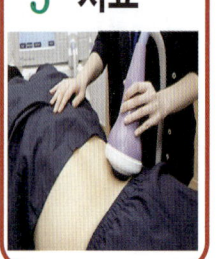

첼로

6 천렵 / 체육관

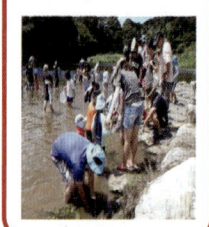

7. 7월 7석

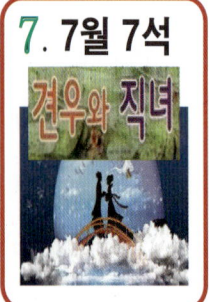

8 칙칙폭폭 칠전팔기

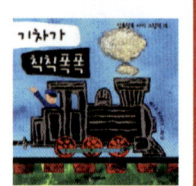

칠판
은하철도 999

9 친구 축구

칠구떡볶이

80 팔영산 (고흥)   자연인
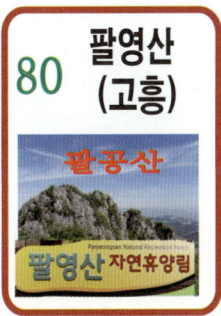

1 파일
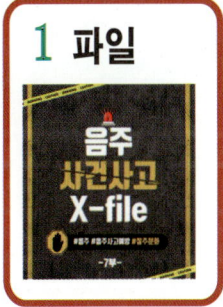

2 파리
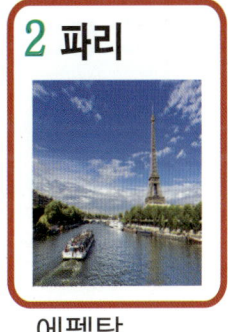

에펠탑

3 8.3타워(대구)
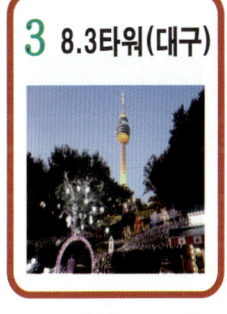

이랜드그룹

4 판사
기안 84(만화가)
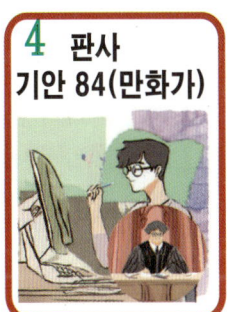

5 파로호
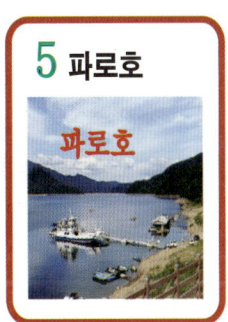

6 도요타 86
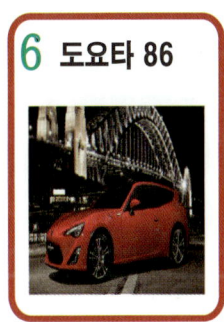

7 87닭강정
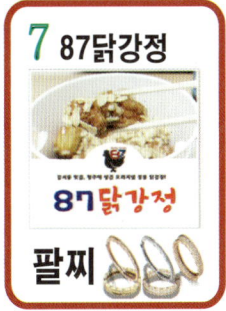

팔찌

8 88올림픽
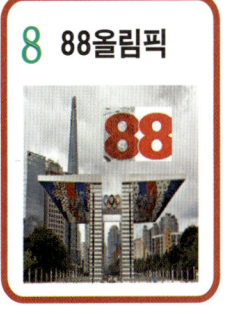

성화

9 팔구(시장)
바구니
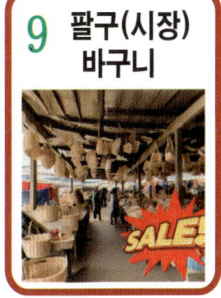

90 구공탄
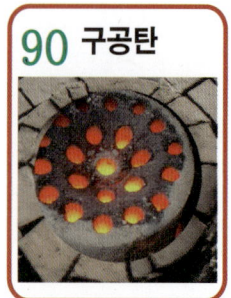

1 91층 나무집
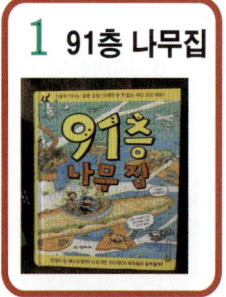
91DAYS
(일본애니)

2 생선구이
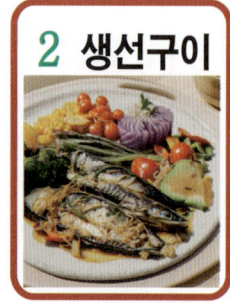

3 고 3
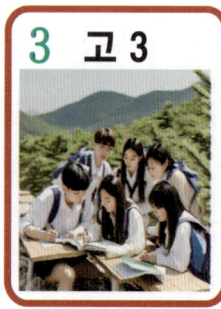
고산지대

4 구사 (다양한 재주)
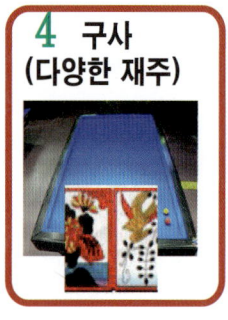
구사 (화투)

5 구미호
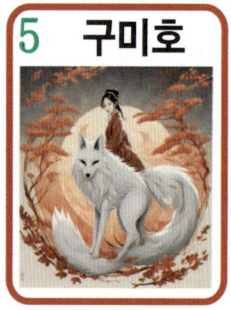

6 악마크림96 근육

7 구치소
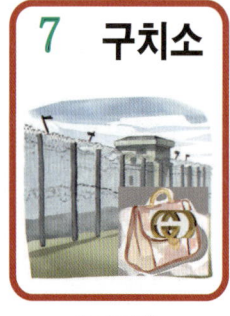
구찌

8 굿판
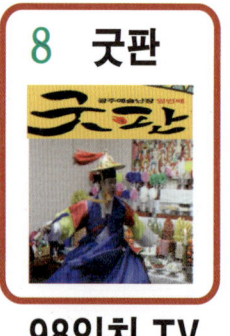
98인치 TV

9 구구콘

구구단

좋은꿈 DREAM

내비게이션 기억법 (저자 송암)

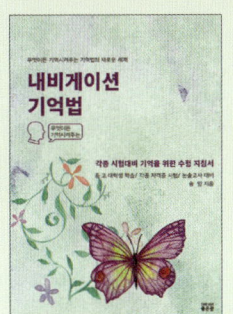

공부의 신세계
"너무나 쉬워지는 공부"
모든 것을 순서대로 기억시켜 주는 장소기준의 기억법으로 누구나 쉽게 기억할 수 있게 해 줍니다.

모든 과목에 적용하는 학습법
(모든 수험생에 적용)

고등영어단어

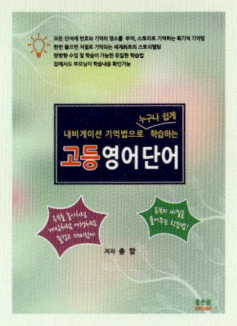

내비게이션 기억법으로 떠나는 영어단어 기억하기!
기존의 학습방법을 탈피하여 여행하듯이 즐겁고 재미있게 스토리를 만들어서 학습!
보다 쉽고 재미있고 오래 기억하게 해 줍니다.

영어는 퀴즈다

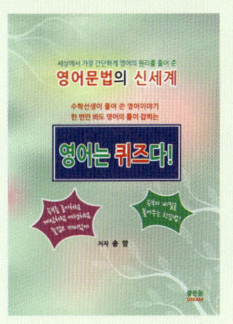

세계에서 가장 간단한 영어원리를 적용한 영어문법의 신세계 **'영어는 퀴즈다'** 라는 명제하에 누구나 쉽게 영어의 원리를 습득! 기존의 복잡한 내용의 어려운 영문법을 극복하기를 도와 줍니다.

치매예방 두뇌놀이

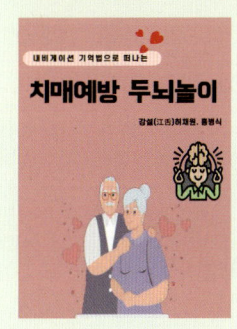

내비게이션 기억법을 활용한 두뇌활성화 놀이를 통해서 머리가 청소되는 효과가 나타나 머리가 맑아지고 에너지가 활성화 되어 몸의 피로도 저하되는 치매예방 효과 기대.

중등영어단어(상)

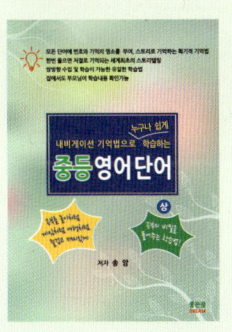

내비게이션 기억법으로 떠나는 영어단어 기억하기!
기존의 학습방법을 탈피하여 여행하듯이 즐겁고 재미있게 스토리를 만들어서 학습!
보다 쉽고 재미있고 오래 기억하게 해 줍니다.

어른이 동화구연 책놀이

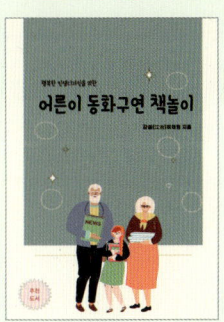

아날로그로 돌아가 그 옛날 우리 어머니의 무릎베개가 나를 성장 시켰듯이 자라나는 어린 새싹들의 어머니의 무릎베개 역할을 하기를 희망하고, 동화를 읽고 우리 아이들에게 영향을 끼치는 어른이들이 많이 나오고 두뇌활성화 효과를 기대.

중등영어단어(하)

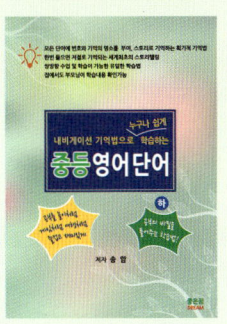

내비게이션 기억법으로 떠나는 영어단어 기억하기!
기존의 학습방법을 탈피하여 여행하듯이 즐겁고 재미있게 스토리를 만들어서 학습!
보다 쉽고 재미있고 오래 기억하게 해 줍니다.

뱃속에서부터 우리아이 영재 만들기
태교기억법

지은이   신동원 한규량 이명애 백지원

펴낸이   신동원

펴낸곳   좋은꿈

연락처   네이버블로그 내비게이션 기억법
         010-2191-0991

발행일 2023년 12월 25일

ISBN   979-11-981632-2-6
값 26,000원

※녹음파일은 유료 제공입니다.

이책의 판권은 지은이와 좋은꿈에 있습니다.
서면동의 없는 무단 전재 및 복제를 금합니다.